中国健康传媒集团

药物临床试验案例解析

（供药物临床试验管理专业使用）

主编　程国华　张庆瑜　卢慧勤

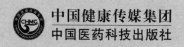

中国健康传媒集团

中国医药科技出版社

内 容 提 要

本书依据现行的政策法规编写而成，以"产教融合、特色引领"为目标，注重技术创新能力和解决问题能力的培养。本书以药物临床试验为主，此外还包括医疗器械和诊断试剂临床试验。全书共二十七章，每章为一个主题，前十四章从药物临床试验项目管理横向展开，后十三章从临床试验质量管理体系进行纵向延伸，力求全书内容能够涵盖临床试验的方方面面。每章由基础理论、案例解析和思考拓展三部分组成，将理论与实际案例相结合，让理论更好地服务于实践。

本书可供全国高等医药院校药物临床试验管理专业使用，也可供药物临床研究、管理等相关从业人员参考。

图书在版编目（CIP）数据

药物临床试验案例解析/程国华，张庆瑜，卢慧勤主编. — 北京：中国医药科技出版社，2022.4
ISBN 978-7-5214-3122-3

Ⅰ.①药… Ⅱ.①程… ②张… ③卢… Ⅲ.①临床药学－药效试验 Ⅳ.①R969.4

中国版本图书馆CIP数据核字（2022）第049475号

美术编辑 陈君杞
版式设计 友全图文

出版 **中国健康传媒集团** | 中国医药科技出版社
地址 北京市海淀区文慧园北路甲22号
邮编 100082
电话 发行：010-62227427 邮购：010-62236938
网址 www.cmstp.com
规格 889×1194mm $\frac{1}{16}$
印张 17 $\frac{1}{4}$
字数 534千字
版次 2022年4月第1版
印次 2024年3月第2次印刷
印刷 三河市万龙印装有限公司
经销 全国各地新华书店
书号 ISBN 978-7-5214-3122-3
定价 69.00元

获取新书信息、投稿、为图书纠错，请扫码联系我们。

编委会

张祥标（浙江博锐生物制药有限公司）

陈　冰（上海交通大学医学院附属瑞金医院）

陈　琳（暨南大学附属第一医院）

欧阳舒婷（广州医科大学附属肿瘤医院）

庞廷媛（广州医科大学附属肿瘤医院）

胡　伟（安徽医科大学第二附属医院）

钟国平（中山大学药学院）

贺　帅（南方医科大学珠江医院）

莫　霞（广东省妇幼保健院）

莫恩盼（暨南大学附属第一医院）

索思卓（暨南大学药学院）

徐平声（中南大学湘雅医院）

郭慧琳（重庆医科大学附属第二医院）

曹　玉（青岛大学附属医院）

宿　凌（暨南大学药学院）

程国华（暨南大学药学院）

温预关（广州医科大学附属脑科医院）

谢松平（广州博济医药股份有限公司）

管海燕（重庆市药品技术审评认证中心）

谭　波（广州博济医药股份有限公司）

黎维勇（华中科技大学协和医院）

籍　宏（新疆农业大学管理学院）

序言

近年来，国家接连出台医药政策鼓励药品创新与改革，新药研发已成为大势所趋，尤其是高技术壁垒的创新药已明显成为医药企业相继布局的研发方向。同时伴随着2020年《药物临床试验质量管理规范》等药事法规政策的颁布与实施，我国药物临床试验研究管理不断朝着高质量化、规范化、科学化、系统化的方向稳步发展，逐步与国际ICH的规范要求接轨。

暨南大学药学院是国内最早开设药物临床试验管理研究方向的院校之一，在临床试验管理方面教学经验丰富，师资力量雄厚。该书的立意来源于案例分析法，其精髓不仅仅让学生去认同和理解某种既定的观点，更重要的是让学生用批判性的思维，拓宽思路，创造性地寻找解决问题的切入点。该书围绕教学目的，把实践中真实的情景加以典型化处理，形成供学生分析思考和决断的案例，通过独立研究和相互讨论的方式，提高学生分析问题、解决问题及团结合作的能力。

本书程国华教授、张庆瑜教授、卢慧勤主任药师三位主编都是药物临床试验研究领域的资深专家，长期从事药物临床试验管理工作，均多次参加临床数据审核查验工作，实践经验颇为丰富，见解独到。三位主编从实际出发，结合自身学识与经验，注重创新与思辨，从各个视角对临床试验的全过程进行系统阐述和深度剖析，同时参考了大量的国内外最新法规和文献，完成了这本兼容理论与实践的《药物临床试验案例解析》。

《药物临床试验案例解析》一书以"产教融合、特色引领"为目标，注重技术创新能力和解决实际问题能力的培养，不仅可以成为药物研究相关从业人员的拓展资料，也可以作为高等院校医药相关专业师生的教材。该著作将为我国药学学科的进步发展、临床试验管理水平的提高作出贡献。

暨南大学副校长、博士生导师

2021年12月8日

前言

目前，国内多所高校均在积极探索开设药物临床试验管理专业课程，药物临床试验管理已逐渐成为一门多学科交叉且相对独立的学科，但国内能够用于教学并指导实践的药物临床试验管理专业书籍较少。伴随着《中华人民共和国药品管理法》（2019年12月）、《药物临床试验质量管理规范》（2020年7月）、《药品注册管理办法》（2020年7月）、《药物警戒质量管理规范》（2021年12月）等法规的颁布实施，以及国家药学硕士专业学位案例库的建设和完善，我们萌生了将临床试验作为案例素材进行剖析和解读的想法，旨在将理论与实例融会贯通，让理论更好地服务于实践。

本书以现行的政策法规为依据，详解了新旧法规的不同点，力求使其成为最新版法规学习的参考指导和拓展延伸。本书稿涵盖临床试验的全过程，能够反映临床试验质量管理体系、临床试验项目管理及医药政策法规等领域的问题，为我国从事临床试验工作的各方提供相应的指导建议、管理模式及操作方面的参考，以加深读者对临床实验相关原则的理解，提高对知识的实操应用能力。

为确保书稿内容的高质量，我们参阅了国外药物临床试验相关书籍。为保证权威性和专业性，我们邀请数十名长期从事药物临床试验管理及教学工作的行业专家参与编写工作。他们均来自我国知名大学及其附属医院、药物临床试验管理相关企业等，有丰富的知识储备和实践经验。

我们力求本书能够满足我国药物临床试验管理研究的需要，为相关专业学生及从业人员提供学习资源和实践指导。本书中案例解析部分素材来源于实际生活，且在真实案例的基础上加以加工和修饰，使之更有代表性和教学意义，如有相似，请勿对号入座。尽管我们竭尽全力，书中难免存在疏漏，诚恳地希望各位同行在应用中发现问题，给予指正。

编 者
2021年11月

目录

第一章 药物临床试验项目运营

第一节 基础理论

项目运营管理是指把各种系统、方法和人员结合在一起，在规定的时间、预算和质量目标范围内完成项目的各项工作部署，即从项目的投资决策开始到项目结束的全过程进行计划、组织、开展、协调、控制和评价总结，以实现项目的目标。

以上定义同样可以应用于药物的研究与开发项目，例如运营一个药物临床试验项目，同样需要有计划地组织实施、多方沟通与协调合作、全过程质量控制、优化服务与管理等。涉及临床试验的各方、各个环节都要密切跟进、严格把关，保证临床试验过程的伦理性、科学性、规范性，数据的真实性及可追溯性，使得项目有序、高效、科学地实施。

（一）药物临床试验项目流程

药物临床试验项目流程一般如图1-1-1所示，实际情况以具体项目和临床试验机构制度为准。

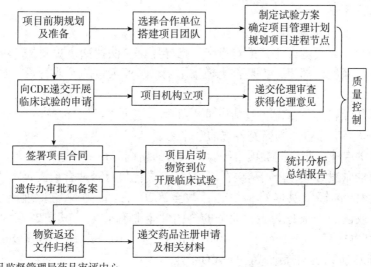

注：CDE，国家药品监督管理局药品审评中心。

图1-1-1 药物临床试验项目流程

（二）药物临床试验机构及第三方公司的选择

1.药物临床试验机构的选择 选择药物临床试验机构（组长单位和分中心）的考虑要素包括但不限于：

（1）机构必须是在国家药品监督管理部门建立的"药物临床试验机构备案管理信息平台"（简称备案平台）上完成了登记备案，并按要求在备案地址和相应专业内开展药物临床试验；

（2）研究者经备案且具有开展目标适应证药物临床试验项目的经验；

（3）研究人员的资质、技能、数量、临床试验项目经验及GCP培训情况、团队协作及既往项目的完成情况；

（4）试验场所、床位、仪器设备情况；

（5）管理制度、SOP及相应体系的制定建立情况；

（6）病源病种情况、年门诊量/出入院人次等；

（7）研究者对试验方案的认可程度及参与意愿；

（8）机构的收费标准。

2.组长单位的选择 选择组长单位的考虑要素包括但不限于：

（1）专业学术地位以及国内外综合影响力；

（2）对试验药物或同类产品临床试验相关经验；

（3）临床试验团队的水平（包括研究医生、研究护士、医技科室配合度等）；

（4）项目团队是否拥有省内外知名专家等；

（5）是否与申办者/CRO具有合作经历；

（6）院内是否有竞争试验同时开展；

（7）既往主持药物临床试验项目被检查、批准的情况等；

（8）启动速度［是否允许开展伦理前置审查（必要时），院内立项流程顺畅程度等］。

3.合同研究组织的选择 我国2003版GCP、2020版GCP及国际的ICH-GCP对于药物临床试验过程中的监查、稽查等均有重点要求，不同时期、不同GCP只在局部、文字描述有所不同，但工作重心均为有序、高效、高质、合规开展药物临床试验。2015年的"722"数据核查的启动，对于药物临床试验为里程碑事件。根据《药品注册管理办法》（2020年7月），临床试验药物在中国按大类分为：化学药品、中药/天然药物、生物制品。运行管理在不同国度、不同企业、不同药物有所不同，但经"722"后多选择委托合同研究组织（Contrast Research Organization，CRO）代为全过程管理，申办者自己的相关部门或医学团队协同管理。

选择CRO的考虑要素包括但不限于：

（1）公司团队的专业化程度，尤其是对指南、指导原则、法律法规更新的掌握程度，医学团队的方案写作能力、广度与深度，部门分工是否明确且协调，从业人员的专业背景、对GCP知识的掌握程度、业内口碑等；

（2）既往公司承接项目运行情况，包括质量、进度、与研究者配合度、对临床试验机构运行流程熟悉程度、监查的频率与有效性，与研究各方的合作态度等；

（3）是否有足够的专业人员，同类项目经验，人员的培训等；

（4）公司对项目的派遣方式、公司承接在研项目/人员比值是否适合或满足本研究项目。

4.现场管理组织的选择 根据资料报道，截至2020年，我国现场管理组织（Site Management Organization，SMO）或以SMO业务为主营业务的全国性企业有47家，其中23家为具有临床CRO类型母公司的SMO，14家为具有SMO业务部门的临床CRO企业，10家为专业SMO公司。此外，全国还有大约50家只负责本地区研究机构临床试验的SMO企业。

选择SMO的考虑要素包括但不限于：

（1）从业人员的专业背景、对GCP知识的掌握程度、业内口碑等；

（2）公司专业人员资源储备情况及其培训模式、培训时长、培训经历；

（3）公司按综合/专业方向模式培训、人员对项目的派遣方式、公司承接在研项目/人员比值是否适合或满足本研究项目；

（4）既往公司承接项目运行情况，包括质量、进度、与研究者配合度、对临床试验机构运行流程熟悉程度等。

近年来，为了进一步提高临床试验项目的实施效率，部分临床试验机构开始启动驻地SMO遴选工作。经过前期材料和资质审查，在评审专家的参与下，来自全国的SMO公司代表在遴选评审会上进行评审汇报，最终公布遴选结果，部分SMO公司被列为优选名单中，部分被列为培育优选名列。

5.中心实验室或分析检测单位的选择 总体上，分析检测包括以下五个类型。

（1）实验室指标的检测，通常包括有效性与安全性指标的实验室检测。有效性指标如某治疗前列腺癌药物临床试验时睾酮、黄体生成素（LH）、卵泡刺激素（FSH）的检测，安全性指标如血常规、尿常规等；

（2）药物效应动力学，通常为目标效应值的检测；

（3）药物代谢动力学，主要为血药浓度的测定；

（4）病理学检测，包括组织切片、染色、免疫组化等；

（5）基因测序。

选择分析检测单位的考虑要素包括但不限于：

（1）对于GCP的熟悉掌握程度，对相关法律法规的遵守程度；

（2）企业业务范围：如医学检验、临床试验、药物分析、科研服务、健康管理、司法鉴定等；

（3）专业中心实验室的数量、可检验项目内容、已涉及的疾病种类；

（4）实验室资质：如国家卫健委室间质评、ISO认证（必要时）、中国合格评定国家认可委员会（CNAS）认证（必要时）、中国食品药品检定研究院认可、美国病理家学会（CAP）认可、中国计量认证（CMA）、美国国家糖化血红蛋白标准化计划（NGSP）一级实验室认可等；

（5）专业检测人员、实验室设施、仪器设备数量和配置水平是否满足要求；

（6）数据管理的系统是否经认证和可靠，质量保证体系的建设及制度、操作规程是否健全等。

6.数据管理及统计分析公司的选择　自从"722事件"以来，临床试验数据管理和生物统计不仅迎来了药政管理部门的频频关注，也越发受到医药产业界的高度重视。申办者、CRO开始建设临床数据统计部门，市场更是涌现出一批以临床试验数据统计为核心主营业务的专业公司。

选择数据管理统计分析公司的考虑要素包括但不限于：

（1）公司资质条件，团队核心成员的专业能力和实践经验；

（2）质量保证体系的建设，制度、SOP、电子系统、分析软件的版权、专业工具与标准、管理机制等；

（3）业务范围：试验设计、数据管理、生物统计分析、统计编程、临床数据交换标准协会（CDISC）标准实施、药物安全警戒等；

（4）合作态度、工作效率、工作程序等。

7.受试者招募公司的选择　在药物临床试验质量管理规范政策改革下，近年来市场上陆续出现了以临床试验受试者招募服务为主营业务的受试者招募服务商（以下简称为招募公司）。不同于CRO/SMO企业，招募公司主要提供临床试验中受试者招募、筛选、依从性管理等综合性受试者外包服务。与研究者相比，第三方招募公司更熟悉招募方式与策略、更有时间与精力接触潜在受试者。

招募公司被授权后可发布经伦理委员会批准后的招募广告或信息，招募公司多采取线上线下结合方式进行受试者招募，如被动招募方式（通过电子媒体、社交平台、微信公众号等发布招募信息，在相关健康讲座及义诊、学术会议、医疗服务区域等公共场所张贴广告、海报、易拉宝等）和主动招募方式。

受试者的招募包括健康受试者和患者的招募，大部分Ⅰ期临床试验的受试者为健康受试者，一些特定情况下如肿瘤药物的Ⅰ期临床试验受试者为患者。

而Ⅱ-Ⅳ期临床试验通常为多中心，目标人群为患者，受试者招募难度高，对招募服务的需求日渐加大，需要寻找专业的受试者招募服务商进行合作。招募公司的团队需覆盖全国范围，每家服务商必须配备专业的临床医学部门，才能满足临床大样本量的需求。

因此，临床试验项目申办者要解决目标病例发现难，以致入组进度慢，且导致患者错失临床试验的问题，选择合适的受试者招募服务商是有可能成为项目顺利进行的关键因素之一。

选择招募公司的考虑要素包括但不限于：

（1）招募公司的资质　为保证招募工作的规范化，招募公司及其招募人员宜具备相应的资质，如是否具备医药行业服务背景，招募人员是否经过系统GCP培训，是否具有从事临床试验的相关工作经验等；

（2）伦理审查　招募方式和知情同意书（ICF）需经伦理审查，伦理委员会对第三方招募受试者的方式和信息负有审查并决定是否同意使用的责任；

（3）公司线上受试者招募系统的建设　官网、公众号、小程序等；

（4）服务范围　城市覆盖率、疾病涉及面；

（5）招募速度　招募渠道、受试者数据库的推送、信息的实时接收和反馈、已完成的项目中招募进度与数量；

（6）服务品质保证　标准化招募流程、受试者筛选合格率、依从性的全程管理等。

8. 冷链运输物流公司的选择　大多小型医药物流企业的智能化管理水平和数据信息化水平相对较低，温度监控及反馈技术滞后，并有可能采用人工监测记录的方式，易导致冷链断链、温控数据不连续、温度无法维持等诸多问题。由此可以看出，申办者选择正规的符合需求的物流公司是保证试验用药品或生物样本运输质量的关键。

成熟的物流公司一般具有完善的冷链云跟踪系统和稳定的温度监测网络，能够及时监控并记录药物运输过程中的温度，包括实时跟踪和分析运输任务、预警温度、预警电量等，并且能按照国家相关要求记录数据并保存至服务器。运营控制中心的监控人员通过系统可以掌握箱体运行轨迹和箱内温度等数据。当药物到达临床试验机构后，研究人员接收药物开箱前需核查是否有药物运输全程的温度曲线记录，所有温度记录应以电子版导出存储并打印归档，做好交接记录，保存相关的运单，为数据的可追溯性提供依据和保障；生物样本运抵中心实验室或分析检测中心时亦然。

冷链运输的必备要素包括但不限于：

（1）建立有相应的质量保障体系，覆盖全链条、各环节的相关记录要素，如试验用药（样）品运送清单、送货单、运输单、全程的温湿度记录和药品检测报告等；

（2）运输公司合法的资质执照及车辆必备材料、运输人员的相关备案资料；

（3）冷链产品设备验证报告（如所有设备的合格证书、冷藏车验证报告、保温箱验证报告、温度记录仪验证报告），以及冷藏车保温箱箱体的容积是否符合要求；

（4）运输过程中的应急预案，即应对突发情况的紧急处理方案等。

9. 第三方影像学等资料评判（价）公司的选择　对于多中心临床试验，以及一些不典型的病理切片和影像学影片，不同的阅片医生有可能会给出不同的诊断，为减少由于主观偏倚对试验结果影响，采取第三方阅片这种方式成为趋势。

选择独立第三方评价的考虑要素包括但不限于：

（1）其工作流程和质量保证体系是否完善健全；

（2）既往项目经验，和CDE沟通的经验；

（3）专家团队的专业化程度及人力保障，项目管理团队是否有临床工作经历等；

（4）使用系统的认证，公司运营的合规性等。

10. 数据监查委员会的设立　数据监查委员会（Data Monitoring Committee，DMC）是一个独立的具有相关专业知识和经验的专家组。对于临床试验本着利益冲突规避原则，为了保障临床试验受试者的利益并提高试验的完整性和可靠性，DMC需要审阅临床试验过程中收集的有效性和安全性数据，执行周期性的风险－获益评估，为申办者提供建议，而建议是否被接受则由申办者决定。在临床试验中是否需要设立DMC，可视研究项目具体需求而定，如确证性试验，特别是样本量大、安全风险较高、设计复杂或者观察周期较长的临床试验，DMC的设立至关重要。

DMC的设立包括成员的确定和章程的拟定，一般应在第一例受试者入组前由申办者完成。选择DMC成员的考虑要素包括但不限于：

（1）规避经济利益冲突　若某学者从申办者处获得的服务报酬超出合理范围，可能会影响其独立性；

（2）规避学术利益冲突　如果某些学者对研究项目具有预设观点，或将是研究项目相关公开发表论文的主要作者，可能无法对监查内容做出客观评估；

（3）若某位学者是监管机构外聘的咨询专家时，若受邀评审的药品与本项目有直接关系，则应该回避；

（4）其他利益冲突等。

11.保险公司的选择 通常有两种形式，其一是直接与保险公司直接联系寻价进行交易；其二是通过保险经纪公司间接选择保险公司。第一种方式适用于投保人了解、熟悉临床试验责任险的相关流程及保险相关条文，从而优选保险公司（基本是固定供应商）；第二种方式适用于不了解临床试验责任险、既往无投保经验的投保人，通过委托保险经纪公司选择保险公司，保险经纪公司通常会根据投保人的需求选择三家性价比较高的保险公司，最后由投保人确定。保险经纪公司从保险公司获得服务费，投保人无须向保险经纪公司交服务费。

在保险期间，被保险人在中国境内从事药物临床试验，若发生与试验药物相关的严重不良事件等情况，造成受试者人身伤亡，依法应由保险人负责时，根据保单规定，按照临床试验责任险的理赔流程，在约定的赔偿限额内赔偿。

目前能够承接临床试验责任险的国内保险公司有：中国人寿、中国平安、中国太平洋等保险股份有限公司，外资保险公司有安达保险（中国）有限公司等。

（三）项目会议的组织

一项临床试验从立项到申报资料递交要经过很多会议，这些会议的成败关系到一个临床试验项目的成败，申办者或CRO如何确保会议的适时、及时、高效和充分沟通，应有预期计划与目标，会议对于确保临床试验顺利进行是行之有效的重要手段。

1.会议的类型 随着科技的进步，对时间效率成本的控制，突发公共卫生事件等多种因素的影响，会议形式已由过去的单一线下会议转为线上、线下、线上加线下多种方式在不同项目、不同时期中采用，现行的会议类型主要有以下。

（1）申办者和CRO的会议 主要针对项目进展、经济支持、合约协议等进行讨论；

（2）CRO内部管理会议 主要针对项目中的细节进行探讨，包括项目整体进展与质量沟通，以及CRA对于临床试验在中心执行时的具体问题；

（3）申办者、CRO、研究者三方会议 比如方案讨论会、项目启动会、中期协调会、项目总结会，以及一些医学事件的讨论、重点事件的评估会议等；

（4）项目重要事件会议 主要针对项目方面的重要数据及相关指标进行讨论，比如数据监查委员会对于有效剂量的确认，安全委员会对于安全事件的评估，DMC对于数据的监查等。DMC会议有启动会、计划的数据审核会议和计划外会议，所有会议全部按照拟定的章程开展和进行，并且要保存会议记录。

（5）申办者和CDE的沟通会 主要针对试验药物的试验方案的科学性等和本品种或同类品种药品的审评的政策、法规、要求等进行沟通讨论，并形成会议纪要。

2.意外事件处理预案 会议过程中难免会突发意外情况，为了将其影响降到最低，会议筹备阶段就要制定完备的应急预案，其中以下几个方面最有可能出现突发状况：

（1）人员 会议的重要嘉宾、主持人、发言人等可能会因为身体、交通或其他重要的事情无法按时出席会议。

应急预案：重要人员准备后备人选；会前提前联系，以确保按时出席；及时调整会议日程，以应对某个发言人不能按时出席会议.

（2）场地 因其他紧急情况，无法按时提供会议场地：场地设备突发障碍等。

应急预案：尽量选择大型会议中心或酒店，可供调整的会场留有余地，提前与会议承接方充分沟通，必要时设置分会场或卫星会场以备不需。

（3）音像辅助设备 如投影仪故障、电源故障、音响故障等。

应急预案：在会场布置时，一定要了解会场的音像辅助设备的状况并准备备用设备。在会议当天确保有设备维修人员在场，同时预先对设备进行多次调试。

（四）药物临床试验中的沟通

药物临床试验需要申办者、药物临床试验机构、CRO、SMO、研究者、药品监督管理部门等各方人员的共同努力和积极配合，CRA作为申办者和研究方之间的桥梁，不仅要掌握一定的药学和医学知识，良好的沟通能力也是一个合格的CRA应具备的必要条件。主要有面对面的交流、电话、视频、邮件、网络交流工具、短信等，其中面对面的交流效果最好。

1.和研究者沟通 研究者每天处在繁忙的工作中，承担医疗、教学和科研等工作，还要参与临床试验。为了提高研究者的配合度与工作效率，作为CRA更要和研究者保持及时有效的沟通，与研究者沟通要注意以下几点（包括但不限于）：

（1）监查之前要和研究者提前预约，以保证沟通效率、解决问题且不过多占用其工作时间；

（2）在拜访研究者之前要明确此行的目的，与研究者说话要有重点、言简意赅、条理清晰；

（3）提前了解研究者发表的论文著作，清楚研究者的研究领域与兴趣点等；

（4）交流既要讲究技巧，也要注重细节，掌控时长与节奏，必要时可主动找其感兴趣的话题。

2.和项目经理（PM）沟通 项目经理会同时负责多个项目、管理多家中心，因此CRA要设身处地的为其着想，尽可能地为PM分摊工作压力。和PM沟通要注意以下几点（包括但不限于）：

（1）CRA要有为PM节省时间的意识，进行有效沟通至关重要。因PM事务繁忙，CRA在反映问题时应该带着备选解决方案让其选择，相比于开放式问题，封闭式问题会大大提高效率；

（2）主动创造沟通条件，做好随时沟通的准备。PM灵活性强、经常外出的工作性质，决定了他不可能经常在办公室，所以要提前考虑好和PM的谈话内容、做好在任何地方任何时间进行沟通的准备，甚至是在乘坐电梯的几分钟内进行工作汇报。

3.和机构人员沟通 在临床试验项目运营中，从中心筛选、机构立项、合同审核到关闭中心，每一个环节都需要和机构人员进行沟通。和机构人员沟通要注意以下几点（包括但不限于）：

（1）针对不同的临床试验机构，其管理模式、运行流程可能会有所不同，为提高效率、节约成本，应提前线上或线下熟悉目标单位的工作流程；

（2）把问题考虑周全，尽可能一次或最少次把需要询问和确定的事情沟通好，避免重复工作、增加机构人员负担；

（3）明确机构人员分工和岗位职责，不同工作对接对应的负责人员，具体事务落实到人；

（4）遇到问题或出现意见分歧时，在遵从法律法规的前提下，以解决问题为出发点，寻求平衡点与适中方案，尽快解决问题与分歧。

第二节　案例解析

（一）EDC系统未备案案例

【案例描述】 某涉及国际合作的药物临床试验项目，申办者所选择的电子数据采集系统（electronic data capture system，EDC）供应商为外资背景，服务器在国外。申办者在通过伦理审查后向遗传办申请开展临床试验，获得了遗传办批件，但未在遗传办完成EDC数据备份备案工作。申办者为赶项目进度，在未完成EDC数据备份备案工作时就启动项目，并将临床数据录入进EDC系统。

【解析】 1.国家出台了一系列政策力图保障我国信息资源的安全，尤其是遗传信息资源。《人类遗传资源管理条例实施细则》（2023年7月）第三十六条中提到："将人类遗传资源信息向境外组织、个人及其设立或者实际控制的机构提供或者开放使用的，中方信息所有者应当向科技部事先报告并提交信息备份"，此时就需要递交供应商相关信息如法人、项目负责人信息等，及受试者数据相关信息如数据容量大小。由于外资EDC服务器在境外，将数据录入到EDC系统涉及信息的出口出境，所以必须要在遗传办进行信息备份和备案后才能录入数据。只有EDC供应商是外方，合作方都是中方的话，也需要向遗传办申请。

2.在新条例颁布之前，采集审批、国际合作及信息对外即数据备案提供可以一次向遗传办提出申请，递交一份申请书即可，但这样驳回申请不被批准的风险是比较高的；而现在为了降低申请失败的风险，申办者可以将国际合作、采集我国人类遗传资源和信息对外提供分开申请，一般先申请国际合作和采集审批，获得遗传办批准后，再申请数据备案。

3.新药研发竞争激烈，对于申办者来说时间成本即项目推进速度是第一考虑要素，早一点完成临床试验就有可能比同时期同类药品抢先一步注册上市，一般在申请EDC备案到备案完成再到项目启动中会有1~2个月的等候时间，许多申办者为了不耽误项目进度，往往在国际合作和采集申请获得遗传办批准后就启动项目，尚未完成EDC数据备份备案即开始录入数据。

该案例主要涉及EDC数据备份备案、项目启动先后顺序及数据录入的问题，在未完成EDC备案前启动项目还是在完成后启动，这取决于申办者如何决策。在EDC数据备份备案完成前启动项目，数据不能及时录入EDC系统，可能会出现一系列的风险和问题：

（1）数据录入滞后问题　由于不能及时录入EDC数据，尽管项目已启动，但EDC数据录入延迟，存在数据录入滞后的问题。此外，一旦数据备份备案工作完成，也需要协调人力尽快录入数据。

（2）监查问题　由于数据不能及时录入EDC系统，无法进行原始数据核查（source data verification，SDV），这时需要对CRA的监查时间和频率做出一定的调整；

（3）安全性方面　不良事件（adverse event，AE）发生之后，由于数据不能录入EDC，需要和药物警戒（pharmacovigilance，PV）部门沟通如何在此阶段汇报AE。

（二）受试者退出案例

【案例描述】某Ⅰ期药物临床试验方案中规定受试者可在试验结束前任何时刻自愿撤回知情同意书，在试验进行过程中某受试者要求中途退出该试验，并要求撤回其知情同意书；申办者同意其退出，并同时撤回该受试者本次临床试验全部数据记录。

【解析】2020年版GCP中明确规定，研究人员不得采用强迫、利诱等不正当的方式影响受试者参加或者继续临床试验。同时，受试者可以无理由退出临床试验。

本案例方案中明确指出受试者在临床试验结束前任何时刻可自愿撤回知情同意书，这种情况符合受试者退出临床试验的标准，受试者可以退出，但是试验方案中未说明受试者自愿退出试验的流程和步骤。

当受试者自愿退出时，研究者在尊重受试者个人权利的同时，应当尽量了解其退出理由并进行记录。与此同时，申办者应当保证试验数据的真实、规范、及时，根据"有记录即发生"的原则，申办者不得擅自清除已经录入系统的数据。

原始记录是安全性、有效性的评价和报告依据，也是遵循GCP的依据，只有存在原始数据，才能证明相关行为发生过；才能在发生任何问题时追根溯源；才能证明试验是严格按照GCP、相关法律法规、SOP及试验方案进行的。受试者一经入组，每位受试者的临床资料都将作为本次研究的依据，如果受试者在退出试验后发生了不良事件，无从追溯数据记录可能会影响到后续的医疗救治，这也严重破坏了保障受试者权益和生命安全的伦理性。

（三）试验方案变更案例

【案例描述】某"化学药Ⅱ期临床试验"中由于科室病源缺乏导致受试者招募困难，申办者重新对临床试验机构进行评估和筛选，合作单位由原先的12家临床试验机构增至13家，且部分机构已被替换，而方案的一般信息中未见新增合作单位的相关信息。

【解析】在某些情况下，如修订入组/排除标准以使得试验项目获得的数据更加合理合规、对于受试者权益保障更加可靠、入组速度可得到进一步提升等；调整药物剂量以提高疗效或降低不良事件发生，我们需要对试验方案进行变更，依据2020版GCP，试验中有需要时可以按照相关规定对试验方案做出修正。如果只是更改错别字、页码、姓名、地址、联系方式等一般信息，我们要申请重新备案或（和）申请伦理快速审查；而当方案的修订涉及研究风险、临床决策、研究流程或受试者参与研究的决定时，通常要求伦理委员会会议审查，且ICH-E6规定伦理委员会必须保存试验文件方案变更/修订的文件。

在方案变更时需要注意以下几点（包括但不限于）：

1.在未与申办者协商前，研究者不得擅自更改试验方案，并且试验方案变更的内容必须得到所有试验参与方的同意；

2.应由研究者和申办者共同签署并备案；

3.在获得伦理委员会同意后方可按照变更的内容实施试验，其开始执行的日期应当在试验文件中备案；

4.所有研究人员均应被告知变更内容，接受相应培训，并在伦理同意后严格执行新方案的要求；

5.对于多中心临床研究，需要确保所有参研中心按照统一的方案开展研究。

试验方案变更虽会产生预先设定的效果，增加受试者招募数量、加快入组速度以及减少临床操作误差等积极作用，但也会有很多弊端，所以临床试验实施过程中应尽量避免试验方案的变更。对于申办者来说，试验方案变更会延长整体项目周期导致上市时间推迟，减少其在市场中的占有率，增加竞争风险，减低申办者的经济效益。对于受试者来说，方案变更可能会降低受试者参与试验的依从性和安全性，不利于患者的及时治疗，也可能会影响受试者对于主观性数据结果的评估；若入排标准发生变更，其前后受试者的条件出现差异，也不利于数据的统计分析。另一方面，方案变更可能会增加试验的成本，其中包括供应商合同变更费、上交给伦理的额外费用等直接成本，以及临床相关的人力物力等产生的间接成本。

（四）突发公共卫生事件期间的监查案例

【案例描述】一场新冠疫情突发公共卫生事件，使得少聚集、少开会成了社会共识。为了不影响临床试验项目的进展，2020年4月某医院GCP管理平台临床试验项目管理系统（Clinical Trial Program Management System，CTMS）中的远程监查平台进入试运行阶段。其机构办主任表示，"最新推出的远程监查平台，为CRA提供了高效、便捷的远程监查解决方案，将显著减少现场监查的时间以及频次，降低成本，也为突发公共卫生事件期间临床试验监查工作的正常开展提供了保障。"

实际上，该医院的远程系统仅仅展现了特殊时期临床研究工作的"冰山一角"。2020年2月，多家医院先后启动了远程监查系统。

【解析】传统的临床研究监查工作需要CRA经常到现场，因医院临床研究项目多且为CRA提供的工作场地有限，CRA很难和项目相关的科室约到监查时间。然而信息化手段的调整发展，使临床监查并非需要现场才能实施变为可能。新冠疫情期间，不仅诸多医院严格限制了CRA人员进出，同时医院工作环境也对CRA的个人防护带来诸多不确定性，这样的状况无疑令CRA的现场监查工作雪上加霜。随着信息化技术的发展，远程监查在我国逐渐落地推广并逐步有序开展。

CRA获得系统授权后可在线完成项目流程管理及监查工作，系统会自动记录CRA的登录和页面访问记录，确保监查痕迹可溯源。此外，远程监查系统还通过对接医院信息系统或相关平台，根据权限整合受试者在院内的全部就诊数据，对受试者的姓名、身份证号、电话、地址等敏感信息进行脱敏处理，在保障受试者隐私的同时，保障监查工作的顺利开展。

在远程监查开展过程中，CRA的具体工作包括但不限于以下内容：

1.熟悉医院官方发布的突发公共卫生事件下GCP或伦理工作指引；

2.联系机构、研究者、CRC等，与之确认：

（1）机构老师、研究者、CRC等近期是否平安，是否可以正常开展工作；

（2）临床试验机构是否可以继续入组受试者；

（3）受试者访视是否受突发公共卫生事件影响，有何调整；

（4）受试者安全是否受突发公共卫生事件影响，是否有受试者感染新冠肺炎；

（5）原始文件的记录和保存、数据录入是否受突发公共卫生事件影响；

（6）药品及物资的供应和发放是否受突发公共卫生事件影响。

3.若临床试验机构在突发公共卫生事件期间无法继续开展试验，CRA立即报告PM，经与申办者沟通，调整项目计划及监查计划；

4.评估突发公共卫生事件期间实地监查的必要性和可行性；

5.若评估认为不宜进行实地监查，则征求临床试验机构及申办者的同意，基于电子系统，从以下几个方面开展远程监查：

（1）数据录入的完整性及规范性；

（2）问题的发生和解答情况；

（3）通过数据反映出的试验操作的正确性；

（4）通过数据反映出的受试者的安全性；

（5）数据与数据之间的逻辑合理性。

6.临床试验机构条件允许的情况下，收集临床试验主文件的扫描件，进行查看和归档，待突发公共卫生事件解除后，再去中心回收纸质版。同时在突发公共卫生事件期间，均以电子形式递交文件，突发公共卫生事件后补递交纸质文件；

7.与中心人员沟通后，确认、解决监查发现的问题，若沟通确认试验操作存在偏差，符合方案偏离的标准，则作为方案偏离处理。若发现因突发公共卫生事件导致中心出现大量方案偏离、数据缺失、严重不良事件（serious adverse event，SAE）、依从性差等问题，立即通知项目组，重新评估该中心是否适合在突发公共卫生事件下继续进行临床试验项目；

8.发送远程监查跟进函给临床试验机构，提交远程监查报告给PM。

另外，远程技术的应用远不止CRA监查工作，远程视频会议同样解决了突发公共卫生事件期间的时间空间难题，如线上多中心研究者方案讨论会、线上项目启动会、线上项目数据审核会、项目沟通与培训线上会议等。

（五）药物临床试验中的责任纠纷案例

【案例描述】2009年5月S企业发起的某项随机、双盲、安慰剂对照、多中心Ⅲ期临床试验获得原国家食品药品监督管理局的《药物临床试验批件》，2011年5月P医院通过伦理审查获得批件，随后作为参研单位与该公司签订《药物临床研究合同》，明确甲乙方责任。受试者甲在该医院提供的《知情同意书》同意签字页上签名。

2011年6月，甲开始参加该项临床试验，10月由于出现与研究药物的关系为"很可能有关"的不良事件而提前退出试验，在终止上述药物试验七个月后即2012年5月，甲死亡，死亡原因为肺癌。受试者家属乙申请进行医疗过错鉴定，鉴定事项为：S、P在甲参加药物临床试验及诊疗过程中是否存在过错？根据受试者的尸检结论及病历资料，该过错与甲死亡是否存在因果关系及对关联度进行鉴定。一审法院综合考虑实际情况及试药时间在甲整个治疗过程中所占比例，酌情确定S、P对其的死亡后果承担次要责任，对于乙的合理损失承担30%的赔偿责任。

2018年，S、P均提起上诉请求，要求撤销一审判决，发回重审或依法改判。S认为"根据一审查明的事实，甲的死亡后果与药物试验行为之间没有因果关系，其不需要承担任何赔偿责任"；P认为"本案也不具备认定赔偿责任的依据，现有证据不能证明临床试验行为与受试者死亡之间具有因果关系"以及"即便临床试验中存在不足，造成侵权，根据研究者与申办者的合同约定，除非构成医疗事故，否则受试者损害应由申办者承担"。

另外，S承认未给甲提供保险，称2011年没有保险公司承办该项业务。

【解析】本案的争议焦点为：S、P是否应对乙承担赔偿责任以及保险赔付的问题。

首先，尸检报告反映甲死亡原因应为其自身疾病所致，但在该药物试验过程中中止了其他治疗。目前P未能提供甲接受药物试验后的评估分析报告，且在鉴定过程中因鉴定材料存在问题导致鉴定无法进行，故一审判决结果并无不当。

其次，在本案中，虽然甲签署了《知情同意书》，但根据我国药物临床试验的相关规定，在药物临床试验过程中，必须对受试者的个人权益给予充分的保障，受试者的权益、安全和健康必须高于对科学和社会利益的考虑；研究者负责作出与临床试验相关的医疗决定，保证受试者在试验期间出现不良事件时得到适当的治疗；申办者与研究者共同迅速研究所发生的严重不良事件，采取必要措施以保证受试者的安全。

根据该公司提交的不良事件报告表，甲在参加涉诉药物临床试验过程中于2011年8月出现了"左下肢疼痛"，且研究者认为该不良事件与研究药物"很可能有关"，并且该不良事件结局为"加重"，甲因此退出试验。然而在此情况下，S和P对于甲出现不良反应加重的情况未采取必要措施，诸如对患者病情进行动态、及时的评价以及提出可能的治疗方案，在终止、退出药物临床试验方面亦未有相应的观察记录、评估和分析报告以及病情处理建议等，这对于患者在退出药物临床试验后的下一步诊疗方案，均有不利影响，故一审法院的责任判定无不当之处。

申办者是药物临床试验的发起组织者、经费提供者和试验监查者，更是项目风险的管理者。出于对受试者的保护，在风险管理中申办者首要的关注点应是受试者赔付、不良反应及保险问题。

由于临床试验是对药物安全性和有效性的验证试验，受试者在试验过程中随时面临遭受损害的风险，随着受试者和监管方对受试者权益保障意识的不断提高以及申办者对药物临床试验风险意识的加深，保险的重要性日益凸显。

申办者购买保险不仅可以转移分担风险、减少因支付额外医疗费用和有关赔偿造成的损失，也能够增强受试者对申办者的信任从而提高依从性、保证试验数据的质量，同时也协助自己建立起第三方监督机制即保险公司以其专业标准对机构人员资质、受试者保护机制、试验方案等项目情况进行评估，为项目额外增加一重安全保障。

对于受试者的赔付问题，由于目前医疗系统的局限性及药物临床试验不良反应界定的困难性，各方之间存在着不同看法，且协议签署方面仍存在较多的法律争议。对于申办者而言，与政府部门合作，推进加快药物临床试验医疗系统建设是有效消除风险的办法之一。

由于试验目的、验证疗效或者受试者入选和排除标准不同，不同项目存在不同的风险，比如抗肿瘤药物的临床试验可能会出现更多的严重不良事件。但无论不良反应赔付由何方负责，都涉及一定的费用，为最大程度保障申办者由于破产或无力偿还时受试者的权益，GCP倡导申办者对参与临床试验的受试者提供保险。另外，由于除申办者和保险公司之外，第三方无法获知合同中信息，所以伦理委员会在伦理审查时更应该注重保险的相关内容并对保险合同进行留底，明确可能出现的SAE是否在保险保障的责任范围之内，并注意免责范围及保险时限是否最大限度保障受试者的权益。

第三节　思考拓展

（一）如何进行国际合作项目备案变更？

答：临床试验过程中，需要对合作方、研究目的、研究内容、研究方案、合作期限等进行变更的，合作方应当及时终止备案记录、上传总结报告，并根据重大事项变更情况进行重新备案。合作方在获得新的备案号后，即可开展国际合作临床试验。研究方案变化不涉及人类遗传资源种类、数量、用途变化的或仅涉及合作期限变化的，不需要重新备案，但需在网上平台上传变更说明。

（二）某些临床试验由于受试者入组困难而导致项目进度严重拖延，作为申办者我们该如何避免此种问题的出现？

答：将入组困难按照以下三方面因素（包括但不限于）进行对策分析。

1. 机构与研究者方面

（1）临床试验机构专业的病源资源不足；

（2）研究者工作任务重，某阶段无暇顾及该试验项目；

（3）研究者入组意愿不足或不重视，对此项目的开展态度不积极；

（4）研究团队配合度不够等。

【对策】

（1）CRA或申办者在前期机构筛选时应该确定好研究者的资质、资源和兴趣；

（2）加强招募宣传力度，如研究者通过科室会议的形式由研究者加强招募力度，或选择专业的招募团队进行招募，同时研究者加强初筛；

（3）与研究者沟通增加Sub-I的人数，必要时考虑增加机构数量；

（4）从启动到入组，CRA或申办者应始终与研究者保持有效沟通，确定申办者和方案的要求已传达至研究者及各个研究人员，通过沟通以及培训让研究者了解试验产品的特点。

2. 受试者方面 受试者在接收试验信息后明显入组意愿不强，分析原因，是受试者对试验不理解？距离医院太远，不愿频繁来返医院？受试者对试验中的某个临床操作如频繁采血很抗拒？个人或家属对参加临床试验有抗拒心理或担心受歧视等。

【对策】

（1）研究者进行受试者教育，加强其对方案和法规的理解；

（2）加强与受试者的沟通，获得受试者的信任；

（3）了解受试者以及家庭的担忧，距离较远可否适当增加交通费，采血点密集可否适当增加营养费。

3. 申办者与CRA方面 CRA虽不能直接接触患者，但作为医院和申办者沟通的桥梁，也应该通过各种沟通反馈以及提供解决方法的方式来促进入组，这是CRA的本职工作。为保证项目进度和质量，PM需要进行各种数据分析跟进进度。

【对策】

对于CRA，要正确了解入组停滞的各种原因，在有需要时向研究者给出相应的建议，如果仅靠CRA无法解决，则应尽快向上反馈或通知申办者关于机构所需要的支持与帮助；

对于PM，可通过项目会向CRA分享整体的入组情况，尤其是入组快的机构推进入组的一系列措施；可制作出入组周报/月报，提醒CRA或机构目前的入组情况，并协助CRA分析入组困难的原因，找到相应的解决办法。

（三）研究者会议中的方案讨论会、启动会和总结会的议程应该包括哪些内容？

答：（1）方案讨论会内容包括研究背景、试验方案介绍，研究者对试验方案的讨论，讨论后对试验方案的修订等；

（2）启动会内容包括研究背景、试验方案（入排标准、给药方案等）及注意事项讲解，标准操作规程，受试者管理及知情同意过程的流程，试验方案的执行和具体试验安排的讨论，数据管理方法（含系统的操作），GCP知识等；

（3）总结会内容包括方案介绍，统计分析报告讲解，研究分析数据的讨论等。

（四）从CRO/SMO的角度出发，该如何做好各方面的风险管理从而降低各类风险，提高项目的质量和进度？

答：将从以下三方面（包括但不限于）进行风险应对措施的分析。

1.人员风险应对措施　在试验实施过程中，试验相关人员可能会因不依从法律法规、不理解或不熟悉试验方案、不遵循SOP等因素影响到整个试验的质量，应加强：

（1）CRO团队对研究单位选择的培训：CRO团队在调研临床试验机构时可把研究者的资质文件作为主要的放行机制，CRA需要明确研究者要参加GCP培训才可上岗的必要性以及试验开展前认真做好确认研究者资质的重要性。

（2）CRA及研究者对于培训的重要性及必要性的意识：CRA需确认研究者在得到授权前已接受充分的项目相关知识的培训，如果在试验过程中发现某人员未参与培训，则应尽快针对其进行补充培训，并在监查报告中说明情况。

（3）CRA及研究者明确职责授权的意识：研究者授权时CRA要进行监督，在每次监查时要核对授权表，确认参与培训的人员已被正确授权。CRA可以通过查看已产生的试验资料的签名或与研究者交谈了解实际工作执行情况，特别要注意CRC不得参与涉及医学判断的工作。若在试验进行过程中CRA发现研究者授权有误，要及时与研究者沟通并进行重新授权。

（4）对参加临床试验的研究团队GCP知识的培训，强调分工、责任，做该做的事，行规范之行。

2.AE/SAE风险应对措施　为规避研究人员在收集和描述AE/SAE信息、记录和报告AE/SAE及紧急应对和处理时的一系列不规范问题，应注意以下几点。

（1）应急预案处理SOP的制定和考量。

（2）加强研究人员针对AE/SAE方面的培训，包括AE/SAE收集SOP、医学事件描述和记录SOP、AE/SAE报告的填写要求等。

（3）CRA在启动培训时，要与研究者强调及时观察、处置、记录和报告AE，在监查时需要注意研究者在进行AE和SAE判定时是否依据试验方案，是否逻辑统一；研究者能否及时处理、完整记录并跟踪随访。

（4）对于SMO而言，则需要提高CRC的专业能力、GCP意识，与研究者沟通配合的能力。

3.生物样本采集风险应对措施　生物样本的管理包括生物样本的采集、接收、离心、分装、储存与转运等过程，是一个涉及不同人员之间衔接的连续过程，很容易产生风险，尤其是早期临床试验（包括BE试验）的采血点较密集，采血时间窗也有严格的要求。

（1）试验开展前要对研究团队进行项目培训或流程演练，人员配置应充分合理，所有试验相关人员都要熟悉试验方案中生物样本的处置及管理流程，确认所有仪器设备已校准并正常运行；

（2）CRA于研究启动时或监查时需要核对生物样本管理表格是否能完整记录整个生物样本管理的流程：明确责任分工，让研究人员确认分内职责及表格填写要求。

（五）假如你是某公司的一名CRA，在你负责监查的一个项目开展初期，有一个机构入组很慢，需要跟项目经理王经理商量以解决问题，你应该如何说？

答：在该情景下，我们可以这样说：

"王经理，我们的×××项目，在××××机构入组很慢，影响了我们的项目进度，通过了解主要原因是研究者工作繁忙、病源不充足。我认为针对这个问题有三个解决方案，一是正面的鼓励，我们可以启用受试者招募等措施；二是侧面的提醒，我们可以采用研究进展通讯的形式将各个机构的入组进度实时推送给各位研究者；三则是我们采用竞争入组的方式，入组快的中心优先入组受试者，入组人数达到方案要求即停止入组。第一个方案能够有效地加快入组效率；第二个方案简单便捷，但可能达不到目的；而最后一个方案可能会使我们失去与该机构的合作机会，毕竟是我们严格筛选出来的机构，有点可惜。相比之下我推荐第一个方案，再努力争取一下该机构。你觉得怎么样呢，王经理？"

参考文献

［1］薛丰松，程欣，李凤芝.疾病预防控制工作导入项目化管理的探讨［J］.中国公共卫生管理，2005（01）：16-18.

［2］秦晓娜.银行业现场检查项目质量控制体系研究［D］.华北电力大学，2011.

［3］曹伟，王丹平.临床试验中第三方招募受试者的伦理审查［J］.中国新药与临床杂志，2020，39（11）：664-666.

［4］金逸，胡盈盈，王晶晶，郁继诚，毛肖萌，张菁.智能冷链系统在临床试验中的作用［J］.中国临床药理学杂志，2021，37（03）：302-304.

［5］程国华，李正奇.药物试验管理学［M］.北京：中国医药科技出版社，2020.

［6］彭朋，元唯安，胡薏慧，汤洁，朱蕾蕾，贺敏，蒋健.浅析临床试验保险中的问题及对策［J］.中国医学伦理学，2017，30（03）：328-330+335.

第二章　临床试验方案设计与变更

第一节　基础理论

（一）临床试验方案设计与方案变更的定义

临床试验方案（clinical trial protocol，CTP）是描述一项临床试验的背景、理论基础、目的、设计、方法和组织，包括统计学考虑、执行和完成条件的文件。科学、规范、符合伦理、可操作性强且设计严谨的临床试验方案是临床试验的重要文件，也是保证临床研究顺利实施的关键，研究者应依照国家新药临床研究的有关规定，起草临床试验方案、规范设计方案。

临床试验方案获伦理委员会同意或备案后应严格执行。如果在试验开始后确有对试验方案增补或修订的必要，研究者和申办者应协商一致后进行修改，并再次向伦理委员会提交并获得同意或备案后才能进行。按照GCP的要求，试验方案的修改要详细记录在案，记录的内容包括修改的具体内容和理由、报伦理委员会重新审查或备案的通信函件以及伦理委员会的同意或备案文件等。

（二）临床试验方案的内容

根据2020版GCP第六章，临床试验方案通常包括试验基本信息、试验研究背景资料、试验目的、试验设计、实施方式（方法、内容、步骤）等内容。

1.试验方案中基本信息一般包含：

（1）试验方案标题、编号、版本号和日期；

（2）申办者的名称和地址；

（3）申办者授权签署、修改试验方案的人员姓名、职务和单位；

（4）申办者的医学专家姓名、职务、所在单位地址和电话；

（5）研究者姓名、职称、职务，临床试验机构的地址和电话；

（6）参与临床试验的单位及相关部门名称、地址。

2.试验方案中研究背景资料通常包含：

（1）试验用药品名称与介绍；

（2）试验用药品在非临床研究和临床研究中与临床试验相关、具有潜在临床意义的发现；

（3）对受试人群的已知和潜在的风险和获益；

（4）试验用药品的给药途径、给药剂量、给药方法及治疗时程的描述，并说明理由；

（5）强调临床试验需要按照试验方案、本规范及相关法律法规实施；

（6）临床试验的目标人群；

（7）临床试验相关的研究背景资料、参考文献和数据来源。

3.试验方案中应当详细描述临床试验的目的。

4.临床试验的科学性和试验数据的可靠性，主要取决于试验设计。试验设计通常包括：

（1）临床试验的主要终点和次要终点；

（2）对照组选择的理由和试验设计的描述（如双盲、安慰剂对照、平行组设计），并对研究设计、流程和不同阶段以流程图形式表示；

（3）减少或者控制偏倚所采取的措施，包括随机化和盲法的方法和过程。采用单盲或者开放性试验需要说明理由和控制偏倚的措施；

（4）治疗方法、试验用药品的剂量、给药方案；试验用药品的剂型、包装、标签；

（5）受试者参与临床试验的预期时长和具体安排，包括随访等；

（6）受试者、部分临床试验及全部临床试验的"暂停试验标准""终止试验标准"；

（7）试验用药品管理流程；

（8）盲底保存和揭盲的程序；

（9）明确何种试验数据可作为源数据直接记录在病例报告表中。

5.试验方案中通常包括临床和实验室检查的项目内容。

6.受试者的选择和退出通常包括：

（1）入选标准；

（2）排除标准；

（3）退出临床试验的标准和程序。

7.受试者的治疗通常包括：

（1）受试者在临床试验各组应用的所有试验用药品的名称、给药剂量、给药方案、给药途径和治疗时间以及随访期限；

（2）临床试验前和临床试验中允许的合并用药（包括急救治疗用药）或者治疗；禁止使用的药物或者治疗；

（3）评价受试者依从性的方法。

8.制定明确的访视和随访计划，包括临床试验期间、临床试验终点、不良事件评估及试验结束后的随访和医疗处理。

9.有效性评价通常包括：

（1）临床试验的有效性指标；

（2）有效性指标的评价、记录、分析方法和时间点。

10.安全性评价通常包括：

（1）安全性指标；

（2）安全性指标的评价、记录、分析方法和时间点；

（3）不良事件和伴随疾病的记录和报告程序；

（4）不良事件的随访方式与期限。

11.统计通常包括：

（1）受试者样本量，并根据前期试验或者文献数据说明理由；

（2）显著性水平，如有调整说明考虑；

（3）说明主要评价指标的统计假设，包括原假设和备择假设，简要描述拟采用的具体统计方法和统计分析软件。若需要进行期中分析，应当说明理由、分析时点及操作规程；

（4）缺失数据、未用数据和不合逻辑数据的处理方法；

（5）明确偏离原定统计分析计划的修改程序；

（6）明确定义用于统计分析的受试者数据集，包括所有参加随机化的受试者、所有服用过试验用药品的受试者、所有符合入选的受试者和可用于临床试验结果评价的受试者。

12.试验方案中应当包括实施临床试验质量控制和质量保证。

13.试验方案中通常包括该试验相关的伦理学问题的考虑。

14.试验方案中通常说明试验数据的采集与管理流程、数据管理与采集所使用的系统、数据管理各步骤及任务，以及数据管理的质量保障措施。

15.如果合同或者协议没有规定，试验方案中通常包括临床试验相关的直接查阅源文件、数据处理和记录保存、财务和保险。

（三）临床试验方案的基本结构和内容要求

临床试验方案的基本结构包括以下内容：标题页；试验方案参与各方签字页和摘要；目录（大纲）；前言（背景资料）；试验目的；试验设计；受试者的选择和退出；受试者的治疗方案；疗效评价；安全性评价；数据处理和统计分析；质量控制和质量保证；伦理学考虑；数据处理和记录的保存；总结报告和论文发表；其他补充说明；参考文献；附件。

临床试验方案内容及要求	
标题页	（1）试验方案题目：应说明试验设计的种类、试验用药品的名称、规格、剂量、受试者人群、种类、适应证、主要目的 （2）方案编号。 （3）制订日期：所有试验方案增补亦应注明增补编号及日期。 （4）申办者的名称及通讯地址。 （5）申办者授权签署试验方案及方案增补的人员姓名及职称。 （6）主要研究者的姓名、职称、通讯地址和电话号码。 （7）研究单位。 （8）统计学负责人签名及单位盖章（如适用）。 （9）申办者（盖章）。 （10）项目负责人的姓名及联系方式。
摘要	说明研究依据、目的、内容、受试者选择、试验设计、治疗处理、总病例数和各组例数、评估标准等。
目录	试验方案的内容纲要并加注页码（为了方便，也可以将方案中的表格编成表格目录）
前言（背景资料）	（1）试验用药品的名称和描述。 （2）试验药物在非临床研究和临床研究中与临床试验相关、具有潜在临床意义的发现的概述。 （3）对人类受试者已知和潜在的危险及受益（如存在）的概述。 （4）对给药途径、剂量、治疗方案及疗程的描述及其理由。 （5）说明试验将按照试验方案、GCP 和现行法规要求执行。 （6）对受试人群的描述。 （7）与试验有关的参考文献和数据。
试验目的及目标	需对试验目的进行简明、准确、量化的描述。除了主要目的，还要对试验的次要或辅助目的进行描述。
试验设计	临床试验的科学完整性和试验数据的真实可靠性完全依赖于试验的设计。
受试者选择与退出	1.受试者入选标准。 2.受试者排除标准。 3.受试者退出标准（即停止试验用药品治疗或试验治疗）及步骤、说明。 （1）何时及如何终止受试者的试验或试验用药品的治疗。 （2）从退出的受试者处收集的数据类型及时间选择。 （3）是否及如何替换受试者。 （4）对从试验用药品治疗或试验治疗退出的受试者的随访。
受试者的治疗方案	（1）试验中所给予的治疗，包括每个试验用药治疗组或试验对照组的受试者接受所有药品的名称、剂量、给药方案、给药途径或方式、疗程。 （2）试验开始前和（或）进行中允许和禁止使用的其他药物和治疗（包括急救药物）。 （3）受试者依从性的监查程序。
疗效评价	（1）疗效指标的说明。 （2）评估、记录、分析疗效指标的方法和时间选择。

续表

<table>
<tr><th colspan="2">临床试验方案内容及要求</th></tr>
<tr>
<td>安全性评价</td>
<td>（1）安全性指标的说明。
（2）评估、记录和分析安全性指标的方法和时间，包括实验室检查、生命体征的监测、体格检查、影像学检查、心电图、其他特殊检查等。
（3）AE及并发疾病的记录和报告程序以及SAE、SUSAR的报告程序。
（4）发生不良事件后对受试者随访的方式和持续时间。</td>
</tr>
<tr>
<td>数据收集和统计分析</td>
<td>（1）描述收集数据的方法，例如CRF填写或EDC录入的SOP及收集时间。
（2）描述试验中所采用的统计学方法，包括计划进行期中分析的时间。
（3）计划入选受试者的数量，阐明选择样本大小的理由，包括对试验的把握度的反映（或计算）以及临床上正当的理由。
（4）所采用的显著性水平。
（5）终止试验的标准。
（6）说明对缺失、无用和错误数据的清算程序。
（7）报告偏离原始统计计划的程序［所有自原始统计计划的偏离均应在试验方案和（或）最终报告中描述并说明理由］。
（8）选择包括在统计分析集内的受试者（如所有被随机的受试者、所有用药受试者、所有合格入选的受试者及可评价的受试者）。</td>
</tr>
<tr>
<td>质量控制和质量保证</td>
<td>（1）对研究者质量控制措施的要求。
（2）监查计划、安排和程序。
（3）稽查计划、安排和程序。
（4）申办者应在试验方案或其他书面协议中规定研究者或研究机构将允许对试验的监查、稽查、机构审查委员会或独立伦理委员会和国家药品监督管理局进行与试验相关的审查，并提供直接查阅原始资料或文件的方法。</td>
</tr>
<tr>
<td>伦理学考虑</td>
<td>（1）研究要符合《赫尔辛基宣言》和国家法律的道德规范。
（2）研究者负责申请并获得伦理委员会同意的文件和程序。
（3）对知情同意书（可附件）和知情同意过程的说明。
（4）在试验过程和试验结束后对受试者的随访和治疗措施等。
（5）对受试者的经济补偿说明。
（6）受试者发生不良事件后的处理及赔偿。
（7）受试者隐私的保密规定。</td>
</tr>
<tr>
<td>数据处理和记录保存</td>
<td>（1）对数据的处理方式，如由研究者还是申办者或委托第三者进行数据处理和分析。
（2）研究者保存文件的种类和时限要求。一般申办者要求保存的期限远超过法定期限。到达期限后研究资料的处理方法说明。</td>
</tr>
<tr>
<td>总结报告和论文发表</td>
<td>（1）说明谁负责起草总结报告，如研究者负责起草，总结报告的格式和要求（可附件）。
（2）申办者与研究者发表研究论文的方法的约定。</td>
</tr>
<tr>
<td>其他补充说明</td>
<td>（1）对试验方案的修改方法和程序的说明。
（2）研究者对研究资料保密的要求。
（3）申办者终止研究的情况。
（4）对未在研究协议书中明确的双方职责的说明。</td>
</tr>
<tr>
<td>参考文献</td>
<td></td>
</tr>
<tr>
<td>附件</td>
<td>（1）试验方案中采用的外文缩写及特殊专业术语的解释。
（2）特殊检查的标准操作规程。
（3）检查正常值范围。
（4）患者日记卡（如有）样本。
（5）知情同意书样本。
（6）CRF及研究病历样本等。</td>
</tr>
</table>

（四）临床试验的设计基本类型

临床试验一般有平行设计、交叉设计和析因设计。

1.平行设计中对照组可分为阳性或阴性对照。阳性对照一般采用按所选适应证的当前公认的有效药物，阴性对照一般采用安慰剂，但必须符合伦理学要求。试验药物设一个或多个剂量组取决于试验的目的。

2.最简单的交叉设计是两种药物两周期的形式，又称2×2交叉设计。对每个受试者安排两个试验阶段，分别接受A、B两种试验用药品，而第一阶段接受何种试验用药品是根据随机表确定，第二阶段必须接受与第一阶段不同的另一种试验用药品。因此，每个受试者接受的药物可能是先A后B（AB顺序），也可能是先B后A（BA顺序），故这种试验又简记为AB/BA交叉试验。两周期交叉试验中，每个受试者需经历如下几个试验过程，即准备阶段、第一周期、洗脱期和第二周期。前一试验阶段的药物对后一阶段的药物效应、处置等的影响称为延滞效应。前个试验阶段后需安排足够长的洗脱期或有效的洗脱手段，以消除其延滞效应。采用交叉设计时应考虑延滞效应对试验数据分析评价的影响。2×2交叉设计难以区分延滞效应与时期–药物的交互作用。如需进一步分析和评价延滞效应，则可考虑采用2种处理多个阶段的交叉设计（例如：2×4的ABBA/BAAB交叉设计）。多种药物多个阶段的交叉设计也是经常用到的，例如3×3交叉设计，即3种处理（A、B、C）、3个阶段、6序列（ABC/BCA/CAB/ACB/CBA/BAC）的交叉设计。由于每个受试者接受了所有处理组的治疗，提供了多个处理的效应，因此交叉试验中应尽量避免受试者的失访以减少数据的偏倚。

3.析因设计不仅可检验每个试验用药品各剂量间的差异，而且可以检验各试验用药品间是否存在交互作用，或探索两种药物不同剂量的适当组合，常用于复方研究。析因设计时需考虑两种药物高剂量组合可能带来的毒副反应。如果试验的样本量是基于检验主效应的目的而计算的，关于交互作用的假设检验，其检验效能往往是不足的。

（五）临床试验方案的设计流程

1.临床试验的多中心协作组成立后，被确定的临床试验单位应了解和熟悉试验用药品的性质、作用、疗效和安全性，与申办者按GCP要求一同签署临床试验方案并严格按照临床试验方案进行。研究开始前由牵头单位召集各方人员召开协调会，目的是讨论、修改、学习研究方案、训练各单位主要研究人员等，以保证研究的科学性、客观性、合理性、可行性和研究计划的统一实施。临床试验方案的讨论和统一是协作组协调会的核心内容和议题。

2.在召开协作组协调会前，申办者应向临床试验牵头单位提供全面、客观的临床前研究资料，以及有关该药的未发表或已发表的文献资料。临床试验方案一般先由牵头单位与申办者一起，在认真阅读复习全部临床前研究资料及充分了解有关文献的基础上起草，然后提交参与研究的各临床单位共同讨论修订。参加会议的人员包括申办者人员、各临床单位的新药研究管理人员及各临床单位具有资格的主要研究者、药品检验部门以及不可缺少的专业统计人员等，必要时应邀请药品监督管理人员参加。

3.协作组协调讨论会由临床试验牵头单位主持，一般先介绍审批临床试验的情况，再由临床前研究人员简要介绍临床前的研究情况，包括新药的药理、毒理、疗效、副反应和对临床试验的要求等，时间不宜过长，以便此后能有充裕的时间进行临床试验方案的讨论。必要时还可安排申办者介绍与新药有关的其他一些情况。形式可以灵活掌握，以使参加的各单位能充分的发表意见，使方案达到科学、统一、可行的目的。对有关研究费用、计划进度、例数分配等内容也要共同讨论并签订协议书。讨论会前除要求申办者将有关资料提供给临床试验单位外，还应将临床试验方案的讨论稿交给参与临床试验的各单位，以便各家单位能事先参阅，在方案讨论会上有充分的准备发言，使方案在讨论中切实做到集思广益，更趋合理和完善。应注意防止申办者主观意愿的掺入。

4.参加协调会的人员应为实施研究的骨干力量。为便于情况的沟通和联系，要打印出一份名册，给出各自的通信地址和联系电话等内容。

5.研究方案一经定稿，由临床试验单位与申办者共同签署，经伦理委员会同意后即可以文件形式发给各有关单位和人员贯彻执行。研究过程中不可以随意变更方案的标准和要求。为了保证每个参加试验的医生能更好地执行研究方案，需制定出与该试验方案相适应的一系列SOP，还可以印制一张小卡片，摘要列出受试者入选、排除和剔除标准，指标量化的依据，试验操作的流程图，明确入选后何时做何事等，同时对相关参加试验人员进行培训。

（六）临床试验方案变更流程

如果在试验开始后确有对试验方案增补或修订的必要，研究者和申办者应协商一致后进行修改，并再次向伦理委员会提交并获得同意或备案后才能进行。按照GCP的要求，试验方案的修改要详细记录在案，记录的内容包括：修改的具体内容和理由、上报伦理委员会重新同意或备案的通信函件以及伦理委员会意见或备案文件等。

第二节　案例解析

（一）方案设计不合理案例1

【案例描述】某药物临床试验方案规定"仅有抗血小板和抗凝用药将作为合并用药进行收集"，并未对受试者在参加试验期间其他使用的药物进行收集和记录。

【解析】此方案设计不合理，可能存在合并用药漏记的事件发生。合并用药，是受试者在临床试验过程中除方案规定的研究药物、试验用医疗器械外使用的其他药物（包括化学药品、生物制品、中成药）。所有的合并用药都必须详细记录在原始记录（门诊病历/住院病历）和录入EDC中，包括治疗药物名称、每日总剂量、疾病诊断、用药开始日期、停药日期等信息；不论是否判断与试验相关性，均需要及时记录和报告，以免遗漏造成试验的数据信息不完整，有可能对统计分析结果造成偏差。

整改措施包括如下几项。

1.暂停启动临床试验项目或入组新的受试者，要求申办者对试验方案及相关记录文件进行修订，并报请伦理备案或审查批准后方可开展或重启；

2.项目质控员在启动会议及试验期间需对研究者加强培训，充分沟通合并用药的定义、记录的要求、配合判断等；

3.CRC在协助研究者进行受试者筛选及治疗期间随访时，需核实合并用药等信息记录，避免受试者使用方案规定的禁用药物；

4.CRC将产生的合并用药信息及时录入EDC系统；

5.CRA在监查过程中应及时安排监查并进行合并用药完整性、一致性的核对，发现错录、漏录时应及时督促CRC完善。

（二）方案设计不合理案例2

【案例描述】某静脉输注药物治疗慢性中重度斑块型银屑病疗效和安全性的Ⅲ期临床试验方案规定"研究者需根据受试者病情进行量表评分作为其疗效评价之一"，以及"不良事件信息将从签署知情同意书开始收集，直至完成5年随访评估"。后续稽查发现筛选号为×××的受试者被记录一次AE为血钙升高，经核对血钙偏高在首次给药前已出现，因此应为基础病，稽查员对该AE的判定存疑。

【解析】此项临床试验方案设计有两点不合理：

1.方案仅规定研究者需要对受试者的病情进行量表评分，但并未要求收集病情原始照片记录，可能导致证据不充分；

2.方案将签署知情同意书后作为AE记录的开始时间点，此时受试者并未用药，实验室检查异常应为基础病，并不属于AE。

依据2020版GCP，源文件指临床试验中产生的原始记录、文件和数据，如医院病历、医学图像、实验室记录、备忘录、受试者日记或者评估表、发药记录、仪器自动记录的数据、缩微胶片、照相底片、磁介质、X光片、受试者文件，药房、实验室和医技部门保存的临床试验相关的文件和记录，包括核证副本等。源文件是证明临床试验数据的真实、准确、可靠的证据。

研究者对与试验用药品是否有关的AE判断要全面且谨慎，需要研究者提供充足的证据，尤其是与创新药安全性有关的AE。

（三）方案版本变更案例

【案例描述】 某临床试验方案1.2版筛选期访视内容由"病史，包括既往和现在的用药史"变更为"病史，包括既往和现在的用药史（签知情同意书前6个月内常见疾病史和用药史，重大疾病史与试验相关病史无时间限制）"同时方案版本由1.2变更为1.3。

【解析】 该药物临床试验方案此项变更明确病史、用药史等收集时间。临床试验方案是临床试验的灵魂，为避免方案多次变更，对试验过程和费用产生不必要的影响，方案的完整及全面是至关重要的。访视内容的不够细致，常会造成方案的多次变更。因此，访视内容的全面细致的规定在试验方案中是必不可少的。

试验方案中访视内容由1.2变更为1.3，变更的注意事项如下：

1.是否存在任何医疗常规操作可以在签署知情同意书之前操作？

2.是否允许重复筛选，如果同意，如何操作？

3.是否存在特定访视中的检查是可选择的（针对儿童、老年人、门诊患者）？

4.对检验异常值的判定是否可以提供统一标准？

5.有无考虑节假日等因素？

6.突发公共卫生事件期间访视如何进行？

7.有无备选方案，如视频访视、电话访视及受试者的线上管理？

以上针对访视期容易忽略的检查要点进行归纳，对临床试验方案的设计有一定借鉴作用。

第三节　思考拓展

（一）某项临床试验，受试者在签署了知情同意书后方案进行了修改，是否需要，重新签署知情同意书？

答：在大部分情况下，方案修订的同时，修订了知情同意书，若入组的受试者尚处于试验中，则应适时重新签署新的知情同意书，对于已经出组的受试者通常不必再行签署新版的知情同意书。

（二）临床试验方案变更后，知情同意书修订和签署需要考虑哪些问题？

答：方案在修订时，知情同意书必须含有完整的最新信息，这意味着申办者应当将研究的变更及对受试者的影响评估结果植入到知情同意书中，并评估对不同阶段受试者的影响。例如，新入组的受试者，自然是签署完整版的最新ICF版本；已经结束研究的受试者，是否需要签署？哪种情况下必须回来签署？在接受药物阶段的受试者，是否回来签署？考虑这些问题，知情同意书修订本一般会分为两个版本：最新完整版和增补版。增补版是给已入组的受试者签署补充说明。完整版给予新的受试者。

具体操作如下：首先，确定方案修订的原因。例如，重大方案修订还是小方案修订。其次，通过上述提及的关键修订和非关键修订，确定哪些内容单独列出供受试者知情，哪些可以总结在修订概要处一并介绍。最后，列出所有研究状态受试者，确定签署需求和制定签署计划。

（三）方案是否必须按照伦理委员会要求进行修改？

答：需要根据具体情况具体分析，如分中心伦理审查时，由于研究者对方案的熟悉程度、制定依据了解不充分或对相关法规不熟悉，可能在伦理审查时，未能从法规、技术层面与伦理委员会进行充分沟通或解释，导致要求修订方案。但伦理委员会成员对方案的把握不一定是准确的，且修订方案是一个系统工程，应由所有中心的研究者对修改意见进行充分讨论后才能确定是否应伦理委员会要求进行修改。

参考文献

［1］高恩明.预防用新生物制品临床研究规范化的探讨［J］.微生物学免疫学进展，2001，29（03）：63-68.

［2］杜岘楠.芪红散结合Ⅰ～Ⅱ期心脏康复治疗冠脉搭桥术后临床研究［D］.新疆医科大学，2018.

［3］梁嘉恩，陈玲玲，梁梦音，刘玉红.浅谈眼科临床研究数据管理中临床研究协调员的职责［J］.眼科学报，2020，35（05）：355-359.

第三章 药物临床试验制度/SOP的制定

第一节 基础理论

药物临床试验机构要保障药物临床试验实施的规范和质量，仅仅依靠质控无法达到要求，应根据医院的管理现状，建立医院和专业两个层级的质量管理体系。临床试验规范的实施需要满足3个依从：依从国家（国际）法规指南，依从医院制定的标准操作规程（standards operation procedure，SOP）、管理制度、规范等，依从试验方案。任何一点的不依从或违背都可能影响到临床试验质量。

目前国内的机构管理文件主要包括管理制度、SOP和设计规范等，存在的问题不成体系，部分机构的制度和SOP照搬其他医院，缺乏可操作性。建立符合GCP规范的管理文件体系是临床试验机构质量管理的基本保障，在此基础上，专业科室应该按照医院整体的制度框架，结合本专业组特点组织制定本专业组的药物临床试验管理制度、临床试验设计规范、SOP和不良事件应急预案，只有认真细化各个岗位研究人员的工作职责和流程，才能保障专业组临床试验项目的规范实施和运行。

（一）临床试验管理制度

临床试验管理制度，是指在临床中建立的有计划的系统性措施以及要求试验过程中所有参与者共同遵守的办事规程或行动准则。临床试验管理制度应具有可操作性，能有效执行，有持续改进措施。

临床试验备案系统中要求提供所有相关管理制度目录清单，药物临床试验管理制度清单如下（包括但不限于）：

药物临床试验运行管理制度；

临床试验药物管理制度；

设备管理制度；

人员培训制度；

文件管理制度（包括电子版文件）；

合同管理制度；

经费管理制度；

药物临床试验质量管理制度；

临床试验利益冲突管理制度；

药物临床试验保密管理制度；

急救药品管理制度；

人类遗传申报管理制度；

突发公共卫生事件期间临床试验的管理制度；

机构各级管理人员工作职责。

专业组管理制度是专业科室在临床试验运行管理各个方面的基本管理要求，包括人员管理、场地管理、设备管理等各个方面，根据医疗机构和专业科室的特点，通常制定的管理制度如下（包括但不限于）：

组织架构；

临床试验专业组工作流程；

临床试验专业组各类人员职责；

专业组临床试验项目管理制度；

专业组临床试验质量管理制度；

专业组临床试验人培训与资格确认管理制度；

专业组 CRA、CRC、CRN 管理制度；

专业组临床试验立项管理制度；

专业组临床试验项目启动培训管理制度；

专业组知情同意管理制度；

专业组临床试验用药品管理制度；

专业组临床试验用医疗器械管理制度；

专业组临床试验生物样本管理制度；

专业组医疗废物处理管理制度；

专业组防范和处理临床试验中突发事件管理制度；

专业组不良事件（AE）/严重不良事件（SAE）管理制度；

专业组临床试验操作程序培训管理制度；

专业组临床试验数据自查核对制度；

专业组临床试验设施与环境条件控制和管理制度；

专业组临床试验相关仪器设备管理制度；

专业组临床试验文件与资料管理制度；

专业组管理制度和标准操作规程的制订、更新、发放、使用、废除、保存和归档管理制度。

此外，各专业科室还应根据自身专业特点制定相应制度，体现具有专业特色的管理水平，例如麻醉科专有麻醉苏醒室，需要制定《麻醉苏醒室管理制度》等。

（二）设计规范

临床试验设计规范是指导专业组设计临床试验方案，体现专业组临床研究水平的重要管理文件。专业组应在临床试验机构的通用设计规范基础上，设计制定本专业组的临床试验设计规范，用于具体指导本专业组研究人员提高临床研究的设计水平。通常制定的设计规范如下（包括但不限于）：

专业组临床试验方案设计规范；

专业组临床试验知情同意书设计规范；

多专业组临床试验病例报告表设计规范；

专业组临床试验受试者招募广告设计规范；

专业组临床试验研究者手册设计规范；

专业组各疾病病种临床试验方案设计规范；

专业组使用各类药物的临床试验方案设计规范。

专业组在制定临床试验设计规范时，应该侧重于解决具有本专业特色的临床试验设计规范问题。具体考虑的原则是，根据本学科亚专业的研究方向，结合该专业领域国内外创新药物的研究趋势，参考 FDA、EMA 和 NMPA 颁布的各类药物临床试验指导原则，设计具有专业特色的临床试验方案、知情同意书、病例报告表等。例如，心血管内科专业组可以分别制定抗高血压药物和抗心律失常药物的临床试验方案设计规范；内分泌科专业组可以分别制定治疗糖尿病药物和治疗骨质疏松药物的临床试验方案设计规范等。

（三）标准操作规程

标准操作规程（standard operation procedure，SOP）指为保证某项特定操作的一致性而制定的详细的书面规定文件。临床试验的 SOP 是为了有效实施和完成临床试验具体操作而制定的标准和详细的操作规程，SOP 的制定能减少临床试验每项工作中不必要的差错，提高数据的可比性、可信性和理论支持性，从而保证临床试验的质量。

与试验方案不同，SOP详细地规定了某项特定操作每一步骤具体如何做，其制定也应基于医疗原则和GCP原则。常见的SOP有两种，一是临床试验机构的SOP；二是某一临床试验方案所特有的SOP。第二种SOP常作为临床试验方案的附件形式存在，当各临床试验中心的SOP与方案SOP有所区别或不同时，应首先遵从试验方案的SOP。若方案中针对某一操作未制定相应的SOP时，在不违背试验方案的前提下可依照本中心的SOP执行。

制定SOP应建立明确的目录，可以根据临床试验具体操作环节迅速检索查阅，标准操作规程的描述应该条理清晰、规范明确，既符合医疗常规，又具有本专业的可操作性。

临床试验SOP一般包括但不限于以下内容：

制定标准操作规程的SOP；

临床试验方案设计的SOP；

临床试验病例报告表设计的SOP；

临床试验知情同意书设计的SOP；

临床试验原始记录表格设计的SOP；

临床试验设盲与揭盲的SOP；

临床试验伦理申报的SOP；

临床试验人类遗传资源申报的SOP；

临床试验质量控制的SOP；

临床试验项目启动会的SOP；

临床试验受试者知情同意的SOP；

临床试验受试者筛选与入选的SOP；

临床试验受试者随机分组的SOP；

临床试验原始记录的SOP；

临床试验受试者随访观察的SOP；

临床试验受试者检验与检查的SOP；

临床试验病例报告表填写的SOP；

临床试验用药物管理与使用的SOP；

临床试验口服给药的SOP；

临床试验静脉给药的SOP；

临床试验肌内注射给药的SOP；

临床试验生物标本采集的SOP；

临床试验生物标本处理及转运的SOP；

临床试验生物标本外部运送的SOP；

临床试验医疗废物处理的SOP；

科室人员临床试验急救培训的SOP；

原始医疗文书记录的SOP；

临床试验不良事件记录的SOP；

临床试验不良事件处理的SOP；

临床试验不良事件报告的SOP；

临床试验严重不良事件记录的SOP；

临床试验严重不良事件处理的SOP；

临床试验严重不良事件报告的SOP；

临床试验数据管理的SOP；

临床试验电子文档数据管理的SOP；

临床试验统计分析报告撰写的 SOP；

临床试验总结报告撰写的 SOP；

临床试验质量控制的 SOP。

制定专业组 SOP 应该重视的问题包括三个层面，一是符合国家颁布的法律和规范，二是体现专业特色，三是具有可操作性。专业组可根据科室自身特色仪器设备情况、特色医疗技术情况以及场地功能划分情况制定适应本专业组临床试验全流程操作的 SOP。例如，有些专业科室在临床试验过程中可能会使用到输液泵、呼吸机、心电图仪等仪器设备，需要制定相应的操作 SOP；有些科室可能会承接不同类型、不同分期的临床试验，由于试验目的和评价结局的不同，导致考察的主要终点指标必然有所不同，因而临床试验方案、病历报告表等制定的 SOP 也会随之有所不同，专业科室需要全面考虑这些项目的目标和特点，撰写既体现专业特点，又具有可操作性的相关 SOP。

1.SOP 制定的目的 制定 SOP 最根本的目的是保证临床试验按照 GCP 规范地实施，有助于严格控制在临床试验中存在的或出现的各种影响试验结果的主、客观因素，尽可能地降低误差或偏差，确保试验结果的完整性、真实性和可重复性，提高临床试验各项结果的评价质量。按照 SOP 进行标准化操作，既有利于减少研究方案和报告文件中对复杂试验技术的描述，也有利于实验室自身查找分析误差的原因，以保证研究过程中数据的准确性。

2.SOP 制定的基本原则 通常，各临床临床试验机构 SOP 由相关人员遵循现行法规和工作要求，然后根据"制订、修订 SOP 的 SOP"（如适用）经起草/修订、审核、批准等环节而生效执行。在 SOP 文件开始制定前，应成立专门的 SOP 编写小组，负责协调工作。其职责是根据 GCP 要求，结合各部门已有文件，确立 SOP 文件总目录、文件编码及格式，确定各部门参与协调的人员，负责 SOP 文件的定期审查。由编写小组组织实施 SOP 的制定和协调工作，避免 SOP 的重复和遗漏。SOP 制定与管理的具体流程如下图：

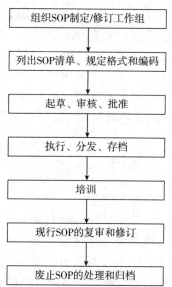

3.组织 SOP 制定/修订工作组 机构办公室组织机构人员与专业科室人员组成 SOP 制定/修订工作组。工作组成员应熟悉机构/专业科室工作和技术要求规范，依据现行 GCP 标准，严格按照规定格式制定 SOP。

4.列出 SOP 清单，规定格式和编码

（1）列出 SOP 清单 SOP 制定/修订工作组逐条写下机构/专业科室相关操作过程的所有步骤，并组织、分解和命名每个步骤，形成 SOP 类别与目录。

（2）SOP 的基本格式 包括名称、编号、制定人及制定日期、审核人及审核日期、批准人及批准日期、颁布部门、生效日期、分发部门、标题及正文（目的、使用范围、规程、表格及参考文献等）。不同机构 SOP 可采用不同格式。

（3）SOP的编码　SOP文件应有便于识别其文本类别的系统编码，以便于识别、查找和管理。文件编码十分重要，文件编码系统一旦确定，文件系统架构也就基本确定。建立编码系统时，建议考虑以下原则：

①系统性：编码系统应能反映文件信息，体现文件的分类方法及分类层次。统一分类、编码并指定专人负责给定编码，同时进行记录；

②唯一性：文件与编码对应，一份文件对应一个编码，一旦某一文件终止使用，此文件编码即告作废，并不得再次启用。对于附有表格的文件，其表格也需对应一个唯一的编码；

③可追踪性：根据编码系统规定，可随时查询SOP的变更历史；

④稳定性：编码系统一旦确定，一般情况下不得随意变动，应保持系统的稳定性，以防止文件管理的混乱；

⑤相关一致性：一旦经过修订，必须给定修订号，同时对其相关文件中出现的该编号进行修正。

5.SOP的起草

（1）起草人　由SOP使用人员，结合本单位本部门的具体情况进行起草。机构SOP一般由机构办公室人员负责拟定，专业组SOP一般由专业组负责并指定相关使用/操作人员进行拟定。若SOP内容涉及多个部门/专业组，则由机构组织，主要使用部门/专业组拟定。

（2）SOP的内容和记录表格文件应满足以下要求

①标题应清楚的说明文件的性质；

②各类文件应有便于识别其文本、类别的系统编码和日期；

③使用的语言应确切、易懂，具有逻辑性和可行性，与已生效的其他文件具有兼容性；

④记录表格时应确保在数据填写时有足够的空格；

⑤文件制定，应有责任人签名和注明日期。

6.SOP的审核、批准和发放

SOP起草后，应对SOP草稿进行审核和讨论。不同层面、不同类别文件，其负责组织讨论、审核人员有所不同。所有SOP的审核人与批准人必须预先规定，以保证文件的准确性和权威性，应有审核、批准人签字并注明日期。SOP一旦批准，应在执行之日前发放至相关科室或人员，对发放的SOP必须进行记录，而且新SOP执行之日必须收回并销毁废止的SOP。机构可定期更新SOP，定期更新不仅可以及时发现与现实情况不符的情况，同时也是再学习的过程。如果长久不对SOP进行更新，可能会导致SOP的内容与实际操作过程不符，那么SOP也就失去了其意义。

审核的要点如下：

（1）是否符合现行GCP和相关法规的要求；

（2）内容是否具有可操作性；

（3）是否简练、易懂、清晰，是否会产生歧义；

（4）是否与已生效的文件相悖。

7.SOP的培训

临床试验的SOP文件系统一旦建立，需对有关人员进行培训，与研究相关的人员都应当学习并遵循SOP，新调入或更换工作岗位的人员必须经有关SOP的培训才能上岗，以保证临床试验各项行为的规范性，确保临床试验的顺利进行。培训人原则上是文件的起草/制定人、审核人、批准人或其他具有相应资质的人员，培训的方式可为自学、集中培训、单独面授等。

8.SOP的修订与废除

在临床试验操作过程中，应对SOP的适用性和有效性进行系统的检查，使其符合现行法规要求。任何SOP的修订未经批准不得生效使用，修订需要由批准人评价修订的可行性并批准修订，有关部门负责检查由修订引起的其他相关文件的变更，并详细记录变更的内容。

当下述情况发生时可对文件进行全部或部分修订：

（1）法律法规、技术规范、指导原则有新进展；

（2）制度文件执行过程中发现可操作性不强；

（3）自查、监查、稽查、检查中发现存在缺陷。

若SOP无继续执行的必要，则将其废除，例如：

（1）机构内部某些部门因故撤销；

（2）某些基本法规制度的废除使机构有关SOP失去依托；

（3）SOP的约束事项已告结束。

废除文件应及时收回，根据流程进行保存或销毁。如若保存在文件上注明"废止"字样及日期，相关人员签字；若以销毁方式处理，应保存回收、销毁记录。

9.SOP制定的注意事项　标准操作规程应符合我国GCP、现行法规和药物研究技术指导原则的要求。内容应简洁易懂、可操作性强，即"写已所做，做己所写"；流程简单明确，详细准确；格式统一，符合逻辑，内容编排与实际操作一致，注意事项如下（包括但不限于）：

（1）依据充分　SOP的内容应符合我国GCP、相关法律法规及药物研究技术指导原则的要求，同时遵循医学伦理原则，符合国际通用的伦理指南；

（2）简明准确　所有文字应尽可能简洁明了，采取描述性的语言，而不是回顾性的、评论性的或前瞻性的，以便于执行者准确无误地理解和实施；

（3）可操作性强　应当成为实际工作的指南，所写的内容应当使经过适当培训的人员能够按照其内容进行操作。起草时可参考有关参考书、手册或仪器说明书的内容并按照实际情况进行适当的修改；

（4）避免差错　SOP中涉及的关键词、专业术语、计量单位和符号、有效数字等应当按照国家的有关标准或国际通用原则书写，采用英文缩写必须在第一次出现时写出中英文全称，后文可以使用英文缩写；

（5）格式一致　法律法规对格式并无特殊要求，但所有SOP按统一格式制定，有利于相关人员对文件进行查阅、检索和管理；

（6）前后连贯　即前后关联的完整性。文件体系应前后呼应、相互支持形成一个整体；

（7）文件受控　制定、修订与废止的SOP应有唯一的编码，保证文件受控。

（四）应急预案

临床试验的应急预案是为应对试验过程中可能出现的危急情况而撰写的解救措施，旨在建立有备无患的临床试验安全监控体系，妥善应对源于灾害、试验场所、试验过程以及受试者的各种突发状况，充分保障受试者的安全。一般专业组需要撰写的应急预案包括但不限于如下内容：

受试者发生严重不良事件伤害的救治应急预案；

受试者发生低血糖的救治应急预案；

受试者心肺复苏的应急预案；

处理突发公共卫生事件的应急预案；

专业科室失火的应急预案；

专业科室停电的应急预案。

不同专业组接诊的患者和以患者为对象的受试者具有不同的特点，应急预案部分应凸显专业组特征。专业组需要根据诊疗疾病的特点、入组受试者人群的特性、试验药物常见预期不良反应等制定应急预案。例如，对于呼吸科专业组，入组受试者常有呼吸道疾病伴随症状，在参加临床试验的过程中，极大可能会引起哮喘急性发作，因此呼吸科需要制定应对受试者突发哮喘的应急预案。

第二节　案例解析

（一）未制定符合专业特色的SOP案例

【案例描述】部分专业组并未制定体现本专业特色的临床试验SOP，存在临床试验相关的临床诊疗不完善的问题。

【解析】医疗机构的各专业组除了要遵循机构制定的SOP外，还应制定具有本专业特色的SOP，从而保证试验质量，统一试验标准，并规避部分风险，保证受试者安全。以下专业组对应的专业特色SOP可包括但不限于以下内容。

专业组	专业特色SOP
肿瘤专业组	胃肠道反应处理SOP
	细胞毒药物处理SOP
	癌性疼痛处理SOP
	化疗药物外渗处理SOP
	严重骨髓抑制急救SOP
	粒细胞缺乏症急救处理SOP
精神病专业组	恶性综合征处理SOP
	5-羟色胺综合征处理SOP
	直立性低血压处理SOP
内分泌专业组	肝功能衰竭处理SOP
	急性肝损害急救处理SOP
	上消化道出血处理SOP
	过敏性休克处理SOP
	急性中毒处理SOP
	低血糖危象SOP
心血管内科专业组	血栓处理SOP
	心脏骤停处理SOP
	急性心肌梗死处理SOP
	高血压危象处理SOP
	急性左心衰竭处理SOP
	心律失常处理SOP
呼吸内科专业组	重症哮喘处理SOP
	大咯血处理SOP
	慢性呼吸衰竭处理SOP

以某机构心血管内科专业组心脏骤停处理SOP为例：

心脏骤停处理SOP

制定人：	审核人：	批准人：
制定时间：	审核时间：	批准时间：
颁布时间：	生效时间：	版本号：

Ⅰ目的：用于规范药物临床试验中发生心脏骤停的急救处理。

Ⅱ范围：适用于心血管内科药物临床试验工作。

Ⅲ规程：因药物中毒、过敏或其他各种原因致患者心脏骤停时，须立即采取心肺脑复苏术，切忌观望等待，以免贻误抢救时机。根据《2020年美国心脏协会心肺复苏及心血管急救指南》，心肺脑复苏术应按以下步骤进行。

1.判断心脏骤停 患者有突然的意识丧失、非专业抢救者则尽早启动心肺复苏，专业抢救者可双手拍肩大声呼喊患者，检查颈动脉搏动（喉结旁开2～3厘米肌间沟处），观察胸廓起伏，这些必须在5～10秒内完成，如果呼之不应，颈动脉搏动消失立即进行心肺复苏和呼叫旁人帮助。旁人给患者吸氧，连接心电监护仪器，准备除颤仪，通知麻醉科气管插管、通知上级医生，注意需与下面的步骤同时进行，切不可因此而延误抢救时间。

2.胸外心脏按压

（1）先在患者的背部垫一块木板，暴露胸前区；

（2）按压部位：胸骨上 2/3 与下 1/3 交界处，或两乳头连线的中点；

（3）按压姿势与方法：抢救者跪或站于患者一侧，双手重叠掌根置于按压部位（其余手指翘起），保持肩肘腕关节垂直，用上半身力量按压。按压深度：成人 5～6cm（小儿≥1/3 胸廓前后径），按压频率 100~120 次/分，大声计数（1，2，3……）掌根不离开胸壁，确保每次胸廓完全回弹，按压中断时间<10 秒。每 2 分钟轮换一次按压员，如果感觉疲劳可提前轮换。

3.人工呼吸

（1）开放气道　仰头抬颏，一手置于额部，一手置于下颏骨性部位，保持头后仰，检查口腔是否有异物，如有则清除，如无异物不需强行清理

（2）人工通气　可采用口对口人工呼吸或球囊面罩 E-C 手法通气法。如果没有高级气道，应采用 30：2 的按压–通气比率（儿童按压–通气比为 15：2）。即胸外心脏按压 30 次（儿童 15 次），通气 2 次的比率。平静通气，通气时间约 1 秒，两次通气间隔约 1 秒。如果麻醉科等专业人员到达，立即行气管插管。气管插管成功后，应持续行胸外按压，成人每 6 秒进行一次通气（10 次/分），儿童每 2~3 秒给予一次人工通气。

（3）口–口人工呼吸　术者一手托起患者下颌使其头部后仰，另一手捏紧患者鼻孔，深吸一口气，紧贴患者口部用力吹入，使其胸廓扩张，吹毕立即松开鼻孔，让患者胸廓自行回缩而将气排出。

4.药物治疗

（1）如果已经建立静脉通道，则经静脉通道给药。如果没有静脉通道，先尝试建立静脉通道进行给药，如果静脉通道尝试不成功或不可行，可以考虑改用骨内通路。

（2）对于不可电击心律的心搏骤停，尽早给予肾上腺素。对于可电击的心搏骤停，在初次电除颤尝试失败后给予肾上腺素。成人静脉/骨内给药剂量为每 3~5 分钟 1mg。儿童肾上腺素静脉/骨内注射剂量为 0.01mg/kg（0.1mg/ml 浓度下 0.1ml/kg），最大剂量 1mg，每 3~5 分钟重复一次。若无静脉/骨内通路，可通过气管给药，剂量为 0.1mg/kg（1mg/ml 浓度下 0.1ml/kg）。

（3）成人胺碘酮静脉/骨内给药：首次剂量为 300mg，推注。第二剂为 150mg，推注。儿童胺碘酮静脉/骨内给药剂量为心跳骤停期间 5mg/kg 推注。对于顽固性室颤/无脉性室速可重复注射最多 3 次。

（4）成人首次剂量为 1~1.5mg/kg，第二剂为 0.5~0.75mg/kg。儿童初始剂量为 1mg/kg 负荷剂量。

5.电除颤

室颤者，立即除颤。电除颤方法是首先正确开启除颤仪，选择非同步模式。电除颤能量选择：成人单向波 360J，双向波 120~200J（儿童首次电击 2J/kg，第二次电击 4J/kg，最高 10J/kg 或成人剂量）。正确安放电极板，具体方法如下：取出电极板（成人/儿童），涂抹导电膏，相对摩擦均匀，左电极板置于齐乳头左胸下外侧部，右电极板置于右锁骨下胸骨右缘，两电极板间距不小于 10cm，电极板与皮肤接触紧密。充电。发出警告，请旁人离开，操作者身体不与患者、床沿接触，再次确认所有人员已离开，确认充电完毕，双手同时按压放电按钮除颤。除颤后立即再次进行心肺复苏。

6.心脏复跳后的处理

（1）治疗原发病；

（2）维持酸碱平衡；

（3）维持有效循环；

（4）维持呼吸功能，必要时可用呼吸机治疗；

（5）防止再度发生心搏骤停；

（6）防治脑水肿、脑损伤；

（7）防治急性肾功能衰竭；

（8）防止继发感染；

（9）条件许可收住 ICU 行血流动力学监测并行常规床边胸片、心电图、肝肾功电解质和血气检测，

必要时进行头颅CT检查。

（二）文件体系内容不一致、SOP修订不及时案例

【案例描述】 某机构《严重不良事件、可疑且非预期严重不良反应报告SOP》中关于SAE上报流程未按现行法规要求及时进行修订。文件体系中关于SAE上报流程在不同文件中不一致，且与伦理委员会要求上报流程也不一致：机构2020年7月14日生效的《严重不良事件、可疑且非预期严重不良反应报告SOP》要求所有SAE上报申办者、机构办公室和伦理委员会，机构2020年11月10日生效的《药物临床试验主要研究者职责》要求所有SAE上报申办者，伦理委员会2020年9月14日生效的《安全性信息报告SOP》要求本中心发生致死或危及生命的SAE上报伦理委员会。

【解析】 1.SOP具有系统性，即在制定SOP的过程中要注意文件体系前后呼应、相互支持形成一个整体。《药物Ⅰ期临床试验管理指导原则（试行）》中已明确规定，SOP应与其他已生效的文件具有兼容性。所以在制定SOP时，应对其内容进行彻底审查，在生效之前，对相关内容进行标准化，以避免出现上述文件间不契合的问题。

2.在2020版GCP中，对于SAE的上报变更为：除试验方案或者其他文件（如研究者手册）中规定不需立即报告的严重不良事件外，研究者应当立即向申办者书面报告所有严重不良事件；涉及死亡事件的报告，研究者应当向申办者和伦理委员会提供其他所需要的资料。机构应根据GCP的要求对《严重不良事件、可疑且非预期严重不良反应报告SOP》进行修订，使其内容符合现行法规的要求。

以下方修改为例，同时还需保证其涉及内容与《药物临床试验主要研究者职责》《安全性信息报告SOP》等文件具有兼容性：

报告流程包括以下内容。

（1）SAE的上报：除试验方案或者其他文件（如研究者手册）中规定不需立即报告的严重不良事件外，研究者应当立即向申办者书面报告所有严重不良事件，随后应当及时提供详尽、书面的随访报告，严重不良事件报告和随访报告应当注明受试者在临床试验中的鉴认代码，而不是受试者的真实姓名、公民身份号码和住址等身份信息；

（2）试验方案中规定的、对安全性评价产生重要影响的不良事件，应当按照试验方案的要求和时限向申办者报告；

（3）涉及死亡事件的报告，研究者应当向申办者和伦理委员会提供其他所需要的资料，如尸检报告和最终医学报告；

（4）研究者收到申办者提供的临床试验的相关安全性信息后应当及时签收阅读，并考虑受试者的治疗，是否进行相应调整，必要时尽早与受试者沟通，并应当向伦理委员会报告由申办者提供的可疑且非预期严重不良反应；

（5）申办者提供的药物研发期间安全性更新报告应当包括临床试验风险与获益的评估，有关信息通报给所有参加临床试验的研究者及临床试验机构、伦理委员会。

（三）SOP部分内容不明确、不完善案例

【案例描述】 某临床试验机构在《临床试验资料保存与档案管理SOP》中对返还文件的处理规定为："试验结束后，临床试验资料经资料管理员整理、项目负责人审核后，提交机构办公室，机构资料管理员验收签字后交机构档案室归档，档案室防火、防盗、防虫、防霉、防光、防尘、防有害生物、防污染等；配备防潮和灭火装置，定期检查以确保正常运转；定期进行通风除湿"，其中未对档案室的温湿度范围做出明确规定，也未见档案室的温湿度记录。

【解析】 在《临床试验资料保存与档案管理SOP》中未明确规定档案室的温、湿度范围，以保证资料的适宜存放条件。以致于在具体操作过程中，极有可能因为没有具体的规定范围，而造成文件受潮无法阅读、文件保存期限缩短等问题。

机构应根据讨论意见，修订《临床试验资料保存与档案管理SOP》，根据机构所处环境规定档案保

管的温湿度范围。同时加强管理，严格按照制度SOP的要求做好档案室的温湿度记录。

可以按机构实际环境参考增加以下内容："资料档案室配备温湿度监控仪，并由专人监控，当相对湿度超过75%时，打开抽湿机进行除湿，直至湿度降低到75%以下，并填写除湿登记表"。

（四）SOP的制定缺乏可操作性

【案例描述】某 I 期临床试验中心《受试者急救处理的SOP》文件中写明："当受试者发生突发情况，需要进行急救，研究者应及时对其进行原地急救处理，若经原地急救处理后受试者仍情况危殆，马上开通应急绿色通道，在5分钟内将受试者送至医院急诊科或ICU"。

【解析】《药物 I 期临床试验管理指导原则（试行）》中指明："管理制度与SOP起草后，应对SOP草稿进行审阅和讨论，保证文件简练、易懂、完整、清晰，具有逻辑性和可行性。"此处的"保证文件具有逻辑性和可行性"，应解读为结合自身实际情况，在符合GCP等相关法律法规要求的基础上制定具有可操作性的SOP，即所制定的SOP应行之有效，研究人员能严格按照SOP开展相关工作。

经实践发现，急救受试者在I期临床试验中心转运至医院急诊科或ICU，均超过SOP规定的5分钟内，无法做到SOP的要求，说明此SOP缺乏实际操作的可行性。对于受试者在医院内转运至急诊或ICU抢救，《药物 I 期临床试验管理指导原则（试行）》中提到，试验病房应具有原地抢救以及迅速转诊的能力，确保受试者得到及时抢救，并没有具体的时限要求。而在《广东省仿制药质量和疗效一致性评价BE试验试验临床病房建设规范（试行）》（2016年）中，对此要求细化为：院内转运受试者应少于10分钟。医疗机构应根据以上文件的具体要求，再结合实际情况，制定出具有可行性的SOP。

第三节　思考拓展

（一）SOP应具备哪些特性？

答：

1.广泛性　临床试验机构制定的SOP，应能够覆盖临床试验全部工作，使临床试验所有操作环节及管理环节都有相应的SOP。

2.系统性　即制定的文件体系前后呼应、相互支持形成一个整体。各文件间具有兼容性，内容不会相互冲突矛盾。

3.可操作性　SOP是规范工作人员操作行为的文字记述，所含内容应简单易懂，具体细致，使经过适当培训的人员能够按照其内容进行操作。

4.强制性　SOP在执行上具有强制性，临床试验机构所制定的SOP，是药物临床试验研究工作中必须遵循的技术文件，是机构内部具有法规性质的文件，没有任何随意性。

（二）制度与SOP的区别是什么？

答：制度是指医疗机构要求其成员共同遵守并按一定程序办事的规程，旨在规定哪些事情能做，什么不能做。其内容简明扼要、重点突出。

SOP是指为保证某项特定操作的一致性而制定的详细的书面要求，即规定了某项操作具体应该如何做，强调过程和步骤的重要性。SOP应有实质内容与可操作性。

（三）某申办者准备开展一项与非小细胞肺癌相关药物的随机、双盲、安慰剂对照Ⅲ期临床研究，请问该项目应制定哪些方面的SOP？

答：试验项目SOP的建立应严格依从方案的内容，确保项目执行过程的易操作性。其涉及的基本内容可包括项目实施步骤、医生工作部分、护理操作部分、药物管理部分等。

项目SOP的拟定应由该项目的相关工作人员或操作人员遵循方案、按照临床试验机构的SOP相关要求拟定。实施步骤应由主要研究者拟定或授权项目组相关人员拟定，医生工作部分应由参与该项目的主要负责医生拟定，护理操作部分应由参与项目的临床护士负责拟定，协作管理部分应由协调管理人员拟定，药物管理部分应由药物管理员拟定。

项目SOP拟定后，应在启动会前交由本项目组成人员讨论并修改。项目SOP应由主要研究者审核、批准，涉及护理类或其他特殊操作的应由机构相关部门负责人员审核、批准。批准人签字之日起SOP生效。根据项目实施需要或方案等信息更新的、认为需要修订的，则对项目SOP进行修订，以确保所使用SOP符合实际操作情况，修订的审核及批准生效程序同前。项目结束后，项目SOP自动废止。

关于该项小细胞肺癌相关药物的Ⅲ期、随机、双盲、安慰剂对照研究，应按照试验方案内容制定如下方面的SOP。

1. 项目实施步骤

（1）受试者的招募　招募方式、知情同意过程、受试者登记；

（2）筛选时的工作　筛选期的检查、受试者安排、项目要求的特殊工作、肿瘤标本的处理；

（3）治疗　随机（如适用）、用药或治疗步骤、每次访视要求的检查、用药的注意事项、治疗的延迟以及调整原则、评价的方法；

（4）随访　随访的方式、时间、内容；

（5）CRF的填写；

（6）提交监查；

（7）资料保管。

2. 医生工作部分

（1）医嘱　开立检查、治疗医嘱；

（2）处方　项目名称、受试者编号、药物规格、用药用量、授权签名的医生；

（3）病程记录　知情同意过程、病史记录要求、不良事件的记录、合并用药的记录要求、CRF要求收集的信息。

3. 护理操作部分　护理操作：领药步骤、药物配置的要求、药物的使用、用药信息的记录、生物样本的采集。

4. 药物管理部分

（1）试验用药品的规格及特征；

（2）试验用药品的集中调配；

（3）试验用药品的接收、储存、发放、返还/销毁。

5. 应急预案部分

（1）输液反应；

（2）输注调整和停药指征　输液管理指南、过敏反应注意事项。

除上述SOP外，医疗机构还应根据实际情况增加相应的SOP。

（四）SOP的制定人、审核人、批准人、日期是否可以直接打印？

答：不可以。SOP的制定人、审核人、批准人均为印刷体，说明该SOP只是一项计划，并不是实际所发生的。若SOP没有获得审核人、批准人的签字确认，则无法证实审核人和批准人对文件已经进行了审核、批准，即该文件无法被证明为一份有效文件。此外，SOP的批准与生效时间之间一定要留有足够的时间进行培训，如果日期不是手签，则无法体现实际的审核、批准时间。

（五）请问伦理委员会设定的SOP应涵盖哪些方面？

答：伦理委员会的SOP应包括伦理委员会章程、利益冲突政策和审查会议规则，明确规定伦理委员会在伦理审查和研究监管中的职责；方案送审管理、伦理审查方式等，向研究者、申办者和试验负责人说明各类伦理审查申请报告和送审文件要求以及提交送审的流程。以下27个标准操作规程涵盖了伦理委员会所需SOP的制定、组织管理、审查方式、方案送审的管理、审查、传达决定、监督检查和办公室管理等内容，此外SOP中还应包含各种操作记录的附件表格。伦理委员会的SOP应包括但不限于以下内容：

类别	SOP
组织管理	伦理委员会制定文件的SOP
	组建伦理委员会的SOP
	伦理委员会委员签署保密、利益冲突及回避协议的SOP
	选举主任和副主任委员的SOP
	伦理委员会独立顾问聘用的SOP
	增补委员的SOP
	伦理委员会人员培训的SOP
伦理审查方式	主审委员审查的SOP
	会议审查的SOP
	快速审查的SOP
方案送审管理	研究项目受理的SOP
	研究项目处理的SOP
伦理审查	初始审查的SOP
	修正案审查的SOP
	年度/定期跟踪审查的SOP
	严重不良事件审查的SOP
	违背方案审查的SOP
	暂停/终止研究审查的SOP
	结题审查的SOP
	复审审查的SOP
传达决定	审查传达的SOP
监督检查	实地访查的SOP
	受试者抱怨处置的SOP
办公室管理	审查会议管理的SOP
	文件管理的SOP
	文件档案保密的SOP
	沟通交流记录的SOP
	接受检查的SOP

参考文献

［1］项玉霞，黄志军，刘畅，阳国平.中国特色药物临床试验机构质量管理体系建设［J］.中国临床药理学杂志，2017，33（11）：1039-1041.

［2］李波.药物临床试验安全性与GCP研究［D］.黑龙江中医药大学，2008.

［3］武小军.我国GCP与药物临床试验监管研究［D］.天津大学，2009.

［4］毕惠嫦，田少雷，陈孝，等.探讨药物临床试验标准操作规程的制订和管理［J］.中国临床药理学杂志，2004，20（06）：462-464.

［5］李兴，陈吉生，关向东，等.药物临床试验机构SOP的建立、管理及其意义［J］.现代食品与药品杂志，2006，16（05）：46-47.

［6］涂初芳.GMP中"文件管理"［J］.中国药师，2004（11）：910-911.

［7］田少雷.谈药物临床试验中标准操作规程的制订与实施［J］.中国医药导刊，2003（04）：308-309.

［8］张弦，孙增涛，王强，等.天津市成人支气管哮喘发作期中医证候流行病学调查［J］.福建中医药，2009，40（06）：1-4.

［9］盛晓燕，许俊羽，梁雁，等.Ⅰ期药物临床试验标准操作规程的制定和管理［J］.中国临床药理学杂志，2017，33（14）：1357-1359.

［10］李培忠.GLP实验室标准操作规程的制定和管理［J］.中国新药杂志，2003，12（05）：321-323.

第四章　研究者手册

第一节　基础理论

　　研究者是临床试验的核心驱动因素，而研究者手册（investigator's brochure，IB）是临床试验期间风险管理的重要工具之一。申办者提供的研究者手册是关于试验药物的药学、非临床和临床资料的汇编，其内容包括试验药物的化学、药学、毒理学、药理学和临床的资料和数据。研究者手册目的是帮助研究者和参与试验的其他人员更好地理解和遵守试验方案，帮助研究者理解试验方案中诸多关键的基本要素，包括临床试验的给药剂量、给药次数、给药间隔时间、给药方式、主要和次要疗效指标及安全性的观察和监测。

　　2003版GCP中仅有一条有关"研究者手册"的规定，即第三十四条：申办者提供研究者手册，其内容包括试验药物的化学、药学、毒理学、药理学和临床的（包括以前的和正在进行的试验）资料和数据；而2020版GCP里则单独列出一章即第七章针对"研究者手册"进行展开，由此体现出现行法规对研究者手册的重视程度。

（一）IB的内容及作用

1.IB内容

　　（1）目录条目　目录条目包括保密性说明、签字页、目录、摘要、前言、试验药物的物理学、化学、药学特性和结构式、非临床研究（非临床药理学、动物体内药代动力学、毒理学）、人体内作用（人体内的药代动力学、安全性和有效性、上市使用情况）、数据概要和研究者指南、注意事项、参考资料（已发表文献、报告，在每一章节末列出）。

　　（2）摘要　重点说明试验药物研发过程中具重要意义的物理学、化学、药学、药理学、毒理学、药代动力学和临床等信息内容。

　　（3）前言　简要说明试验药物的化学名称或者已批准的通用名称、批准的商品名；试验药物的所有活性成分、药理学分类及其在同类药品中的预期地位（如优势）；试验药物实施临床试验的立题依据；拟定的试验药物是用于疾病的预防、诊断还是治疗。前言中应当说明评价试验药物的常规方法。

　　（4）在IB中应当清楚说明试验用药品的化学式、结构式，并简要描述其理化和药学特性；说明试验药物的贮存方法和使用方法。试验药物的制剂信息可能影响临床试验时，应当说明辅料成分及配方理由，以便确保临床试验采取必要的安全性措施。

　　（5）若试验药物与其他已知药物的结构相似，应当予以说明。

　　（6）非临床研究介绍　简要描述试验药物非临床研究的药理学、毒理学、药代动力学研究发现的相关结果。说明这些非临床研究的方法学、研究结果，讨论这些发现对人体临床治疗意义的提示、对人体可能的不利作用和对人体非预期效应的相关性。

　　（7）IB应当提供非临床研究中的信息　试验动物的种属、每组动物的数目和性别、给药剂量单位、给药剂量间隔、给药途径、给药持续时间、系统分布资料、暴露后随访期限。研究结果应当包括试验药物药理效应、毒性效应的特性和频度；药理效应、毒性效应的严重性或者强度；起效时间；药效的可逆性；药物作用持续时间和剂量反应。应当讨论非临床研究中最重要的发现，如量效反应、与人体可能的相关性及可能实施人体研究的多方面问题。若同一种属动物的有效剂量、非毒性剂量的结果可以进行比较研究，则该结果可用于治疗指数的讨论，并说明研究结果与拟定的人用剂量的相关性。比较研究尽可能基于血液或者器官组织水平。

（8）非临床的药理学研究介绍　应当包括试验药物的药理学方面的摘要，如可能，还应当包括试验药物在动物体内的重要代谢研究。摘要中应当包括评价试验药物潜在治疗活性（如有效性模型，受体结合和特异性）的研究，以及评价试验药物安全性的研究（如不同于评价治疗作用的评价药理学作用的专门研究）。

（9）动物的药代动力学介绍　应当包括试验药物在所研究种属动物中的药代动力学、生物转化以及分布的摘要。对发现的讨论应当说明试验药物的吸收、局部以及系统的生物利用度及其代谢，以及它们与动物种属药理学和毒理学发现的关系。

（10）毒理学介绍　在不同动物种属中相关研究所发现的毒理学作用摘要应当包括单剂量给药、重复给药、致癌性、特殊毒理研究（如刺激性和致敏性）、生殖毒性、遗传毒性（致突变性）等方面。

（11）人体内作用　应当充分讨论试验药物在人体的已知作用，包括药代动力学、药效学、剂量反应、安全性、有效性和其他药理学领域的信息。应当尽可能提供已完成的所有试验药物临床试验的摘要。还应当提供临床试验以外的试验药物的使用情况，如上市期间的经验。

（12）试验药物在人体的药代动力学信息摘要，包括药代动力学（吸收和代谢，血浆蛋白结合，分布和消除）；试验药物的一个参考剂型的生物利用度（绝对、相对生物利用度）；人群亚组（如性别、年龄和脏器功能受损）；相互作用（如药物−药物相互作用和食物的作用）；其他药代动力学数据（如在临床试验期间完成的群体研究结果）。

（13）试验药物安全性和有效性　应当提供从前期人体试验中得到的关于试验药物（包括代谢物）的安全性、药效学、有效性和剂量−反应信息的摘要并讨论。如果已经完成多项临床试验，应当将多个研究和亚组人群的安全性和有效性数据汇总。可考虑将所有临床试验的药物不良反应（包括所有被研究的适应证）以表格等形式清晰概述。应当讨论适应证或者亚组之间药物不良反应类型及发生率的重要差异。

（14）上市使用情况　应当说明试验药物已经上市或者已获批准的主要国家和地区。从上市使用中得到的重要信息（如处方、剂量、给药途径和药物不良反应）应当予以概述。应当说明试验用药品没有获得批准上市或者退出上市的主要国家和地区。

（15）数据概要和研究者指南　应当对非临床和临床数据进行全面分析讨论，就各种来源的有关试验药物不同方面的信息进行概述，帮助研究者预见到药物不良反应或者临床试验中的其他问题。

（16）IB应当让研究者清楚地理解临床试验可能的风险和不良反应，以及可能需要的特殊检查、观察项目和防范措施；这种理解是基于从IB获得的关于试验药物的物理、化学、药学、药理、毒理和临床资料。根据前期人体应用的经验和试验药物的药理学，也应当向研究者提供可能的过量用药和药物不良反应的识别和处理的指导。

（17）中药、民族药IB的内容除参考以上要求制定外，还应当注明组方理论依据、筛选信息、配伍、功能、主治、已有的人用药经验、药材基原和产地等；来源于古代经典名方的中药复方制剂，注明其出处；相关药材及处方等资料。

2.IB的作用　IB目的是帮助研究者和参与试验的其他人员更好地理解和遵守试验方案，帮助研究者理解试验方案中诸多关键的基本要素，包括临床试验的给药剂量、给药次数、给药间隔时间、给药方式、主要和次要疗效指标和安全性的观察和监测。

（二）对参与各方关于IB的要求

1.对申办者的要求

（1）申办者应当向临床试验机构和研究者提供最新版本的IB，并给予研究者和临床试验机构充分时间进行相关资料的审阅；

（2）2020版GCP第四十三条规定，申办者在拟定临床试验方案时，应确保有充分的安全性和有效性数据支持其给药途径、给药剂量和持续用药时间。由此可知一份合格的IB对试验方案拟定的重要性，申办者在提供IB时，其中应包括充分的试验药物安全性和有效性数据；

（3）申办者负责更新IB并及时送达研究者，确保研究者收到最新版的IB，保证研究人员对临床试验有充分的了解；

（4）申办者应当制定IB修订的书面程序，在临床试验期间至少一年审阅一次IB。申办者根据临床试验的研发步骤和临床试验过程中获得的相关药物安全性和有效性的新信息，在IB更新之前，应当先告知研究者，必要时与伦理委员会、药品监督管理部门沟通。

（5）对于药物临床试验期间出现的SUSAR和其他潜在的严重安全性风险信息，申办者应当按照相关要求及时向药品监督管理部门报告。

2.对研究者的要求

（1）除试验方案或者其他文件（如IB）中规定不需立即报告的SAE外，研究者应当立即向申办者书面报告所有SAE，随后应当及时提供详尽、书面的随访报告。试验方案中规定的、对安全性评价重要的AE和实验室异常值，应当按照试验方案的要求和时限向申办者报告；

（2）申办者负责更新IB并及时送达研究者，研究者负责将更新的手册递交伦理委员会。研究者收到申办者提供的临床试验的相关安全性信息后应当及时签收阅读，并考虑受试者的治疗是否进行相应调整，必要时尽早与受试者沟通，并应当向伦理委员会报告由申办者提供的SUSAR。

3.关于IB的国际规范要求 人用药品注册技术要求国际协调会（ICH）、FDA以及国际医学科学组织委员会（CIOMS）均对IB提出了明确要求，具体如下：

（1）IB的制定时限 FDA要求，在临床试验开始之前，申办人需提供IB给所有参加该项临床试验的研究者。ICH E6（R2）建议，申办者需制定并更新关于试验药物最新版、全面综合的IB，以帮助研究者理解和遵循试验方案。

（2）IB的内容 FDA认为IB的内容应包含试验药物剂型和成分的基本描述（包括但不限于结构式），生物学特性、药代动力学以及在动物和人体已知的药理、毒理作用信息，并对之前进行过的临床研究CIOMS也建议在试验研发阶段，每一类试验药物都应有一份全球统一的与现阶段研发匹配的核心安全性信息作为其说明书编撰的基础，该说明书一般应包含剂量与使用、药物使用的特殊警告和预防措施、与其他药物和（或）其他剂型的相互作用、用药过量、药物滥用、禁忌证、妊娠与哺乳、不良反应和药物依赖等核心信息。ICH E6（R2）中则规定IB的内容应包含目录、摘要、前言、物理学、化学、药学特性和处方、非临床研究（包括但不限于非临床药理学、动物的药物动力学和药物代谢学、毒理学等）、在人体的作用（试验用药品在人体的药物动力学和代谢、安全性和有效性、销售经验）及数据和研究人员指南摘要。与我国2020版GCP作对比，可以看出两者在所包含内容上基本相同。我国GCP在自身医疗历史情况的基础上，又增加了一条关于中药民族药的相关规定，由此也可以看出2020版GCP不仅与国际接轨，还考虑到自身的历史医疗特点，既有普适性又有符合国情的自身特色，客观公正，有利于我国临床试验领域健康、全面发展。

（3）IB的更新 FDA规定，申办者需定期更新试验药物相关的新信息，尤其是关于试验药物不良反应及其安全使用相关的信息，且及时更新IB中相关内容，并通知所有参与试验的研究者。ICH E6（R2）也规定，如果研究一种已上市药物的新适应证，应当为其特别制定一份适用于该新适应证的IB。

（4）IB的审查　ICH E6（R2）要求，IB应至少一年一次审查，必要时可按照申办者的书面程序进行修订。根据试验药物的发展阶段和得到的有关新资料，或许需要更频繁地进行修改。申请人负责提供最新的IB给研究者，研究者负责提供最新的IB给相应的伦理委员会。另外依照ICH GCP要求，有关的新资料可能很重要，在将其列入修改的IB之前，需要通知参与试验的机构审评委员会（IRB）/独立的伦理委员会（IEC）、研究者和（或）管理当局。

（5）IB的代替　ICH E6（R2）规定，当准备一个正式的IB是不切合实际时，作为一种替代，申办者-研究者应当在试验方案中提供相关扩展的背景资料，包含ICH GCP所述的最低限度的最近一系列试验信息。

第二节　案例解析

（一）参考《研究者手册》报告SUSAR

【案例描述】

申办者接收日期： 2020-10-26	报告来源： （1）研究者；2.医务人员
报告日期： 2020-11-04 14：09	报告类型： 随访

某受试者的既往病史：1996年食管癌、2014年8月31日至2014年9月2日甲状腺结节。受试者既往无饮酒史、吸烟史、肝病史、肾病史；无家族史；无过敏史。

2020年4月受试者出现咽部异物感，2020年7月3日该院病理会诊报告示：（会厌肿物）乳头状增生的鳞状上皮黏膜，呈重度典型增生/原位癌改变，小灶可见间质浸润，符合中分化鳞状细胞癌。2020年8月6日颈胸腹盆增强CT示：左肺下叶胸膜下结节，直径约0.7cm，较前增多；肝脏多发转移瘤，左外叶 大者约4.4cm×3.9cm，较前增多、增大。目前喉恶性肿瘤$T_2N_1M_1IV_。$期，肝继发恶性肿瘤，肺继发恶性肿瘤。

2020年8月3日，该受试者签署知情同意书参加"评估A药联合标准化疗（顺铂+5-氟尿嘧啶）对比安慰剂联合标准化疗一线治疗复发性和（或）转移性头颈部鳞状细胞癌的多中心、随机、双盲Ⅲ期临床研究"，经过筛选符合入组标准，于2020年8月12日入组。

受试者于2020年8月13日~2020年8月18日行第1周期治疗：A药/安慰剂联合标准化疗（顺铂+5-氟尿嘧啶）。2020年8月13日，A药/安慰剂，200mg，静脉滴注；顺铂，103mg，静脉滴注。2020年8月13日至2020年8月18日，5-氟尿嘧啶，5138mg，静脉滴注。由于治疗过程中出现Ⅱ级恶心、呕吐，根据研究方案于第2周期将顺铂更换为卡铂。

2020年9月3日至2020年9月8日行第2周期治疗：A药/安慰剂联合标准化疗（卡铂+5-氟尿嘧啶）。2020年9月3日，A药/安慰剂，200mg，静脉滴注；卡铂，366mg，静脉滴注。2020年9月30日至2020年9月8日，5-氟尿嘧啶，5138mg，静脉滴注。

2020年9月14日，受试者第2周期用药后行安全性检查，血小板计数$55×10^9$/L［参考范围：$100~300×10^9$/L］，嘱其当日起进行升血小板治疗。受试者于2020年9月16日因报销问题自行办理住院进行升血小板治疗。受试者于2020年9月16日至2020年9月20日使用重组人血小板生成素注射液，15000单位/1毫升（1ml ih qd）。2020年9月17日血小板计数为$28×10^9$/L，嘱患者当日进行输血小板治疗，受试者诉当地医院要求配型后才可给予输血小板治疗。2020年9月18日血小板计数$16×10^9$/L，ABO血型为O型。2020年9月19日进行输血小板治疗；使用地塞米松5mg，静脉滴注，qd，用于预防性止吐。2020年9月21日患者复测血常规，血小板数目为$42 \times 10^9/L$，嘱咐患者继续进行升血小板治疗，定期复查。

2020年9月21日，受试者出院，出院后规律复查血常规。2020年9月23日，复查血常规示：血小板计数$37 \times 10^9/L$。2020年9月26日，复查血常规示：血小板计数$49 \times 10^9/L$。2020年9月28日，复查血常规示：血小板计数$147 \times 10^9/L$。2020年10月6日，复查血常规示：血小板计数$296 \times 10^9/L$；2020年10月9日，复查血常规示：血小板计数$343 \times 10^9/L$。目前血小板计数已恢复正常。

因不良事件血小板计数降低对A药/安慰剂采取的措施为药物暂停后再恢复，对卡铂采取的措施由暂停用药更新为减小剂量，对5-氟尿嘧啶采取的措施由暂停用药更新为减小剂量。

血小板计数下降，痊愈，研究者判断严重性标准为导致住院，CTCAE4级，与A药/安慰剂可能有关，与卡铂肯定有关，与5-氟尿嘧啶肯定有关。

2020年10月26日，收到研究者的总结报告，补充SAE的转归、血小板复查结果等。

2020年10月29日，收到研究者的质疑答复，2020年11月2日，收到研究者的总结报告，更新对药物采取的措施。

2020年10月26日收到的总结报告、2020年10月29日收到的质疑答复、2020年11月2日收到的总结报告，合并录入处理。

申办者评述：本例73岁女性受试者患有会厌部鳞状细胞癌（$T_2N_1M_1$ IV_c期），目前已接受A药/安慰剂+顺铂+5-氟尿嘧啶方案治疗1周期，因呕吐在第2周期更换为A药/安慰剂+卡铂+5-氧尿嘧啶方案治疗。在第2周期起始给药11天后，出现血小板计数降低（数值为$55 \times 10^9/L$），予重组人血小板生成素注射液治疗，期间血小板计数最低降至$28 \times 10^9/L$，予输血小板治疗。受试者住院行升血小板治疗，目前无法除外为报销原因住院，按SAE进行报告。研究者评估血小板计数降低与A药/安慰剂可能有关，而与卡铂及5-氟尿嘧啶均肯定有关。

申办者评估血小板计数降低为严重事件，严重标准为导致住院。根据《A药研究者手册》（版本号：V2.0，版本日期：2020年2月18日），血小板计数降低不是在A药IB中已收载的预期的严重不良反应，而卡铂说明书中已记载卡铂治疗后血小板计数在治疗后14~24天降至最低，5-氟尿嘧啶说明书收载血小板减少罕见。结合该受试者出现血小板计数降低的时间特点与卡铂说明书中的描述完全相符，申办者评估血小板计数降低与卡铂肯定有关，与5-氟尿嘧啶可能有关，而与A药/安慰剂的相关性为可能无关。

研究者判定：血小板计数下降，研究者判断严重性标准为导致住院，CTCAE 4级，与A药/安慰剂可能有关，与卡铂肯定有关，与5-氟尿嘧啶可能有关。

该案例问题如下。

1.研究者与申办者对试验中出现的不良事件与试验药物的因果关系判断不同；

2.研究者向申办者整理报告不及时，从9月14日获知到10月26日向申办者转达，跨越了42天；

3.申办者对试验进程中安全性信息监管不及时。

【解析】本案例从报告条件和报告时限两方面来讨论。

1.报告条件　申办者获准开展药物（包括化药、中药及生物制品）临床试验后，对于临床试验期间发生的SUSAR均应向CDE进行快速报告。SUSAR的判断标准执行ICH-E2A标准，即SUSAR快速报告需同时满足可疑不良反应、非预期、严重性三个标准。

可疑不良反应：即申办者或研究者任一方判断不能排除该不良反应与试验药物相关。

非预期：即不良反应的性质、严重程度、后果或频率不同于试验药物当前相关资料（如IB等文件）所描述的预期风险。

严重性：指导致以下情形之一：①导致死亡；②危及生命，指严重患者即刻存在死亡的风险，并非是指假设将来发展严重时可能出现死亡；③导致住院或住院时间延长；④永久或显著的功能丧失；⑤致畸、致出生缺陷；⑥其他重要医学事件，如可能不会立即危及生命、死亡或住院，但需要采取医学措施来预防如上情形之一的发生。

从上述定义或要求可以看出，本次不良事件完全满足三要素中的"可疑和严重性"条件，但于"非预期"特性中有所争议，因为该不良反应与已上市药物卡铂的药物说明书中的相关描述完全吻合，但就与"试验药物A"相关性来讲，并不能完全排除该事件与试验药物的相关性，故最终应按SUSAR报告。

2. 报告时限　根据《药品注册管理办法》（2020年7月），申办者应当定期在药品审评中心网站提交研发期间安全性更新报告。研发期间安全性更新报告应当每年提交一次，于药物临床试验获准后每满一年后的两个月内提交。药品审评中心可以根据审查情况，要求申办者调整报告周期。

对于药物临床试验期间出现的可疑且非预期严重不良反应和其他潜在的严重安全性风险信息，申办者应当按照相关要求及时向药品审评中心报告。

SUSAR报告：

（1）申办者负责向所有的试验机构和伦理委员会报送SUSAR。致死或危及生命的非预期严重不良反应，申办者在获知后首次7天内上报，并在随后的8天内报告、完善随访信息；非致死或危及生命的非预期严重不良反应，申办者在首次获知后15天内报告。申办者获知的当天为第0天。

（2）如机构和伦理委员会可直接接收申办者SUSAR报告，则申办者在规定时限内将一份SUSAR报告递送机构、伦理委员会，另外一份经研究者阅读签收后，再次报告机构和伦理委员会（见图4-2-1虚线部分）。

（3）如机构和伦理委员会只接收经研究者审阅后的SUSAR报告，则申办者的SUSAR递送和研究者审阅签收至报送机构、伦理委员会的时限需满足法规要求的时限方可。

（4）申办者和研究者在非预期且严重的不良事件与药物因果关系判断中不能达成一致时，其中任何一方判断不能排除与试验药物相关的，都应该进行快速报告。申办者应将SUSAR快速报告至所有参加临床试验的研究者及临床试验机构、伦理委员会；药品监督管理部门和卫生健康主管部门。

事件发展时间线如下。

发生日期：2020-9-14	研究者获知日期：2020-9-14	研究中报告日期：2020-9-14
申办者接收日期：2020-10-26	申办者确定为SUSAR日期：2020-11-04	报告日期：2020-11-04 14：09

从发展时间线也可以看出，此次报告存在的两个问题：①研究者向申办者整理报告不及时，从9月14日获知到10月26日向申办者转达，跨越了42天；②另一方面亦凸显出申办者对试验进程监管不及时的问题。

建议申办者加强对研究者的培训，熟悉了解以IB为主的已知的安全性信息。对研究中发生的AE进行及时判断并上报。

注：遇到类似事件时需注意，当研究者因果关系判断为"可能有关"，申办者因果关系判断为"无关"，申办者可能会错误理解为仅一方判断"无关"则无需按照SUSAR进行报告，导致部分SUSAR报告的漏报。部分申办者还将"可能无关"理解为严重不良反应与试验药物无关，未按照SUSAR进行报告。个例安全性报告流程参考图4-2-1。

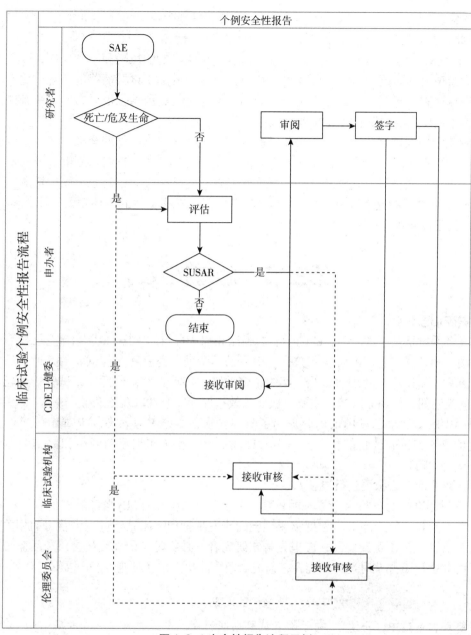

图 4-2-1 安全性报告流程示例

（二）IB 内容不规范性案例

【案例描述】某药物临床试验机构正在开展一项评价 A 药在 2 型糖尿病中疗效和安全性的随机、双盲、平行、安慰剂对照、多中心的Ⅲ期临床研究。A 药作为［钠-葡萄糖协同转运蛋白-2（SGLT-2）抑制剂］，是一种新型的口服降糖药物，其可通过选择性抑制肾脏近曲小管对葡萄糖的重吸收，加速尿糖的排泄来达到治疗目的。本研究方案规定 12 导联心电图：静息至少 5 分钟后以仰卧位检查，且要求在访视 3（基线）、访视 5、访视 6、访视 7、访视 10 时每次访视进行一次心电图检查，并建议在用药后 1~2 小时进行一次心电图检查；在开展 A 药临床研究前，该医院研究者团队已经开展过 3 项有关 SGLT-2 抑制剂的临床研究，这几项研究方案仅要求访视中进行一次 12 导联心电图测试。研究者在开展研究前也曾认真翻阅 IB，但并未见到有关心脏器官疾病监测的过多描述。在本次研究中 001 号受试者 V_6~V_7 期间出现冠心病并因此住院，后经由研究者判定，记录为 SAE。在发生此 SAE 之前，003 号受试者曾于 V_5~V_6 的心电图检查报告中被描述为窦性心动过缓，且并未依从方案要求于用药后 1~2 小时再次进行心电图检查，发生方案偏离，事后研究者连续两次判断上述"窦性心动过缓"为NCS。

【解析】此案例的问题主要是申办者未将完整的安全性信息记录在IB中。

根据2020版GCP，IB应当让研究者清楚地理解临床试验可能的风险和不良反应，以及可能需要的特殊检查、观察项目和防范措施。这种理解是基于从IB获得的关于试验药物的物理、化学、药学、药理、毒理和临床资料。根据前期人体应用的经验和试验药物的药理学，也应当向研究者提供可能的过量用药和药物不良反应的识别、处理的指导。

IB应当提供前期人体试验中得到的关于试验药物（包括代谢物）的安全性、药效学、有效性和剂量-反应信息的相关分析。如果已经完成多项临床试验，应当将多个研究和亚组人群的安全性和有效性数据汇总，可通过表格等形式清晰概述。此项研究申办者已在方案中对心电图的检测做了特有的规定，却并未在IB中详尽描述有关可能会导致心脏器疾病事件发生的具体信息，未按GCP规范撰写IB，因此缺乏科学性和规范性。

第三节　思考拓展

1.如何提高IB质量？

答：研究者手册是关于试验药物的药学、非临床和临床资料的汇编，其内容包括试验药物的化学、药学、毒理学、药理学和临床的资料和数据。IB目的是帮助研究者和参与试验的其他人员更好地理解和遵守试验方案，帮助研究者理解试验方案中诸多关键的基本要素，包括临床试验的给药剂量、给药次数、给药间隔时间、给药方式等，主要、次要疗效指标和安全性的观察和监测。

2020版GCP的第七章已对IB的内容提出了具体要求，申办者应熟悉GCP对IB的要求，对试验药物相关资料信息（如试验药物的化学、药学、毒理学、药理学和临床的资料和数据）进行梳理，按GCP要求完成IB的撰写。

2.在试验期间IB是否需要进行更新？

答：2020版GCP第七章第七十五条明确要求：申办者应当制定IB修订的书面程序；在临床试验期间至少一年审阅IB一次；申办者根据临床试验的研发步骤和临床试验过程中获得的相关药物安全性和有效性的新信息，在IB更新之前，应当先告知研究者，必要时与伦理委员会、药品监督管理部门沟通。申办者负责更新IB并及时送达研究者，研究者负责将更新的手册递交伦理委员会。

参考文献：

［1］赵婷婷，赵建中，王海学.关于临床试验期间研究者手册的风险监管考虑［J］.中国临床药理学杂志，2020，36（12）：1756-1759.

［2］ICH.Integrated Addendum to ICH E6（R1）：Guideline for Good Clinical Practice E6（R2）［EB/OL］.Geneva：ICH，2016-11-09

［3］中国临床药理学杂志（CJCP）.关于临床试验期间研究者手册的风险监管考虑［EB/OL］.HTTPS：//WWW.SOHU.COM/A/406547264_776163.

［4］FDA.Food and Drug Administration Code of Federal Regulations Title 21，Part 312.Investigational New Drug Application［EB/OL］.Silver Spring，FDA：FDA，2019-04-01［2020-04-17］.

［5］李艳蓉，裴小静，胡洋平，等.我国药物临床试验期间可疑且非预期严重不良反应快速报告存在的问题及报告要求［J］.中国临床药理学杂志，2020，36（21）：3559-3563.

第五章　药物临床试验知情同意

第一节　基础理论

（一）知情同意相关定义

根据2020版GCP和《药物临床试验伦理审查工作指导原则》（2010年11月）等法律法规，可知以下内容。

知情同意：指受试者被告知可影响其作出参加临床试验决定的各方面情况后，确认同意自愿参加临床试验的过程。该过程应当以书面的、签署姓名和日期的知情同意书作为文件证明。

知情同意书：是每位受试者表示自愿参加某试验的文件证明。研究者需向受试者说明试验性质、试验目的、可能的受益和风险、可供选用的其他治疗方法以及符合《赫尔辛基宣言》规定的受试者的权利和义务等，使受试者充分了解后表达其同意。

公正见证人：指与临床试验无关，不受临床试验相关人员不公正影响的个人，在受试者或者其监护人无阅读能力时，作为公正的见证人，阅读知情同意书和其他书面资料，并见证知情同意。

弱势受试者：指维护自身意愿和权利的能力不足或者丧失的受试者，其自愿参加临床试验的意愿，有可能被试验的预期获益或者拒绝参加可能被报复而受到不正当影响。包括：研究者的学生和下级、申办者的员工、军人、犯人、无药可救疾病的患者、处于危急状况的患者，入住福利院的人、流浪者、未成年人和无能力知情同意的人等。

（二）国内外知情同意法规对比

1.国内外知情同意法规发展历程　见表5-1-1。

表5-1-1　国内外知情同意法规发展历程

国家	年份	法规名称	有关知情同意的内容
国外	1947年	《纽伦堡法典》	第一次提出受试者参加研究必须是自愿和知情同意的。此要求是绝对的知情同意，操作上有一定难度。
	1964～2013年	《赫尔辛基宣言》	国际社会伦理中的纲领性文件。明确了书面知情同意；受试者无意识或无能力自己做出知情同意，需由法定代理人签署；受试者有权随时退出。
	1974～2017年	45CFR46（保护生物医学研究及行为研究中的受试者规范）	45CFR46是指美国联邦法律第45章《公众福利》第46部分的《受试者保护条例》。45CFR46包含A、B、C、D四个子部分。A部分首次指出伦理审查和知情同意是保护受试者的两大措施。B～D部分分别规定了孕妇、囚犯和儿童等弱势群体在参加临床试验时的附加保护措施。
	1979年	《贝尔蒙报告》	1972年Tuskegee梅毒试验曝光后，美国政府专门组建的国家保护人体医学和行为研究受试者委员会思考各领域中知情同意书的定义和性质，在报告中形成有关伦理原则如何应用于知情同意（尊重）、评估风险和利益（有益），受试者选择（公平）的内容。

国家	年份	法规名称	有关知情同意的内容
国外	1982~1992~ 2002~2016年	《人体生物医学研究国际伦理准则》	1982年，国际医学科学组织理事会（CIOMS）联合世界卫生组织（WHO）共同商议制定。建立了尊重个人原则、善行原则和正义原则的三个"一般伦理原则"，并首次在国际文件中对弱势群体给予特殊关注。现已通过三次修订，2016年版从知情同意变更、豁免、撤回、生物样本及数据的收集、储存与使用等进行了详细说明。
	1996~2016年	《ICH三方协调指导原则E6 ICH GCP指导原则》（ICH-GCP）	国际最权威的临床试验质量管理规范。从设计要素、获取过程、签署对象、伦理委员会、机构审查委员会、弱势群体、审查职责以及监查等各方面对知情同意进行了详细规定。
国内	2002~2019年	《中华人民共和国药品管理法实施条例》	我国早期关于药物临床试验征求受试者或监护人知情同意的法律。2002年9月15日开始实施的《中华人民共和国药品管理法实施条例》第30条规定，"药物临床试验机构进行药物临床试验，应当事先告知受试者或者其监护人真实情况，并取得其书面同意。"同时在最新的2019年12月1日开始实施的《中华人民共和国药品管理法》第21条规定，"实施药物临床试验，应当向受试者或者其监护人如实说明和解释临床试验的目的和风险等详细情况，取得受试者或者其监护人自愿签署的知情同意书，并采取有效措施保护受试者合法权益。"
	2003~2020年	《药物临床试验质量管理规范》	我国首部较系统完整的药物临床试验法规。2020版GCP第3章伦理委员会和第4章研究者分别从伦理审查和实施操作上对知情同意进行了详细规定。
	2007年（试行）~2016年	《涉及人的生物医学研究伦理审查办法》	国内第一部专门针对人体医学试验项目的伦理审查进行具体规定的部门规章。关于知情同意审查的规定较为细致，包括知情同意书内容、获取过程以及再次知情同意和免除知情同意的情形规定，此外，还提出口头知情同意的情况。
	2010年	《药物临床试验伦理审查工作指导原则》	明确了药物临床试验伦理审查对受试者知情同意权进行程序性保障的内容，主要内容包括知情同意书告知的信息是否充分和知情同意的过程是否合规。
	2019年~2020年	《涉及人的临床研究伦理审查委员会建设指南》	征得受试者的知情同意是研究开展的必要条件，但不是充分条件，2020版指南中分别明确了征得受试者书面知情同意、征得受试者口头知情同意、事后知情同意、豁免再次征得知情同意、豁免知情同意的具体情况和条件。

2.国内外知情同意书的要素对比 见表5-1-2。

表5-1-2 国内外知情同意书的要素对比

ICH-GCP	2003版GCP	2020版GCP
第4、8、10条规定：	第14、15条规定研究者或其指定的代表必须充分和详细解释试验的情况后获得知情同意书。	第24条规定知情同意书和提供给受试者的其他资料应当包括：
1. 试验涉及的研究；	1. 受试者参加试验应是自愿的，而且有权在试验的任何阶段随时退出试验而不会遭到歧视或报复，其医疗待遇与权益不会受到影响；	1. 临床试验概况；
2. 试验目的；	2. 必须使受试者了解，参加试验及在试验中的个人资料均属保密。必要时，药品监督管理部门、伦理委员会或申办者，按规定可以查阅参加试验的受试者资料；	2. 试验目的；

续表

ICH-GCP	2003版GCP	2020版GCP
3.试验治疗和随机分配到各种治疗的可能性	3.试验目的、试验的过程与期限、检查操作、受试者预期可能的受益和风险，告知受试者可能被分配到试验的不同组别	3.试验治疗和随机分配至各组的可能性
4.试验进行的程序，包括所有侵袭性程序	4.必须给受试者充分的时间以便考虑是否愿意参加试验，对无能力表达同意的受试者，应向其法定代理人提供上述介绍与说明。知情同意过程应采用受试者或法定代理人能理解的语言和文字，试验期间，受试者可随时了解与其有关的信息资料	4.受试者需要遵守的试验步骤，包括创伤性医疗操作
5.试验受试者的责任	5.如发生与试验相关的损害时，受试者可以获得治疗和相应的补偿	5.受试者的义务
6.试验的实验性资料		6.临床试验所涉及试验性的内容
7.可能带给受试者、胚胎、胎儿或哺乳婴儿的合理预见的危险或不便		7.试验可能致受试者的风险或者不便，尤其是存在影响胚胎、胎儿或者哺乳婴儿的风险时
8.可合理预见的受益。不存在预期的临床受益时，受试者应当知道这一点		8.试验预期的获益，以及不能获益的可能性
9.受试者可能得到的可替代治疗程序或过程，以及这些治疗的重要潜在受益和风险		9.其他可选的药物和治疗方法，及其重要的潜在获益和风险
10.在与试验相关的伤害事件中受试者可获得的补偿和/或治疗		10.受试者发生与试验相关的损害时，可获得补偿以及治疗
11.给参加试验受试者的预期按比例分配的支付（如果有）		11.受试者参加临床试验可能获得的补偿
12.受试者因参加试验的预期花费（如果有）		12.受试者参加临床试验预期的花费
13.受试者参加试验是自愿的，受试者可以拒绝参加试验，或在任何时候退出试验而不会受到惩罚或损失本应获得的利益		13.受试者参加试验是自愿的，可以拒绝参加或者有权在试验任何阶段随时退出试验而不会遭到歧视或者报复，其医疗待遇与权益不会受到影响
14.CRA、稽查员、IRB/IEC和管理当局将被准许在不违反受试者的保密性、适用法律与规定准许的情况下直接访问受试者的原始医学记录，以查证临床试验程序和（或）数据。受试者或受试者的合法代表通过签署书面的知情同意书授权访问		14.在不违反保密原则和相关法规的情况下，CRA、稽查员、伦理委员会和药品监督管理部门检查人员可以查阅受试者的原始医学记录，以核实临床试验的过程和数据
15.在适用法律和（或）规定允许的范围，能鉴别受试者的记录应保密，不得公开这些记录。如果试验结果发表，受试者鉴别信息仍需保密		15.受试者相关身份鉴别记录的保密事宜，不公开使用。如果发布临床试验结果，受试者的身份信息仍保密

续表

ICH-GCP	2003版GCP	2020版GCP
16. 如果得到与受试者愿意继续参加试验的相关资料，受试者或受试者的合法代表将得到及时通报		16. 有新的可能影响受试者继续参加试验的信息时，将及时告知受试者或者其监护人
17. 需进一步了解有关试验资料和受试者的权利，以及发生与试验有关的伤害时的联系人		17. 当存在有关试验信息和受试者权益的问题，以及发生试验相关损害时，受试者可联系的研究者和伦理委员会及其联系方式
18. 受试者参加试验可能被终止的可预见情况和（或）理由		18. 受试者可能被终止试验的情况以及理由
19. 受试者参加试验的预期持续时间		19. 受试者参加试验的预期持续时间
20. 参加试验受试者的大约人数		20. 参加该试验的预计受试者人数

ICH-GCP对此方面有更详细的规定，2003版GCP规定较笼统，且未提及以下内容：

（1）替代治疗；

（2）可能被终止参加研究；

（3）预期的报酬；

（4）预期参加试验的花费；

（5）大致招募的受试者人数。

2020年版GCP规定已补充以上要素，与ICH-GCP保持一致，更符合我国国情。

（三）知情同意对象

1.患者、健康受试者 I期临床试验除了肿瘤、精神病等疾病外，多采用健康受试者进行药物安全性探索。II期和III期临床试验受试者为适应证患者。

2.弱势受试者

（1）未成年人　我国2016年颁布的《儿科人群药物临床试验技术指导原则》中提出"样本量最小、标本最少、痛苦最小"和伦理委员会同意儿科人群药物临床试验时"不超过最小风险"的原则条件。在美国，未成年人能否参与人体试验主要取决于该人体试验项目的风险利益评估结果。如该试验未超过最低风险，则仅须得到未成年人和父母一方或监护人的同意即可进行；该试验若超过最低风险但对受试者有直接利益时，除需要得到未成年人和其监护人的同意之外，还应综合考量试验风险与受试者利益是否平衡。

（2）精神或认知障碍者　精神或认知障碍人群理解临床试验知情告知信息及做出理性决定的能力有可能存在缺陷。这种能力缺陷可能在一定时间内存在轻重程度的差异，即该人群的同意能力并非一成不变，随着试验的进行、药物的作用，同意能力会产生变化。临床试验过程中，研究人员应定期对其同意能力进行评估，必要的时候需要再次确定和征求受试者的同意。

（3）其他弱势群体　流浪者、囚犯、孕妇、雇员和学生等。

（四）知情同意过程要求

知情同意的过程分为四部分，即完全告知、充分理解、做出决定、书面签署。具体签署流程见图5-1-1。

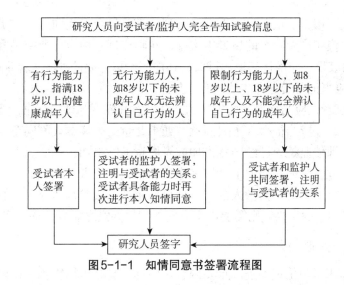

图5-1-1 知情同意书签署流程图

参考我国2020版GCP第23条规定，研究人员实施知情同意时应当遵循以下要求。

（1）研究者应当使用经伦理委员会同意的最新版的知情同意书和其他提供给受试者的信息。当发生方案变更时，如有必要，临床试验过程中的受试者应当再次知情同意并签署知情同意书。

（2）研究者获得可能影响受试者继续参加试验的新信息时，应当及时告知受试者或者其监护人，并作相应记录。

（3）研究人员不得采用强迫、利诱等不正当的方式影响受试者参加或者继续临床试验。

（4）研究者或者指定研究人员应当充分告知受试者有关临床试验的所有相关事宜，包括书面信息和伦理委员会的同意意见。

（5）知情同意书等提供给受试者的口头和书面资料均应当采用通俗易懂的语言和表达方式，使受试者或者其监护人、见证人易于理解。

（6）签署知情同意书之前，研究者或者指定研究人员应当给予受试者或者其监护人充分的时间和机会了解临床试验的详细情况，并详尽回答受试者或者其监护人提出的与临床试验相关的问题。

（7）受试者或者其监护人，以及执行知情同意的研究人员应当在知情同意书上分别签名并注明日期，如非受试者本人签署，应当注明关系，并提供证明文件。

（8）若受试者或者其监护人/法定代理人缺乏阅读能力，应当有一位公正的见证人见证整个知情同意过程。研究者应当向受试者或者其监护人、见证人详细说明知情同意书和其他文字资料的内容。如受试者或者其监护人口头同意参加试验，在有能力情况下应当尽量签署知情同意书，见证人还应当在知情同意书上签字并注明日期，以证明受试者或者其监护人就知情同意书和其他文字资料得到了研究人员准确地解释，并理解了相关内容，同意参加临床试验。

（9）受试者或者其监护人应当得到已签署姓名和日期的知情同意书原件或者副本和其他提供给受试者的书面资料，包括更新版知情同意书原件或者副本，和其他提供给受试者的书面资料的修订文本。

（10）受试者为无民事行为能力的，应当取得其监护人的书面知情同意；受试者为限制民事行为能力的人的，应当取得本人及其监护人的书面知情同意。当监护人代表受试者知情同意时，应当在受试者可理解的范围内告知受试者临床试验的相关信息，并尽量让受试者亲自签署知情同意书和注明日期。

（11）紧急情况下，参加临床试验前不能获得受试者的知情同意时，其监护人可以代表受试者知情同意，若其监护人也不在场时，受试者的入选方式应当在试验方案以及其他文件中清楚表述，并获得伦理委员会的书面同意；同时应当尽快得到受试者或者其监护人可以继续参加临床试验的知情同意。

（12）当受试者参加非治疗性临床试验，应当由受试者本人在知情同意书上签字同意和注明日期。

只有符合下列条件，非治疗临床试验可由监护人代表受试者知情同意：临床试验只能在无知情同意能力的受试者中实施；受试者的预期风险低；受试者健康的负面影响已减至最低，且法律法规不禁止该类临床试验的实施；该类受试者的入选已经得到伦理委员会审查同意。该类临床试验原则上只能在患有试验药物适用的疾病或者状况的患者中实施。在临床试验中应当严密观察受试者，若受试者出现过度痛苦或者不适的表现，应当让其退出试验，还应当给以必要的处置以保证受试者的安全。

（13）病史记录中应当记录受试者知情同意的具体时间和人员。

（14）儿童作为受试者，应当征得其监护人的知情同意并签署知情同意书。当儿童有能力做出同意参加临床试验的决定时，还应当征得其本人同意，如果儿童受试者本人不同意参加临床试验或者中途决定退出临床试验时，即使监护人已经同意参加或者愿意继续参加，也应当以儿童受试者本人的决定为准，除非在严重或者危及生命疾病的治疗性临床试验中，研究者、其监护人认为儿童受试者若不参加研究其生命会受到危害，这时其监护人的同意即可使患者继续参与研究。在临床试验过程中，儿童受试者达到了签署知情同意的条件，则需要由本人签署知情同意之后方可继续实施。

（五）知情同意的伦理审查

知情同意是药物临床试验伦理审查的重要内容。伦理委员会对药物临床试验进行审查时必须遵循有利、公正、尊重和保密的伦理学原则。

2010年《药物临床试验伦理审查工作指导原则》第二十八条规定伦理审查的主要内容包括知情同意书告知的信息，知情同意的过程和涉及弱势群体的研究等。

知情同意书应告知如下信息：

（1）试验目的、应遵循的试验步骤（包括所有侵入性操作）、试验期限；

（2）预期的受试者的风险和不便；

（3）预期的受益：当受试者没有直接受益时，应告知受试者；

（4）受试者可获得的备选治疗，以及备选治疗重要的潜在风险和受益；

（5）受试者参加试验是否获得补偿；

（6）受试者参加试验是否需要承担费用；

（7）能识别受试者身份的有关记录的保密程度，并说明必要时，试验项目申办者、伦理委员会、政府管理部门按规定可以查阅参加试验的受试者资料；

（8）如发生与试验相关的损害时，受试者可以获得的治疗和相应的补偿；

（9）说明参加试验是自愿的，可以拒绝参加或有权在试验的任何阶段随时退出试验而不会遭到歧视或报复，其医疗待遇与权益不会受到影响；

（10）当存在有关试验和受试者权利的问题，以及发生试验相关伤害时，有联系人及联系方式。

知情同意过程的审查要点有：

（1）知情同意应符合完全告知、充分理解、自主选择的原则；

（2）知情同意的表述应通俗易懂，适合该受试者群体理解的水平；

（3）对如何获得知情同意有详细的描述，包括明确由谁负责获取知情同意，以及签署知情同意书的规定；

（4）计划纳入不能表达知情同意者作为受试者时，理由充分正当，对如何获得知情同意或授权同意有详细说明；

（5）在研究过程中听取并答复受试者或其代表的疑问和意见的规定。

2020版GCP第十二条中规定了以下条款："（四）为了更好地判断在临床试验中能否确保受试者的权益和安全以及基本医疗，伦理委员会可以要求提供知情同意书内容以外的资料和信息；（五）实施非治疗性临床试验（即对受试者没有预期的直接临床获益的试验）时，若受试者的知情同意是由其监护人替代实施，伦理委员会应当特别关注试验方案中是否充分考虑了相应的伦理学问题以及法律法规；（六）若试验方案中明确说明紧急情况下受试者或者其监护人无法在试验前签署知情同意书，伦理委员会应当审查试验方案中是否充分考虑了相应的伦理学问题以及法律法规；（七）伦理委员会应当审查是否存在受试者被强迫、利诱等不正当的影响而参加临床试验。伦理委员会应当审查知情同意书中不能采用使受试者或者其监护人放弃其合法权益的内容，也不能含有为研究者和临床试验机构、申办者及其代理机构免除其应当负责任的内容；（八）伦理委员会应当确保知情同意书、提供给受试者的其他书面资料说明了给受试者补偿的信息，包括补偿方式、数额和计划。"

第二节　案例解析

（一）受试者纠纷案例

【案例描述】2005年年初，某三甲医院贴出一张有关某医药公司公开招募某药物Ⅰ期临床试验的志愿者的告示，42岁的王先生看到告示后决定参加这项临床试验，在阅读医院提供的受试者须知后，他签署了知情同意书。知情同意书上写明了该药物可能产生的不良反应，另外还约定了获得的补助、赔偿和保密的原则。但在试验第一天夜里，受试者王先生开始出现胃痛、出汗、乏力症状，导致彻夜未眠。事后王先生多次到医院治疗，但均未明确诊断出病因，他怀疑是试验药物引起的不良后果。

2006年12月，王先生将医药公司及医院告上法院，认为被告在药物临床试验过程中存在过错，侵犯了他的知情权，导致其身体受到伤害，要求赔偿近20万元精神抚慰金及后续的治疗费用。法院经审理后认定，被告方的行为不构成对王先生生命健康权的侵害，对他的诉讼请求不予支持。王先生提起上诉，二审法院组织双方调解，最后医药公司对王先生作出适当的经济补偿，王先生撤诉。

【解析】受试者王先生（原告）没有证据证明其身体及心理上的伤害是由试验药物造成的。按照案件发生当下适用的2003版GCP第14条规定，研究者必须向受试者说明有关临床试验中受试者预期可能的受益和风险。本案例中，知情同意书中已明确说明试验药物可能产生的不良反应，且知情同意过程中向受试者充分告知了试验信息。法院对于此类试验案件常按医疗损害赔偿责任进行审判，受试者未能提供更明确的有关试验药物损害自身健康的证据材料，因而法律审判中依据不充分，研究方未存在重大过错。为尽可能保护受试者的健康权益，本因果关系案件应采取举证责任倒置的证据制度，让被告方举证试验药物对受试者未造成健康损害。

（二）糖尿病药物临床试验损害赔偿案例

【案例描述】郭先生已患有糖尿病6年，平时使用"格列吡嗪缓释片""二甲双胍""生物合成人胰岛素注射液"等药物进行血糖控制。2005年9月7日，因感冒导致血糖波动而到某医院就诊病，经医生推荐参加了某医药公司开展的一项关于治疗糖尿病的Ⅲ期临床试验。试验治疗前，郭先生的尿常规化验检查结果异常，检验单显示尿蛋白（++），在这种情况下参加该临床试验会有一定的影响，但研究人员并没有告诉他检查结果，也没有说明在这种情况下进行药物临床试验会对他的肾脏有何影响，便直接让郭先生停用了原来治疗有效的药物，参加了药物临床试验。在这个试验过程中，郭先生的血糖一直控制不佳，但是却一直在增大试验药物的剂量，到试验治疗第7周时郭先生感觉全身不适，双下肢无力，然而研究者没有重视，而是继续加大药物剂量直到试验结束。试验结束时，郭先生出现了较严重的症状，全身出现水肿，双侧腰部酸痛，后来经医生检查，诊断发现肾功能已经严重受损。

2006年2月郭先生将某医院及某医药公司告上法院，要求两被告赔偿各项损失31万余元，后又追加律师费5000余元。2006年6月，法院公开开庭就案件作出宣判。法院认为：原告郭某是Ⅱ型糖尿病患者，血糖控制不佳，属于试验药物注射液的临床试验人群，两被告对此不存在过失。关于被告是否充分履行说明义务问题，法院认为：由于药物试验是自愿性的，原告可随时决定是继续参加还是退出试验，被告也有根据试验过程进展情况进行说明的义务，而被告某医院未向原告进行任何说明，因此被告医院对此存在过失。

关于原告参加试验后身体有无损害问题，法院认为：没有证据表明胰岛素对于肾脏有损害作用，被告医院在试验中使用的胰岛素的剂量不违反医疗常规。糖尿病性肾病是糖尿病常见的慢性并发症之一，而原告参加试验前尿蛋白++，可认定原告药物试验之前已处于糖尿病性肾病Ⅳ期。从试验后的24小时尿蛋白定量分析和原告症状，可以认定原告仍处在糖尿病肾病Ⅳ期。检查结果对比显示本案没有证据证明原告存在身体健康的损害后果。所以原告主张赔偿医疗费、残疾赔偿金的请求法院不予支持，最终被告仅赔偿精神抚慰金10000元。

【解析】调查显示知情同意书内容涉及试验目的、患者参加试验的自愿性、试验过程期限、检查操作过程、信息保密、患者的收益和风险、费用等问题，但对于试验的风险和不适，仅列举了胰岛素可能出现的四种副作用。知情同意书未说明试验药物临床试验前期研究的基本情况，动物实验的药效和毒理研究结果；未说明如何根据试验对象的入选标准、排除标准来决定原告是试验对象；未说明试验药物的质量保障；未明确试验不良事件对疾病的影响；试验过程中研究者也未告知受试者可随时退出临床试验。因此本案件的知情同意书没有对受试者完全告知。

尽管法院认定原告郭某不存在身体健康的损害后果，但两被告未充分履行知情同意义务，侵害了原告郭某的知情权和自主决定权，给原告造成了精神损害。本案药物临床试验与原告郭某直接关联的是被告医院，但药物临床试验的临床试验方案和知情同意书等由被告申办者制定和提供，被告医院主要是按方案进行试验，因此两被告作为共同侵权人应承担连带赔偿责任。

2020版GCP在补偿、赔偿的责任主体和归责方面，原则上与2003版GCP基本一致，即申办者是药物临床试验的第一责任人，承担无过错责任；研究者和临床试验机构则承担过错责任。但是，新版GCP在明确申办者、研究者和临床试验机构的补偿和赔偿责任划分的同时，也细化了对有关责任主体的具体要求，调整了对风险防范措施的要求及各方责任边界，研究者、临床试验机构的过错责任从单纯医疗事故（2003版GCP）扩大到了所有由于研究者和临床试验机构自身的过失导致的损害，包括违反GCP规定的研究者职责的所有过失情形。这是临床试验研究相关司法裁判中通常采用的司法裁判规则。2020版GCP主体责任从规范层面上加以明确，使申办者、研究者的责任分配更为合理，有利于提高研究者、临床试验机构对临床试验方案依从性及受试者的保护的重视，提高受试者权益和安全保障力度。

（三）临床试验赔偿案例

【案例描述】2006年3月，王某，54岁，在某医院被确诊为胃癌晚期。2007年3月，由于一线治疗的失败，恶性肿瘤全面转移，而该患者恰好符合某医药公司A药临床试验的入选标准，医生便建议其参加此试验。A药治疗某些肿瘤效果不错，已经被证实，但在胃癌治疗方面还没有相应的数据来证实疗效，需要做临床试验评价其对胃癌治疗的安全性和有效性。试验前她阅读了知情同意书，这份知情同意书特别长，长达41页，其中不良反应中，提及如果身体损害会得到相应的治疗和补偿，但没有具体规定补偿的细则。患者由于经济上的困难和对医生的信任，最后决定参加试验。

2007年3月30日，王某开始用药，最开始感觉恶心、全身乏力，到第12天，突然出现流鼻血现象。4月16日，由于病情严重，她再次在某医院住院，医生诊断这次为Ⅳ度骨髓抑制伴有出血倾向，这是在用药14天后发生的，经过分析确定这种严重不良反应是药物所导致，医院按规定向申办者和本院的伦理委员会上报了严重不良事件。在这之后患者持续出现肝损害、肾衰竭、心功能不全等症状，给患者输注血小板上升不明显。5月3日，患者出现脑出血，导致她的呼吸循环衰竭，第2天受试者死亡。司法鉴定，患者心功能不全和心肌损害为A药的不良反应。

2011年1月，该区人民法院一审宣判，根据司法鉴定的结果，认为该医院的医疗实施和药物临床试验行为都没有过错，医药公司申办者药物临床试验本身也没有过失，但王某用药后短期内出现死亡，确实和试验药物存在着主要的因果关系，使患者的生存期限变短，理论参与系数为75%（即承担大部分责任）。法院根据合同法，按照知情同意书上的规定，判决申办者赔偿受试者人民币30万元，申办者不服，提出上诉，最后赔偿金额减少到13.7万元。

【解析】案例中的知情同意书设计并不符合我国GCP有关"知情同意书应完整易懂"的规定，但由于没有关于跨国临床试验中语言描述的规定，导致案例中的知情同意书语言过于专业复杂，且篇幅过长，不易于受试者理解试验信息，使得临床试验仍然在知情不充分的情况下进行。与此同时也反映出知情同意书及知情同意过程的伦理审查存在着缺陷。面对文化程度低的受试者，伦理委员会对知情同意书的审查未注意到知情同意的内容长度和语言的可读性。尽管知情同意书中有写不良反应和身体损害时会得到相应的治疗和补偿，但并没有具体规定补偿的细则，这是目前知情同意书普遍存在的问题。因此，伦理委员会应格外注意审查知情同意内容完整性与过程充分性，从伦理学角度保护受试者的合法权益。

由此案例知，研究者在谈知情时，不仅仅是直接让受试者自己看知情同意书，还要对他们存在疑问的地方进行详细解答，应该站在受试者的立场，以平实和通俗易懂的语言去讲解，并对受试者的疑问进行详尽解答，随后要让受试者自己做决定，不能催促给受试者压力，应给予足够的时间和空间充分考虑。面对临床试验全球化的进程，我国应积极应对参与，不断完善国际多中心临床试验的规范。

第三节　思考拓展

（一）如何理解充分知情？知情同意的过程应该在临床试验的哪个阶段？

答：1.受试者对知情同意书中的内容理解清楚，同时医生对其疑惑点做出合理且清晰易懂的解释；

2.给予受试者充分的时间阅读和理解ICF中的内容；

3.允许把ICF带回家，同时受试者可以向周边相关人员寻求帮助，以便更好地了解ICF的内容；

4.知情同意的过程可以分为四部分：即完全告知、充分理解、做出决定、书面签署。为保障受试者的合法权益和试验流程的科学性，临床试验要严格按照"先知情后筛选"的原则筛选受试者。知情同意过程必须在临床试验获得伦理委员会审查批准，并召开项目启动会之后，正式筛选受试者之前。

（二）药物临床试验使用盲法是否违背了知情同意原则？什么情况下使用安慰剂对照？

答：盲法能确保临床试验数据的真实性和准确性，试验中使用盲法不可认为违背知情同意原则。对于使用盲法的临床试验，研究者会提前告知受试者使用盲法，不告知的仅仅是受试者在治疗组和对照组中的分配情况。

对于安慰剂对照的研究，需遵循有利无伤原则，即当同时满足以下4个条件时才允许使用安慰剂：①受试者病症不严重；②无有效药物可用；③病程进展缓慢，暂停常规治疗不至于恶化病情或错过治疗时机；④出现恶化苗头时，应立即停止试验并采取补救措施。对不能自愈的疾病，原则上不能进行安慰剂对照，只能进行阳性药物对照。使用安慰剂或对照药的临床研究必须向受试者说明研究目的、方法及可能带来的后果等，并取得受试者的知情同意。

（三）知情同意书审查常见的问题及解决措施。

答：1.知情同意书常出现称谓错误。应将"患者"称谓改为"受试者"；

2.关于试验风险未说明对照药或安慰剂可能带来的风险。知情同意通常只告知试验药物所带来的风险，为尽可能地避免药物损害纠纷，对于对照药或安慰剂可能具有的风险也应该提前告知；

3.未说明有无其他可替代的治疗方法。为便于受试者在充分知情的前提下做出自主决定，知情同意书应明确告知受试者若不参加本试验研究的其他可选的治疗方法；

4.未详细说明试验过程。除表述受试者应配合的事宜外，知情同意书还应告知访视的次数和间隔，对于需要取样的应告知取样的频度和总量；

5.研究获益未详细说明。在相关费用部分应说明受试者误工费、营养补助费、交通补助、免费的药物和检查等都不能作为研究获益；

6.补偿/赔偿条款不明确。需单独另列并明确赔偿方负责人。对于已购买保险的申办者，知情同意书中可以告知，但赔偿方仍为具有法人资质的申办者；

7.紧急情况的联系人和联系方法不可行。临床试验的研究者一般多为科室主任，日常承担繁忙的工作，作为紧急情况联系人不合适。应规定每个项目必须由研究者指定项目的主要联络人，从而提供可靠的、可联系的研究者姓名和联系方法；

8.签字页难以辨认。知情同意书需增加受试者和研究者的签字楷体，避免因签字样过于潦草无法辨认；

9.知情同意书缺乏临床试验机构伦理委员会的联系方式，且未说明试验已获得临床试验机构伦理委员会同意。

（四）儿童的口头知情同意和书面知情同意应如何获取？

答：我国《未成年保护法》规定儿童的年龄范围是0~18岁。儿童参加临床试验，只要存在可能，都应当征得儿童本人的同意，其本人同意会被充分尊重，具体需依法律规定、儿童心智发育程度以及试验的特点而定。我国参考《中华人民共和国民法典》和《民法总则》的规定，8周岁以上的儿童是限制民事行为能力的未成年人，可以从事与其年龄、智力相关的活动。参与试验时，研究人员应当征求其本人的同意，用儿童能够理解的语言和方式告知，使其充分理解试验信息，本人和监护人需要在知情同意书上签字。

对于8岁以下的儿童，虽然不需要征得其书面同意，但是研究人员仍需要以他们能理解的方式，如图画或视频，帮助他们最大程度地理解试验信息，同时征得他们的口头同意，征得口头同意时应当有除父母以外的一位见证人在场。研究者对知情同意过程应严格记录并保留证明材料。

（五）对于儿童、孕妇、囚犯、学生或职员等弱势群体参与的临床试验，应注意哪些问题？

答：儿童、孕妇由于群体的脆弱性，在许多临床试验上均受限制，导致国内外儿童和孕妇的药临床试验的数据都严重不足。临床儿童用药大量缺乏，大部分儿童药说明书都是在成人的用量上建议儿童酌减或谨遵医嘱，经常会发生超说明书用药的情况，儿童药物临床有效性和安全性数据的缺乏极大地阻碍了临床上儿童疾病的治疗。另外，孕妇通常也被排除在药品、疫苗和医疗设备的临床试验之外，当孕妇不得不使用这些药品、疫苗或设备时，医务人员却对其安全性和有效性知之甚少。为解决儿童和孕妇的用药难题，国家应出台有详细规定并能保障该弱势群体合法权益的临床试验法规，一方面保护弱势群体利益，增加该弱势群体的积极性，另一方面也要给予研究机构关于儿童和孕妇药物临床试验的鼓励与支持。

囚犯、学生或职员等群体由于处于社会从属或下级的地位，在临床试验中可能存在强迫或不正当影响。研究者向受试者进行知情同意以及伦理委员会审查知情同意的时候，应格外注意以下几点：①研究者确保该类受试者人群与其无上级关系或从属关系；②研究者应提供适当的约定的经济报酬等条件，以免受试者受到不恰当的引诱而忽略对试验风险的判断；③伦理委员会加强对该类受试者的跟踪审查，随机选择受试者进行交流，询问试验过程是否存在胁迫、操纵和利诱等现象。

参考文献

［1］王延光.丹尼尔·卡拉汉与美国生命伦理学（二）［J］.医学与哲学（A），2013，34（08）：87-89.

［2］陈睿，胡志强.接纳与调适：人类胚胎干细胞研究伦理规范在中国的传播［J］.工程研究-跨学科视野中的工程，2018，10（05）：518-526.

第六章 受试者管理

第一节 基础理论

近年来，随着我国医药产业的蓬勃发展与国家一系列调控政策的出台，我国新药研发正朝着保质量、重创新的方向迅猛发展。药物临床试验作为新药研发过程中一个不可或缺的环节，数量也在逐年激增。药物临床试验是指以人体（患者或健康受试者）为对象的试验，意在发现或验证某种试验药物的临床医学、药理学以及其他药效学作用、不良反应，或者试验药物的吸收、分布、代谢和排泄，以确定药物的疗效与安全性的系统性试验。

药物临床试验作为一种人体试验，必须有受试者的参与，受试者不仅是试验用药品的接受者，更是试验研究的载体主体。在药物临床试验中，受试者管理可以说是项目管理和质量管理中最为关键也最为困难的环节。特别是对于近几年来开展得如火如荼的BE试验来说，受试者的依从性、个体差异可能成为决定药物体内药动学参数和试验评价质量的关键，受试者管理的质量可能直接影响试验的结果。我国人口基数庞大，素质参差不齐，对于药物临床试验的了解程度不一，因此，想要更好地利用我国人口优势，这必定需要在受试者管理方面进行一定的提升与改变，提高各个机构人员及申办者在受试者管理方面的能力，同时也需加强受试者自身（包括受试者监护人）对药物临床试验的认识及教育，提高受试者依从性及配合度。受试者管理应贯穿药物临床试验的全过程，通常分为招募期、筛选期、试验期三个阶段。

（一）招募期受试者管理

受试者招募是在临床试验过程中，申办者和研究者为了吸引足够数量的符合方案标准的患者，参与并配合临床试验而开展的一系列活动。受试者的招募作为临床试验开展的第一步，常常是试验进展的限速步骤，直接影响试验进度。据统计，86%的临床试验未能按时完成招募目标，19%的注册临床试验由于未能达到预期的招募目标而被关闭或终止。未能及时达到招募目标，会导致研究时间的延迟及资金浪费等。我国人口基数大，具有天然的优势，但从目前临床试验受试者招募的情况看，庞大的患者数量未能转化为庞大的受试者人群，我国人口优势未能在临床试验的受试者中得到明显体现。如何快速、高质量地招募到受试者仍是临床试验急需解决的一大难题。

1.受试者招募国内外相关法律法规及指导原则

（1）国内受试者招募相关法律法规及指导原则 目前，我国药物临床试验相关法律尚未对招募过程及招募广告进行具体规定。

2020版GCP仅规定伦理委员会应当审查招募受试者的方式和信息，未规定受试者招募的具体方式及招募过程中需要提供给受试者的信息。

《药物临床试验伦理审查工作指导原则》（2010年11月）中受试者招募章节规定伦理审查内容包括：

①受试者的人群特征（包括性别、年龄、种族等）；

②试验的受益和风险在目标患者群中公平和公正分配；

③拟采取的招募方式和方法；

④向受试者或其代表告知有关试验信息的方式；

⑤受试者的纳入与排除标准。

（2）国外受试者招募相关法律法规及指导原则　FDA对受试者招募的材料到审查后的意见都有明确的规定，相关的规定主要体现在ICH-GCP 3.1.9、ICH-GCP 4.4.1、21 CFR 56.110（b）（2）、21 CFR 50.20及56.111（a）（3），其规定了发布受试者招募材料操作及审查要点，并且招募受试者的广告内容必须获得伦理委员会同意才能发布。

首先由研究者将招募广告的所有资料递交给伦理委员会进行形式审查和内容审查。不同的传媒介质对所提交的材料有不同的要求。例如：招募广告若由纸质媒体所发布，需要提交印刷版的纸质材料，如报纸、海报和杂志等；若由电视媒体所发布，需提交录像带和印刷版的原始资料；若由无线电台广播所发布，需提交磁带和印刷版的手稿的原始资料；若由互联网平台所发布，需提交网络清单的复印件。并且所有形式的招募材料的递交都落实到流通的最终版本。

形式审查要素主要包括如下几点：

①研究者及临床研究机构的名称地址；

②研究背景及目的；

③入选标准；

④获益列表；

⑤受试者所需履行的义务及花费的时间；

⑥招募联系人姓名及联系方式。

招募内容审查要素主要包括如下几点：

①所采用的语言表达方式是否恰当；

②招募材料是否能给受试者的权益提供足够的保护；

③招募材料是否明确说明为临床研究；

④招募材料是否含有诱惑性或强制性的词语。

另外，规定了招募材料不得出现下列情形：

①存在任何明确或委婉说明该试验药物或器械有肯定的疗效或安全的词句；

②声称试验药物、器械的疗效可能会优于或等于其他药物、器械；

③招募材料中的补贴金额或"免费"以加大、加粗或其他方式强调。并且招募材料应在"药物、医疗器械或治疗"前加定语"研究用或试验用"。

招募材料经过伦理委员会审查后，其审查意见分为三类：

①同意；

②根据伦理委员会意见修改后同意；

③驳回，根据伦理委员会要求重新制定广告，重新提交申请。伦理委员会批件同时也是媒体发布的许可证明，不需要再次得到其他相关行政部门对广告内容进行审查。

2.受试者招募流程　受试者招募过程一般包括有可行性调研、制定招募计划、发布招募信息、知情同意、筛选受试者与确认受试者六个主要环节。受试者招募流程图如图6-1-1所示。

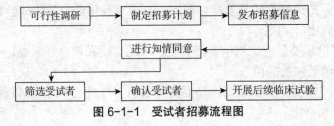

图6-1-1　受试者招募流程图

3.受试者招募方式

（1）医生招募　通过研究医生在日常的临床治疗过程中发现潜在受试者并推荐其入组是较为常见的一种招募方式，这种直接招募方式针对性强，而且筛选成功率高。在治疗过程中，出于对主治医生的信任，患者一般都会同意参加临床试验，因此这种方式入组效率极高，与此同时，也因为患者对主治医生的信任，患者常常不好意思拒绝医生邀请，使参加临床试验带来一定的强迫性。

（2）招募广告招募　随着自媒体的盛行，目前招募广告不只发布于医院与社区，还发布于互联网招募平台等。不同地方的发布，所带来的效应也不同。通过专业的受试者招募网站发布，所招募的受试者，常常都是有参加过临床试验的经验，因此这部分人群对临床试验认知、接受度及依从性都较好。但这类受试者可能因为3个月内或同时参加别的临床试验，而不符合入组标准。

通过微信朋友圈、QQ群等社交平台发布招募广告，可在短时间内招募大量受试者，但也因为数量大无针对性，筛选的成功率较低，可能增大受试者筛选难度。

在医院或社区发布招募广告，虽然针对性强，患者也易接受，但招募方式过于被动，从而导致所招募的数量不足。

招募广告类似于一个信息的传播媒介，与其他招募方式相比，最大的区别在于招募广告由于缺乏专业的人员对信息的解说，只负责发布信息，在基本的初筛与协调潜在受试者的方面上，很难满足。

（3）电联招募　根据方案的要求，在医院的数据库筛选符合要求的患者，依次询问患者意愿，是否愿意参加临床试验。虽然可最大限度地利用医院的病源库，由于泄露了患者的隐私，造成患者一定心理上的抵触，从而导致知情同意成功率低。

（4）招募公司招募　针对一些特殊疾病及入组困难的临床试验，申办者一般都倾向委托招募公司招募。招募公司的招募人员可能没有经过GCP培训，其招募过程不一定符合伦理要求。同时，以最低的成本获取最高的招募效率，是每个申办者的目标，低费用的招募成本，往往也会导致招募受试者的质量参差不齐。

（二）筛选期受试者管理

受试者筛选是根据临床试验入选标准和排除标准筛选出符合条件的受试者参加临床试验。受试者筛选是临床试验中的一个重要环节，若这一环节出现问题将可能造成严重的后果。从临床试验项目质量的角度看，误纳了不符合方案的受试者，轻则是该受试者的数据视作无效，重则会导致整个项目的试验结果发生偏倚，甚至会导致临床试验最终得出错误的治疗效果的结论，影响治疗药物的上市或者市场应用；从受试者保护的角度看，受试者接受不适宜的治疗将可能对受试者的生命健康产生威胁。

1.受试者筛选管理的影响因素

（1）申办者因素　如试验方案设计不合理，或需要受试者配合检查的项目较多。

（2）研究团队因素，如：

①研究团队与受试者沟通不顺畅，缺乏沟通技巧；

②研究者问诊不够详细，未向受试者强调隐瞒病史的严重性；

③筛选流程设置不合理，导致筛选过程混乱。

（3）受试者因素，如：

①受试者知情时未充分考虑，导致受试者筛选过程中由于试验时间与工作或其他事由冲突，或出于对药物不良反应或采血等操作的顾虑而退出试验；

②受试者依从性差，不愿意严格遵从试验方案。

2.受试者筛选流程

（1）知情同意　知情同意过程需要在一个安静、独立的环境中进行，以免受试者被打扰、隐私被泄露或者在医疗环境中感到压力。研究者在知情前应核对知情同意书的版本是否正确，再将知情同意书发放给受试者阅读。知情同意应由被授权的研究者进行，知情时应采用通俗易懂的语言，把充分知情、受试者完全理解作为工作的重点，充分告知受试者试验目的、药品信息、入排标准、日程安排、采血总量、可能的风险、治疗与抢救措施、补偿费用、研究机构联系人及联系方式、研究机构伦理办公室联系方式等，若有疑问可单独提出并给予解答，预留给受试者足够的时间考虑，等待受试者及其家人做出决定。特别需要注意的是，知情同意过程中应告知受试者隐瞒真实情况的严重性，为保障其人身安全，受试者应如实汇报既往病史、家族病史、过敏反应史等情况，有所隐瞒可能会导致身体危险。受试者在知情同意书上签字意味着已详细了解试验相关信息且认同书中条款。

（2）身份采集验证　研究人员应采集已签署知情同意书的受试者的身份证信息并留存身份证复印件，逐一与本院受试者数据库或受试者身份识别数据库比对，查看受试者既往是否参与过临床试验。若受试者曾经入选过其他临床试验项目，应查看距离末次给药时间间隔是否符合本次方案要求；若其曾被剔除，应查看每次筛选失败原因以及前一次筛选距本次的时间间隔，判断此受试者是否适合参加本次筛选。

（3）受试者检查　筛选期受试者检查项目顺序尽量遵循"先无创后有创"的原则，如优先进行生命体征、体格检查、心电图等无创伤和辐射的检查，抽血、CT等则在最后进行。对先行项目不符合入选标准的受试者可不进行有创检查，避免对受试者带来不必要的麻烦。进行各项检查前研究人员应先核对受试者的身份，确保所有受试者均为本人参加。在BE试验和某些I期临床试验中，若筛选期需要留取尿液样本，应特别注意尽量由一名研究人员陪同，避免受试者夹带他人已留取尿样冒充，或在尿样中添加水或其他液体。若筛选期有B超、胸部X线片等大型仪器类检查需要到相应医技科室进行，在离开研究科室前研究人员应叮嘱受试者不可自行随意走动、不可进食或喝饮料，若受试者人数较多，应由至少2名工作人员在队伍一前一后带领，途中全程监护受试者人身安全，检查前核对受试者身份信息。

（4）筛选结束通告　筛选结束时，告知受试者何时将获知筛选结果。由研究者根据入排标准判断受试者是否合格，对未能入组的受试者应告知其筛选失败原因，对筛选合格的受试者应通知其下一次随访的时间。在BE试验和某些I期临床试验中，还应告知入组受试者不得携带违禁品，如烟、打火机、火柴、酒、食物、饮料、药物等，以及筛选期至到院前的注意事项，并告知如有特殊情况（如无法参加或身体不适）务必提前通知研究者，以便有时间做出相应调整。

（三）随访期受试者管理及依从性保证

成功入组受试者仅是受试者管理工作的开始，任何试验项目都不可避免地面临受试者不依从、随访超窗甚至脱落的情况。

2020版GCP第二章第十一条规定，"临床试验的依从性，指临床试验参与各方遵守与临床试验有关要求、本规范和相关法律法规"。受试者的依从性是指受试者按照规定的药物剂量和疗程使用试验药物的顺应程度。受试者随访时研究人员会回收药物并评估受试者的用药依从性，一般要求依从性≥80%。良好的依从性能够真实地反映受试者状态，保证试验数据真实可靠，保证试验顺利进展。不依从或依从性差是导致试验结果偏倚的关键因素，受试者依从性差可能会导致方案违背、试验数据丢失、安全性事件的发生频率增加。随访超窗指的是受试者没有在方案规定的时间窗内回院随访，属于较常见的方案偏离，严重超窗甚至会导致受试者脱落，从而影响试验质量，使研究结果不可靠，或缺少价值。

造成受试者依从性差及随访缺失或超窗的主要因素有：

1.项目因素　如药物效果不明显，不良反应多；给药方法不方便，疗程较长或者每日用药次数多；方案设计不合理，需要受试者配合的事务较多，程序繁琐，日记卡记录内容多或者频繁；

2.受试者因素　受试者的年龄、个性、智力水平、受教育程度、经济状况、有无不良嗜好等均可对依从性造成不同程度的影响；受试者对试验的了解程度、对研究人员及药物疗效的信任也是影响依从性的重要因素；若受试者居住较远，家属亲戚朋友因对临床试验不了解不支持，产生错误认知和引导，也会对依从和随访造成影响；

3.研究者因素　研究人员的专业度以及与受试者的沟通交流方式和技巧也对依从性有影响。如研究人员对受试者关心少，解答受试者问题的态度差，对项目不了解或者项目没有介绍到位，导致受试者产生误解等。

第二节 案例解析

（一）诱导性的招募广告

【案例描述】 某医院某临床试验项目招募广告中提到："CAR-T细胞的中文名字是嵌合抗原受体T细胞，能选择性地杀死B淋巴细胞来源的肿瘤细胞。该新治疗技术最先由美国宾夕法尼亚大学肿瘤中心报道，很快就引起了学术界的轰动。据报道这种治疗方法已治疗72例其他治疗方法失败的白血病及淋巴瘤患者，有近50%的患者达到疾病的完全缓解，副作用较小。由于该疗法的惊人效果，美国CNN和我国CCTV都进行了连续报道，美国《科学》杂志更是将该项技术评为2013年十大科学突破之一……治疗过程为受试者提供免费医疗，现在正在招募受试者"。

【解析】

1.问题分析 该招募广告明显违反了FDA 21 CFR Part 50、56的规定，存在误导信息：

（1）使用"新治疗技术"一词，误导受试者将接受已被证明有效的新疗法；

（2）"近50%的患者达到疾病的完全缓解，副作用较小""惊人的效果"等语句过分夸大受试者在该临床试验中可能获得的益处，低估参加试验可能发生的风险，措辞偏激；

（3）"治疗过程为受试者提供免费医疗"这一表述存在问题，作为研究开展而必要的医疗干预与检测项目，理应由申办者承担费用，不应对受试者表述为"免费医疗"。

2.解决方法或改进措施 受试者招募广告的制定应遵守以下基本原则：

（1）知情原则：简明扼要地介绍临床试验研究，不做"超标"的宣传；

（2）平衡原则："不足"和"诱惑"之间达成平衡；

（3）同意原则：获得临床临床试验机构伦理委员会同意。

结合国内外法规及指导原则，建议招募广告至少应包括以下基本要素：

（1）研究目的，指明为什么要开展此项临床研究；

（2）所招募对象的条件，指明哪类患者或健康志愿者可以参加本研究；

（3）研究的大概内容，说明患者或健康志愿者需要配合做什么；

（4）受试者的受益；

（5）研究的风险或不良反应；

（6）其他基本内容，如医院名称/地址、招募时间、试验联系人/联系方式、此试验的权威性认证相关说明等。

同时，在语言表达上，招募广告也应注意规避以下问题：

（1）强调免费或其他诱导性词语。例如本案例中应采用"试验药物""试验治疗"或"试验性诊断方法"而不是"新药""新治疗"或"新诊断方法"的用语，避免误导受试者认为自己将接受已被证明有效的新产品或新技术，从而不正当地影响受试者参加试验的决定。同时，对于研究干预的安全性或有效性不应作任何声明，例如本案例中不应使用"惊人的效果"等诱导性词语，任何明确声称或含蓄暗示试验药物（试验治疗）是安全的或有效的，优于其他治疗或疗效相当，都是一种诱导受试者的行为；

（2）专业术语过多，招募广告专业术语过多会导致大部分患者或健康志愿者不能理解该研究的具体内容，从而导致其参加研究的意愿下降，给招募带来困难。

（二）以受试者身份频繁参加临床试验的案例

【案例描述】 一位以受试者身份频繁参加临床试验的人员，在一个采访中提到自己曾同时参与了三个医院的药物试验，有一套应对试验规定的招数："吸烟的人尿检的时候滴一两滴白醋就可以过关；用十倍药剂量的联苯双酯应对饮酒问题，这样转氨酶就会变成正常值；尿液检验可以提前准备好别人的小瓶尿样，绑在大腿上，取样时换成别人的样本……"这类受试者的出现无疑给受试者筛选带来了一定的难度，如何避免受试者弄虚作假，成功筛选到真正符合要求的受试者成为Ⅰ期/BE等临床试验的一个难题。

【解析】

1. 问题分析　近年来，越来越多药物临床试验在我国开展。据统计，2020年上半年创新药Ⅰ期临床试验启动了103项，占所有临床试验的20%；BE试验也呈现爆发式增长，截至2020年6月23日，CDE共受理了2135个申报一致性评价的申请。与日俱增的Ⅰ期/BE临床试验的受试者需求，使得受试者"市场"热度不减。

频繁参加临床试验的受试者是指那些主要以参加药物临床试验作为经济来源的一类人员，其构成较为复杂，主要由社会无固定职业者组成。每一次药物临床试验，受试者都可以获得一笔受试者补贴费用，少则几千元，多则数万元。Ⅰ期/BE试验通常要求受试者入组前3个月内没有参加过其他的药物临床试验，但受到利益驱使，有一部分受试者会同时或者短时间内参加多个临床试验项目。还有一部分受试者为了能够符合试验纳入标准，在研究者问询时隐瞒自己的既往病史，对自己的健康状况进行不实描述，隐瞒自己所使用的药物，或伪造对所使用药物的临床反应，甚至用他人的生物样本冒充从而使检验结果达标。这些行为一方面会对受试者自身的健康带来很大危害，另一方面，也会影响试验药物在体内代谢的情况，从而影响试验结果，对试验质量和数据解析带来隐患，在某些情况下甚至可以使结果无效以至于停止研究，导致项目失败。

2. 解决方法或改进措施　为避免上述情况的发生，可采取以下措施来加强受试者管理，防止弄虚作假情况的发生，筛选出合格的受试者：

（1）加强对受试者的宣传教育，知情时告知受试者隐瞒真实情况的严重性；

（2）仔细核对受试者身份证信息，特别是照片及年龄，防止受试者冒名顶替或伪造身份；

（3）身高体重测量时应要求受试者脱去外套及鞋袜，并仔细检查受试者身上有无携绑沙包等物品，防止体重过轻受试者通过携带物品增重；

（4）受试者留取尿液、粪便等检验样本时应有研究人员陪同，并要求受试者留取样本时不应锁上厕所门，在研究人员监督下完成留样，防止受试者夹带他人已留取尿样冒充，或在尿样中添加水或其他液体；

（5）研究人员应仔细检查受试者手臂上有无针眼及抽血痕迹；

（6）研究人员可通过嗅闻受试者身上有无烟味、观察受试者示指与中指夹烟处是否发黄、牙齿是否发黑等验证受试者是否隐瞒吸烟史；

（7）建议筛选期应进行妊娠检查，并在试验方案、知情同意书中增加试验期间发生妊娠事件的预防及处理措施；

（8）受试者确定入组前研究人员应在HIS系统上查阅该受试者的既往门诊、住院信息，重点应关注受试者的既往病史、合并用药等情况；

（9）有条件的研究单位还可通过受试者身份识别数据库等互联网系统查询受试者在其他医院参加临床试验的情况。通过受试者身份识别互联网数据库，临床研究机构可以从人脸、身份证、指纹、签名四个维度，并从签到、签离、查重、入住，全程精准核验受试者身份；通过知情、黑白名单、精神状况、依从性等受试者数据的整合应用，智能提示中心入组风险，从而排除不符合条件的受试者。

（三）突发公共卫生事件期间受试者的随访管理

【案例描述】　某医院某临床试验已入组多名受试者，受试者计划于2020年春节过后返回医院进行随访，但由于新型冠状病毒疫情突发公共卫生事件的爆发，多地人员流动受到管控，大部分受试者无法在规定时间内回到医院进行随访。

【解析】

1. 问题分析　随访超窗是临床试验受试者管理过程中较为常见的问题，属于典型的方案偏离。

2016年7月27日原CFDA颁发的《药物临床试验数据管理与统计分析的计划和报告指导原则》中，对方案偏离的定义如下：方案偏离是指任何有意或无意偏离和不遵循未经伦理委员会同意的试验方案规定的治疗规程，检查或数据收集程序的行为。一般来说，这种偏离只是逻辑的或管理性的偏离试验方案，不会对受试者的安全和获益产生实质性的作用，也不会影响所收集数据的价值。

2. 解决方法或改进措施 突发公共卫生事件期间，参加临床试验的所有人员应按照国家发布的新冠疫情突发公共卫生事件防控工作要求采取个人防护措施，特别是应加强受试者个人防护管理，切实保护受试者，始终要把受试者的权益和安全放在首位。临床试验期间研究者应加强对受试者的关注，可以通过电话、短信、微信等多种途径密切了解受试者的健康状况，确认受试者是否有突发公共卫生事件高发区域居住史或旅行史、是否有确诊或疑似感染人群接触史、发热门诊就诊史等，一旦出现安全性问题应及时处理，并做好记录。

对于不需要进行相关检查的受试者，研究者可以选择远程随访，通过电话、微信等其他即时通讯方式与受试者联系，了解受试者相关状况，收集不良事件，予以相应的医疗或用药指导，并将通讯记录及时保存留档。同时，研究者应提醒受试者主动与研究者保持联系，主动反馈个人的健康状况及用药信息等。

对于确实需要进行相关检查的受试者，应采取就近原则，常规检查建议在当地社区卫生机构进行。需要进行特殊检查时，临床试验机构所在地本市区的受试者，可前往临床试验机构进行相关检查；非临床试验机构所在地本市区的受试者，遵循就近原则下，优先选择次序为：参加同一临床试验的其他医院（避免医疗救治定点医院）、有GCP资质的其他医院，以上都无法满足时，前往能够满足检查需要的其他医院。任何前往医院进行访视的情况，应做好登记和记录，以备后续可追查。

对于当下确实无法进行的随访、无法进行或者完成的特殊检查项目，应在源文件上清楚报告，作为超窗或数据缺失处理，并在条件允许或突发公共卫生事件过后尽快进行补充检查，收集好受试者在此期间的挂号缴费记录、病历、检验单等相关资料，并做好相应方案偏离的记录和说明，以便数据核查时的解释。

第三节　思考拓展

（一）为什么有时会出现受试者入组困难？

答：导致受试者入组困难的原因有很多，通常可分为试验自身的问题、试验中心的问题和一些不可预见的原因三类。

1. 试验自身问题，例如：
（1）受试者入选标准过于严格；
（2）试验方案与常规操作不符；
（3）试验禁用治疗或禁用的伴随用药过多；
（4）试验需要做的检查项目过于繁杂；
（5）试验时间过长；
（6）适应证极为罕见；
（7）试验药治疗效果不佳或安全性差；
（8）受试者对试验性质或评估无兴趣。

2. 临床试验机构问题，例如：
（1）研究者没有足够时间；
（2）研究者及其他研究人员对试验无兴趣；
（3）机构立项、伦理委员会同意延迟；

（4）试验中心试验设施和仪器不完备；

（5）试验中心床位紧缺；

（6）同一个中心同时进行另一个竞争性试验；

（7）错误地估计了受试者数量或在选定的临床试验中心找不到需要的患者类型；

（8）受试者不适合在该中心就诊。

3. 不可预见原因，例如：

（1）医院管理系统发生变化，影响受试者检验检查或病历记录；

（2）试验用药物未按时运到；

（3）研究人员的变动或不足妨碍了入选工作的顺利进行；

（4）互联网、电视、刊物等媒体对临床试验中心、研究者、申办者或临床试验的负面报道。

（二）如果不能找到合格受试者应该怎么办？

答：入组困难是临床试验中常见的问题，主要原因是不能对合格的受试者人数做出恰当的估计。研究者应考虑试验方案中特定的入选/排除标准对入选受试者的影响。一旦受试者入选出现问题，应认真分析其原因。如果发现问题不是由于研究者缺乏积极性，也不是由于受试者参与了其他竞争性的试验，其原因多半是出在入选标准上。这时申办者应当考虑对试验方案进行修改，以增加符合试验要求的受试者人数。

此外，还可用一些其他方式，如广告、海报等（必须事前获得伦理委员会同意），由招募公司帮助招募受试者。同时还可考虑从其他医院或医生处推荐介绍患者。在其他医院建立卫星诊所是另外一个解决办法，但也需要伦理委员会事先同意。总而言之，在决定进行一项试验前根据入选/排除标准全面而仔细地估计实际的入选速度是解决这一问题的关键。

（三）加强受试者随访管理的策略有哪些？

答：1. 筛选环节关注受试者配合度：研究者对不愿意配合检查/问诊的、有意隐瞒病史的或家属不同意的受试者，在筛选、入组过程中不予考虑纳入；

2. 知情同意环节加强受试者教育：入组时向受试者讲解知情同意书，让受试者对试验过程中需要其配合的事务充分了解，并自愿加入后续的随访过程；让受试者充分了解到虽然可以随时自愿退出研究，但会造成数据的缺失，影响试验的完整性和可靠性，将会整体减弱所有患者付出的科学价值；让受试者充分了解到即使停止了治疗，他们的临床数据仍具有持续的科学价值；

3. 加强与受试者的沟通，与受试者建立融洽互信的关系：研究团队应积极地与受试者增加日常沟通，关注受试者的治疗情况及病情变化，沟通方式除电话外，还可以通过微信、QQ等；对不能前往医院的受试者，通过电话随访建立联系，在长期随访中持续跟踪受试者。

（四）某肿瘤项目进行受试者生存期随访时，能打通受试者的电话却无人接听，联系受试者家属也未接听，研究者从其他受试者处了解到该受试者已经死亡，这种情况下是否可以在病历中体现已获知受试者死亡的信息？

答：ICH-GCP E6（R2）4.9.0规定，研究者/机构应当保留足够和准确的原始文件和试验记录，包括中心每个试验受试者相关的观察。源数据应该是有来源的、清晰的、时间一致的、原始的、准确的和完整的。

研究者应尽量使用多种方式联系受试者及其家属以获取原始的、准确的信息，不建议在没有证据的情况下听从其他受试者告知的消息，联系方式包括但不限于：

（1）在不同时间段由不同研究人员拨打受试者提供的联系方式3次以上，留下相应联系的纸质记录存档；

（2）如果依旧无法联系，可尝试使用EMS形式送达受试者提供的地址，保留寄送相关纸质记录；

（3）如EMS寄出2周后仍无消息回应，原始病历详细记录受试者失访的全过程；

（4）如果有条件还可以实地拜访受试者，前往受试者的家庭地址，了解受试者的实际情况。

（五）某高血压项目，多个受试者因突发公共卫生事件原因无法返回临床试验机构领取血压计，可以由申办者邮寄给受试者吗？

答：《赫尔辛基宣言》第十条规定，在医学研究中，保护受试者的生命和健康，维护他们的隐私和尊严是医生的职责；第二十一条规定，必须始终尊重受试者保护自身的权利，尽可能采取措施以尊重受试者的隐私、患者资料的保密并将对受试者身体和精神以及人格的影响减至最小。2020版GCP第四章第二十四条规定，"受试者相关身份鉴别记录的保密事宜，不公开使用。如果发布临床试验结果，受试者的身份信息仍保密"。

因此，根据以上法规规定，不可以由申办者邮寄给受试者，应直接由临床试验机构寄出。因为受试者的姓名、地址等均属于受试者的隐私，研究者需要保护受试者的隐私，不可以将受试者的相关信息提供给申办者。

参考文献

［1］陈淑慧，熊欢，程晓华.药物Ⅰ期临床试验受试者全流程规范管理［J］.医药导报，2015，34（8）：1125-1127.

［2］张莉，郭晋敏，康长清，等.我院药物临床试验受试者管理分析及对策［J］.中国医药导报，2015，12（06）：140-144.

［3］范大超.受试者有效招募及影响因素［J］.中国处方药，2010（1）：70-72+6.

［4］李树婷，郝鹏，毛冬蕾，等.我国新药临床试验受试者教育工作的现状和推进策略［J］.中国新药杂志，2019，28（20）：2524-2528.

［5］赵琼姝，梁頔，赵博，等.关于药物临床试验儿童受试者知情同意问题的思考与建议［J］.中国医学伦理学，2019，32（10）：1247-1252.

［6］韩帅，玮琦，贾博，等.药物Ⅰ期临床试验受试者的分阶段管理策略［J］.中国临床药理学杂志，2016，32（13）：1236-1239.

［7］张慧，何晶，赵欣，等.药物Ⅰ期临床试验中研究护士对受试者依从性的护理干预［J］.东南国防医药，2016，18（1）：86-87+108.

［8］王晓霞，李育民，高瑾，等.药物临床试验中受试者的依从性问题研究［J］.中国药物与临床，2009，9（06）：507-508.

［9］陈旻，李红英.实例解析受试者招募中的伦理问题［J］.中国医学伦理学，2016，29（4）：645-648.

［10］汪秀琴，熊宁宁，刘沈林，等.临床试验的伦理审查：招募受试者［J］.中国临床药理学与治疗学，2004（11）：1313-1316.

［11］许重远，白桦，白楠，等.重大突发公共卫生事件（传染性疾病）一级响应下临床试验管理共识［J］.中国临床药理学杂志，2020，36（10）：1404-1408.

［12］鲁尧，李会娟，汪海波，等.简析在学术型临床研究中研究者加强随访管理的策略［J］.中华医学科研管理杂志，2019（1）：78-80+78+80+3.

［13］World Medical Association.World Medical Association Declaration of Helsinki，Ethical Principles for Medical Research Involving Human Subjects［J］.The Journal of the American Medical Association，2013，310（20）：2191-2194.

第七章　药物管理

第一节　基础理论

（一）定义

1.试验用药品　试验用药品指用于临床试验的试验药物、对照药品。

2.对照药品　对照药品指临床试验中用于与试验药物参比对照的其他研究药物、已上市药品或者安慰剂。

（二）各方职责

1.申办者/CRO职责

（1）负责向研究者和临床试验机构提供试验用药品，保证试验用药品的制备符合临床试验用药品生产质量管理相关要求；

（2）对试验用药品进行适当包装，包装标签上应当标明仅用于临床试验、临床试验信息和临床试验用药品信息，在盲法试验中能够保持盲态；

（3）明确规定试验用药品的贮存温度、运输条件（是否需要避光）、贮存时限、药物溶液的配制方法和过程及药物输注的装置要求等；试验用药品的使用方法应当告知试验的所有相关人员；

（4）确保试验用药品的包装能使药物在运输和贮存期间不被污染或者变质；

（5）在盲法试验中，确保试验用药品的编码系统包括紧急揭盲程序；

（6）应当向研究者和临床试验机构提供试验用药品的书面说明，明确试验用药品的使用、贮存和相关记录；

（7）制定试验用药品的供给和管理规程，包括试验用药品的接收、贮存、分发、使用及回收等；

（8）确保试验用药品及时送达研究者和临床试验机构，保证受试者及时使用；

（9）确保试验期间试验用药品的稳定性；

（10）及时提供临床前研究和临床试验过程中获得的与试验用药品的安全性和有效性相关的信息。

2.研究者/药物临床试验机构职责

（1）指派有资格的药师或者其他人员管理试验用药品；

（2）了解并熟悉试验用药品的性质、作用、疗效及安全性；

（3）按照相应的规定接收、贮存、分发、回收、退还、销毁试验用药品并保存记录；

（4）确保试验用药品按照试验方案使用，应当向受试者说明试验用药品的正确使用方法。

（三）药物临床试验机构药房建设

1.管理模式　试验用药品管理应采取中心化管理模式，由机构设立GCP药房进行统一管理，可根据临床试验项目或试验用药品的特殊性采用GCP药房+专业科室的管理模式。

2.管理人员　药品管理人员应具有药师或以上职称，专业组药品管理员可由初级或以上职称的医务人员担任。药品管理人员经过GCP培训并获得培训合格证书，熟悉试验用药品的各项管理制度、SOP及临床试验方案对试验用药品的要求。

3.管理设施

（1）机构应建立独立的临床试验用药房，布局合理，空间满足试验用药品存储需求。按功能进行分区，标识明显，包括接收区、发药区、存储区、回收区、不合格区等；

（2）药房应具有避光、通风、防火、防盗、防潮、防虫、防鼠、防冻等措施，配置有效调控温湿度及室内外空气交换的设备及监测、记录存储温湿度的设备；

（3）麻醉药物、精神药物、放射性药物等试验用药品的存储应当符合国家特殊药物管理的相关规定；

（4）定期对温湿度监测设备进行校准或检定，应在校准证书中标明的有效期内使用；

（5）非药物管理人员未经允许不得进入GCP药房，经允许进入的人员需填写来访登记表。

4.管理文件

（1）机构应建立临床试验用药品相关管理文件，涵盖试验用药品的接收、贮存、领取/发放、回收、退还和销毁等环节，包括但不限于管理制度、人员职责、应急预案、标准操作规程等；

（2）临床试验开展过程中，药物管理员需妥善保存试验用药品的接收、贮存、领取/发放、回收、退还和销毁等过程的完整记录及其他试验用药品相关记录。

（四）申办者准备试验用药品

在临床试验启动前，申办者负责生产或购买、运输试验用药品。

1.试验用药品的计算 根据试验方案中的样本量、给药周期及每周期给药持续时间、给药剂量、给药次数，以片、粒、支、瓶等最小计算单位计算试验所需的试验用药品数量。考虑试验过程中的脱落率和其他特殊情况，试验用药品总数应超过理论需要药品量的20%~30%。

2.预定试验用药品 CRA根据各临床试验机构的计划启动时间提前预订试验用药品，至少在试验启动前3个月开始进行试验用药品订货的所有事宜，确保试验启动前试验用药品能运输至机构。

（五）包装、标签和应急信封

1.试验用药品的包装应符合试验方案的要求，如盲法、随机等试验设计要求；已上市的试验用药品包装应区别于市场流通的药品，避免误用；

2.所有试验用药品均应贴有专用标签，标签内容包括项目名称或编号、药物编号、名称、规格、剂型、用法用量、批号、有效期或保存年限、生产日期、保存条件、"仅用于临床试验"或类似说明及申办者信息；

3.对于双盲试验的试验用药品，由统计单位进行包装、贴标签，并准备随机编码信封及时交给研究者，用于紧急破盲。所有揭盲信封必须计数并在研究结束后归还给申办者。

（六）申办者接收试验用药品

接到试验用药品发出的信息后，密切关注试验用药品到达的日期。试验用药品到达公司后，CRA应核对并保存以下记录：运输快递单编号、送货单、温湿度计校准证书、温湿度记录、商业发票、药品检验报告等，确保试验用药品的运输条件符合试验方案的要求。

（七）申办者储存试验用药品

所有试验用药品须存放在特定的储藏室，定期检查储藏室和冷藏柜的温度和湿度并做好记录，由专人管理，如需查看、转移药物等事宜需提前预约并登记。试验用药品运送清单、送货单、运输单、温湿度记录和药品检测报告等文件应在相应研究的试验用药品文件夹中存档。

（八）试验用药品的运输

1.申办者在临床试验获得伦理委员会同意和药品监督管理部门许可或备案之前，不得向研究者和临床试验机构提供试验用药品；

2.采取必要的保温或冷藏措施按照试验用药品的贮存要求将试验用药品运输至机构；

3.使用经过校准的温湿度计实时监测运输过程中的温湿度，并导出温度记录；

4.试验用药品的药品检验报告、出库单、应急信封/盲底（如适用）等应随试验用药品一起运送至机构；

5.麻醉药物、精神药物、放射性药物等试验用药品运输应符合国家特殊药物管理的相关规定。

（九）药物临床试验机构接收试验用药品

1.申办者/CRO与临床试验机构确认送药时间和地点；

2.药品管理员需检查随行温度记录仪的校准证明，核对温度记录仪的编号与送货单上登记的编号是否一致，确认试验用药品运输过程中的温度和湿度是否符合运输条件；

3.药品管理员接收时核对以下项目：试验用药品的药品检验报告、符合《药品生产质量管理规范》条件下生产的相关文件、药品名称及编码、剂型、规格、数量（以片、粒、瓶、支等为药物最小计算单位）、生产日期、批号、有效期、标签、生产厂家；

4.若为双盲药物，药品管理员接收时需检查药物编号与送货单上的号码是否一致、试验用药品与对照药在外形（形状、色泽、质感）、气味、包装、标签和其他特征上一致。如附有应急信封，还需检查信封是否密封，信封上的编号与该批药物的药物编号是否一致；

5.药品管理员核对无误后，交接双方在临床试验用药品接收登记表上签名及日期。

（十）试验用药品的贮存与养护

1.按照现行法规和试验方案贮存试验用药品，并每日记录药品的贮存温度和湿度。试验方案没有具体温湿度要求的，按照《中华人民共和国药典》（2020版）（见表7-1-1）规定的贮藏温度要求进行贮存，按照《药品经营质量管理规范》（2016年7月）规定的相对湿度（35%~75%）储存；

2.试验用药品按照项目分门别类存放于专用带锁药柜或冰箱，并做好相应标识，由专人保管和发放；

3.药品管理人员定期清点试验用药品数量，及时联系CRA补充库存不足的试验用药品，定期检查试验用药品的外观、有效期，防止破损、发霉、失效等情况；

4.当试验用药品存储条件不符合方案要求时，药物管理员应及时将试验用药品隔离保管，与CRA和研究者沟通，由申办者判断能否继续使用并出具相应证明文件，以保证试验用药品的质量稳定，同时保留沟通记录；

5.若出现重大灾害或停电等突发事件导致药品超温，立即启动相应的应急预案。

表7-1-1 《中华人民共和国药典》（2020年版）凡例

保存条件	定义
遮光	系指用不透光的容器包装，例如棕色容器、黑色包装材料包裹的无色透明或半透明容器
避光	系指避免日光照射
密闭	系指将容器密闭，以防止尘土及异物进入
密封	系指将容器密封，以防止风化、吸潮、挥发或异物进入
熔封或严封	系指将容器熔封或用适宜的材料严封，以防止空气与水分的侵入并防止污染
阴凉处	系指不超过20℃
凉暗处	系指避光不超过20℃
冷处	系指2~10℃
常温（室温）	系指10~30℃（除另有规定外，贮藏项未规定贮存温度的一般系指常温）

（十一）试验用药品的领取和发放

1.研究者根据临床试验方案要求开具药品处方/医嘱；

2.研究护士或CRC核对处方/医嘱，凭药品处方到GCP药房领取试验用药品；

3.药品管理员核对处方/医嘱中的试验用药品名称、编号、规格、用法用量是否与方案一致，核对受试者筛选号/随机号，试验用药品编号与随机单是否一致。核对无误后，药品管理员在处方上签字，发放试验用药品，并做好药品发放和库存登记记录；

4.试验用药品从GCP药房运送到专业科室的过程中，对于需冷藏或避光存储的试验用药品，应保存在置有冰袋或避光的转运箱中；

5.研究人员发放试验用药品给受试者，并向受试者交代用法用量、贮存条件及注意事项，嘱其下次随访时携带所有剩余的试验用药品、空包装和日记卡（如有）。

（十二）试验用药品的回收

1.受试者将剩余试验用药品和空包装交给研究人员，研究人员清点剩余药品及空包装，若发现剩余药品数量与空包装数量不一致，与受试者确认原因并记录；

2.研究人员将剩余药品和空包装交给药品管理员，药品管理员回收、确认并记录剩余药品和空包装数量，核对药品发放数量与使用数量和回收数量是否一致，若不一致及时确认原因并记录；

3.药品管理员将回收的药品及空包装放置回收区，与未分发药品分开存放。

（十三）试验用药品的退还和销毁

1.试验结束后，药品管理员与CRA清点未使用和（或）回收的试验用药品及空包装，核对试验用药品接收、发放、回收、剩余、退还的数量是否保持平衡。核对无误后，双方相应记录上签名及日期，并将剩余药品及空包装退回给申办者；

2.试验用药品的销毁应遵循预定的销毁流程，由申办者/CRO、被委托的研究机构或有相应资质的机构销毁；

3.销毁的过程应当完整记录，确保可以追溯药物批号和受试者的编号（如有）以及实际销毁的数量，销毁记录由销毁方保存；

4.申办者/CRO自行回收销毁试验用药品时应向机构提供销毁凭证，内容包括但不限于试验用药品名称及编号（如有）、批号、数量、销毁时间、地点、销毁人等；

5.麻醉药物、精神药物、放射性药物等试验用药品的销毁应当符合国家特殊药物管理的相关规定。

第二节　案例解析

（一）试验用药品运输过程中超温

【案例描述】某试验用药品的药品说明书要求药品需要在常温下保存。根据2020年版《中华人民共和国药典》，常温系指10~30℃。该试验用药品运送至某临床试验机构，由中心药房的药品管理员接收。药品管理员导出试验用药品运输过程中的温度记录发现，药品在运输过程中最高温度曾达到30.2℃，超出常温标准0.2℃约15分钟。

【解析】

1.**温度对试验用药品的质量的影响**　药品贮存温度对药品质量影响很大。首先，如果药品的贮存温度过高，会促进药品发生水解和氧化反应，加速药品变质。如果贮存温度过低，会导致药品冻结或析出沉淀，使药品发生变质。其次，药品的贮存温度过高，会使沸点低的挥发性药品加速挥发，造成损失。如含有结晶水的药品，在高温环境中，会快速风化，从而影响药品的含量和疗效。如果温度超过35℃，含脂类的药物会发生油脂分离，挥发性药片本身的气味会减弱，含树脂类和动物胶类的药物会变软甚至粘结成块。另外，药品的贮存温度过高会使药品的剂型发生改变，如糖衣片会熔化甚至发生粘连，胶囊剂会变形等。

2.试验用药品运输过程中发生超温时处理措施　药品管理员接收试验用药品时，需要查验药品运输过程中的温度记录是否符合要求。如果药品运输过程中的温度不符合要求，药品管理员应把该批药品按原保存条件独立放置，并记录温湿度，通知CRA超温程度和时间，由申办者评估试验用药品还能否继续使用。如果药品不能继续使用，药品管理员则拒收本批药品并退回给申办者。同时药品管理员应保存与申办者的沟通记录。

（二）试验用药品库存不足

【案例描述】一项国内多中心、随机、双盲、Ⅲ期临床试验在临床试验机构A开展，已成功入组多例受试者。门诊随访当天早上，研究者告知GCP药房的药品管理员无法在交互式网络应答系统（IWRS）上获得药物编号给受试者随机用药。但药品管理员在系统上查看该项目的试验用药品库存有多盒，而受试者每次仅需分配1盒。

【解析】多中心临床试验通常在不同地区的临床试验机构按照统一的试验方案开展，各中心在受试者招募、随机入组和药物消耗等方面进度不同。IWRS可以在临床试验实施过程中监控和调整各临床试验机构的药物库存情况，以降低各临床试验机构多余的库存，提高试验用药品的使用和分配效率。

1.出现试验用药品库存不足的原因　出现试验用药品库存不足的原因可能是该项目的试验用药品已经消耗完全，IWRS生成订单或者配送出现延迟。另一个原因可能是IWRS出现故障。

2.保障该受试者本次随访用药的措施　药品管理员应及时联系项目的CRA，询问是否为IWRS发生故障，并要求该项目负责药物管理及供应的非盲CRA及时查询IWRS的药物订单和配送情况，确认申办者能否在该受试者的随访期内送达试验用药品。如果申办者不能在该受试者的随访期内送达试验用药品，研究者需向伦理委员会上报方案违背。

（三）突发公共卫生事件期间试验用药品的发放

【案例描述】2020年新冠疫情期间，某市自2月7日起实施全市小区封闭式管理。一项抗肿瘤药物临床试验中，受试者应于2月9日回院进行随访，但因封闭式管理无法按时回院随访。

【解析】突发公共卫生事件期间，药物临床试验面临诸多困难和挑战，许多临床试验的受试者无法如期回院进行随访、检查、取药，受试者的安全和临床试验的质量均受到影响。

突发公共卫生事件期间应采取措施最大限度地避免出现受试者断药的情况。GCP药房的药物管理员可以与申办者进行沟通，将试验用药品邮寄给受试者。药品管理员和CRC按照试验用药品的贮存要求对试验用药品进行打包，打印两份药品邮寄交接单，一份随箱寄给受试者，一份GCP药房留底，由药品管理员和CRC签名确认。药品管理员登记发药和药品库存信息，联系有资质的物流快递公司，寄出药物。受试者收到试验用药品后，检查试验用药品是否完好无损，在交接单上签名，和药品一起拍照给CRC存底。药品管理员打印快递单存底。突发公共卫生事件结束后，受试者再将剩余药物、药物包装和交接单交给药品管理员。

（四）随机方法的缺陷导致试验用药品发放存在破盲风险

【案例描述】一项随机、双盲、多中心临床试验，拟入组18例受试者，其中试验组和对照组的受试者比例是2∶1，即试验组12例，对照组6例。研究者开具的处方笺中：随机号K001受试者的药物编号为001、003、004，随机号K002受试者的药物编号为006、007、008，随机号K003受试者的药物编号为002、005、009。

【解析】该试验是按药物编号顺序发放试验用药品，存在研究者通过药物编号推断受试者分组情况的风险：因为K002受试者的药物编号均在K001之后，因此可推断K002受试者与K001受试者为同一组别，而K003受试者的药物编号为之前未被分配的药物编号，可推断K003受试者为另一组别。最后，可通过统计两个分组的受试者例数得出人数较多的一组为试验组，人数较少的一组为对照组。该试验未做到完全的随机，存在破盲的风险，应随机抽取试验用药品发放，不能按药物编号顺序发放。

（五）试验用药品发放错误

【案例描述】某随机临床试验，研究者确认筛选号S001和S002两例受试者各项检查符合入选标准，不符合排除标准后，研究人员在随机系统上对筛选号S001和S002两例受试者进行随机，筛选号S001受试者获得随机号010，药物编号010，筛选号S002受试者获得随机号020，药物编号020。CRC将随机结果反馈给研究者，研究者开具处方。CRC携带处方和受试者一起去中心药房领取试验用药品。药品管理员根据处方发药，完成各种信息登记。CRA后来监查发现筛选号S001受试者的处方单中药物编号为020，实际发放药物编号为020，筛选号S002受试者的处方单中药物编号为010，实际发放药物编号为010。

【解析】

1.上述问题产生的原因 上述问题产生的主要原因是当日两例受试者同时进行随机，CRC完成随机操作后反馈给研究者的信息有误，而随机结果仅CRC知晓，其他参与人员（研究者、药品管理员）未进行查看审核。其次是研究者、药品管理员和CRC不了解整个随机发药流程，执行过程存在漏洞。

2.CRA处理上述问题的措施 CRA需及时对相关人员进行培训，明确药品发放的整个流程及要求；对于已发生的问题，及时上报该临床试验机构的伦理委员会；与PM和统计分析单位进行沟通，明确后期统计时这两例病例的统计分析集归属。

3.预防上述问题产生的措施

（1）CRC完成随机操作后应及时打印随机信息，CRC和研究者均应签字确认；

（2）研究者根据随机结果开具处方，CRC应核对确认处方信息与随机结果是否一致；

（3）CRC协同受试者领取试验用药品时，应提供处方和随机信息予药品管理员，药品管理员确认处方信息准确且与随机结果一致方可发药。

（六）回收试验用药品存在破盲风险

【案例描述】一项随机、双盲临床试验，由于试验用药品无法在外形（形状、色泽、质感）上做到双盲，因此试验用药品通过外包装进行双盲双模拟。该临床试验合同例数20例，已随机入组15例，已完成5例，在研10例。此时，CRA将使用过的药品和外包装回收至申办者。

【解析】

1.该CRA在试验过程中回收试验用药品存在的问题 该临床试验采用双盲设计，但由于试验用药品无法在外形（形状、色泽、质感）上做到双盲，因此该临床试验的试验用药品通过外包装进行双盲双模拟，使试验用药品与对照药品在气味、包装、标签和其他特征上一致。如果打开试验用药品的外包装，便能区别试验用药品和对照药品。该临床试验目前有10例受试者处于随访阶段，如此时CRA将使用过的药品和外包装回收至申办者，申办者能识别受试者的分组，存在破盲的风险。

2.避免破盲风险的措施 试验过程中，CRA应将药品和外包装回收至独立的第三方专业公司，委托第三方专业公司进行保存。试验结束后，委托第三方专业公司按照国家规定的程序和方法予以销毁试验用药品。

（七）试验用药品丢失

【案例描述】某口服片剂的随机、双盲、安慰剂对照临床试验，药品规格为30片/瓶，给药剂量为每次3片，每天2次，给药周期为60天。受试者于入组当天（D0）领取试验药品390片后，需在试验第61天（D61±5）回院随访并归还剩余试验药品。药物编号016受试者于D63回院随访，按照试验方案要求，该受试者应服用378片药品，归还12片药品，而该受试者日记卡记录实际服用378片药品，实际应归还12片药品，但该受试者归还了6片药品，还缺6片药品。

【解析】

1.试验用药品丢失存在的风险 一是丢失的药品携带的信息可能造成试验隐私泄漏，二是丢失的药品如果被他人服用会存在很大的风险。

2.及时发现试验用药品丢失 药品管理员回收试验用药品时应确认受试者日记卡的实际用药数量，并清点剩余药品数量及空包装（必须清点到药品的最小包装），确认药品回收数量，核对药品的回收数量和实际用药数量与发放数量是否一致。若不一致，及时与受试者确认导致该差异的原因。

3.试验用药品丢失的处理措施 首先应评估受试者丢失药品的真实性，受试者是否有其他目的。若情况属实，具体情况具体对待。与受试者确认丢失药品的去向，详细说明情况上报伦理委员会。应根据试验方案的规定评估受试者用药的依从性，如果达到退出标准，则让受试者退出试验，否则，对受试者进行用药教育提高受试者依从性。

（八）试验用药品销毁

【案例描述】一项血液制品的临床试验在A中心进行。试验结束后，药品管理员欲处理试验用药品时发现，试验方案只说明试验用药品由医院销毁，但没有具体描述销毁方法，针对剩余部分未使用的试验用药品和受试者未使用完的试验用药品没有销毁的操作规程。

【解析】试验方案应详细规定试验用药品的销毁途径和销毁方法。若试验方案没有详细描述时，药品管理员需与申办者确认，在得到申办者的批准下再进行试验用药品的销毁。

如果申办者计划由第三方专业公司销毁试验用药品，则将试验用药品回收至第三方专业公司，由第三方专业公司按照国家规定的程序和方法予以销毁，并记录销毁人、销毁地点、销毁时间、销毁数量、销毁方法等信息，并复印一份销毁记录给申办者存档。

第三节 思考拓展

（一）试验用药品的检验报告应由谁出具？

答：试验药物的药品检验报告应由申办者出具，对照药品的检验报告应由申办者或申办者委托的第三方检测机构出具。疫苗类生物制品，应由中检院或某几个省药检所批签发。

（二）为什么不能把温湿度计的探头放到甘油里？

答：当打开冰箱取药时，甘油虽能起到恒温缓冲的作用，使温湿度计的温度不会瞬间上升，但不能真实反映冰箱门打开后冰箱的温度，即使超温了也未能体现。

（三）试验用药品贮存场所突发停电有哪些应急预案？

答：突发停电时，立即联系相关后勤人员迅速排查问题，了解停电性质和停电时间。如果停电时间较短，可接通药房备用电源供电，保障药品质量。如果停电时间较长或是全院停电，需将阴凉保存、冷藏保存的药品及时转移至其他冷库或阴凉库，全程同时做好相应的温湿度记录。

（四）一项随机、双盲临床试验中，研究护士从GCP药房领取试验用药品后，需在科室进行配制，配制完成后发放给受试者。专业科室的药品配制室为全透明玻璃，没有窗帘。请问该试验的药品配制存在什么问题？

答：研究护士配制药品需要打开试验用药品的外包装，研究人员及受试者可通过透明玻璃看到试验用药品，存在破盲的危险。为避免破盲，可给药品配制安装窗帘，研究护士打开试验用药品外包装前拉上窗帘，防止其他人员看见。

（五）某临床试验项目的试验用药品是注射液。受试者回院进行随访时，CRC从GCP药房领取试验用药品交由研究护士配置。研究护士在配置过程中不小心把试验用药品打碎了。请问打碎的试验用药品应如何处理？如何保障受试者的用药？

答：研究护士应及时对打碎的药品和包装进行拍照取证，书面说明具体原因并签字确认，交给GCP药房保存，并及时联系申办者如何销毁破碎的试验用药品以及领取新的试验用药品。研究护士保留所有沟通记录交给药品管理员存底。

（六）某试验用药品说明书要求药品应在10~25℃下保存。2021年4月22日11：00，受试者回院随访，并到GCP药房领取试验用药品。下午17：00，药品管理员导出温湿度记录时发现该试验用药品9：00至10：30储存温度达到29℃，超温1小时30分，超温4℃。请问药品管理员发现发放给受试者的试验用药品为超温药品时应如何解决？

答：首先药品管理员应把该批药品按隔离放置、记录温湿度，向申办者报告超温程度和时间，同时请申办者出具药物《稳定性报告》以评估试验用药品还能否继续使用。经申办者评估后，如果试验用药品不能继续使用，药品管理员则把该批药品放置不合格区。

参考文献

［1］韩珊颖，钟绍金，邱英麒.GCP药房试验药品管理模式介绍［J］.药学服务与研究，2018，18（03）：225-228.

［2］刘保延，文天才，姚晨，等.多中心临床试验中的中央随机系统研究［J］.中国新药与临床杂志，2006，25（12）：931-934.

第八章　生物样本管理

第一节　基础理论

（一）生物样本的种类

1.**常规生物样本**　在临床试验中用于检测受试者是否健康、是否符合入选和排除标准的临床生物样本，一般包括但不限于血液、尿液、唾液、粪便等；

2.**药代动力学样本**　生物样本一般用于观察试验用药品在健康受试者体内吸收、分布、代谢、排泄随给药时间变化的过程，血液和尿液是最常见的药代动力学（pharmacokinetics，PK）样本；

3.**药效动力学样本**　药效动力学（pharmacodynamics，PD）生物样本在临床试验中，一般用于探究试验用药品对疾病的有效性及药物的剂量对疗效的影响，一般包括但不限于血液、尿液、粪便等；

4.**基因测序样本**　在临床试验中观测受试者体内在给药前后微生态的变化或预测罹患多种疾病的可能性，一般采用血液、唾液、粪便等样本；

5.**肿瘤切片样本**　在肿瘤药物临床试验中采集受试者患病部位采取的肿瘤切片，其化验结果可以准确反映受试者体内肿瘤情况。临床试验生物样本的分类见图8-1-1。

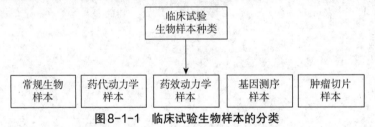

图8-1-1　临床试验生物样本的分类

（二）临床试验生物样本管理要求

根据《药物Ⅰ期临床试验管理指导原则（试行）》（2011年12月）规定：按照临床试验方案和SOP采集、处理和保存临床试验生物样本。样本容器的标识应有足够的信息量，易于识别和具有唯一性。生物样本转运和保存应符合试验方案和相关SOP的要求，保证其完整性和活性不受影响，并做好记录。在试验过程中，应保证生物样本的标识性和可溯源性，建立样本标识、移交和保存等相关记录和样本的存储档案。在分析工作开始之前，应根据试验方案要求，制订生物样本分析的实验方案，并由实验室负责人、项目负责人及申办者签署后生效。

2020版GCP第三十七条第（二）条规定：涉及医学判断的样本检测实验室，应当符合相关规定并具备相应资质。临床试验中采集样本的管理、检测、运输和储存应当保证质量和规范。禁止实施与伦理委员会同意的试验方案无关的生物样本检测（如基因检测等）。临床试验结束后，剩余样本的继续保存或者将来可能被使用等情况，应当由受试者签署知情同意书，并说明保存的时间和数据的保密性问题，以及在何种情况下数据和样本可以和其他研究者共享等。

（三）临床试验生物样本管理

1.**生物样本的采集前准备**

（1）采集信息确认　确认项目不同资料中对生物样本采集的要求，包括：

①临床试验方案：采集样本类型、采集时间点、采集样本量、采集样本条件、采集样本的管理

（样本的采集、处理、保存、运输、检测、销毁等）；

②标准操作规程：采集样本、仪器操作、样本运输送检的SOP等；

③中心实验室操作手册：样本编码规程的设定和确认；样本采集、递送、处理、保存、运送、销毁等各环节的操作要点和注意事项；

④相关各方（申办方、CRO、SMO、药物临床试验机构、运输公司、数统公司）的联系方式和联系负责人；

⑤实验室检查结果呈现报告的形式、时间以及反馈的途径。

（2）文件、耗材、仪器设备的准备　确认生物样本采集记录表格、所需耗材、仪器设备状态，包括：

①记录表格准备：采集、处理、保存、运输、销毁等各个环节需要记录填写的SOP相应表格，以及临床试验机构对相关操作环节记录的要求；

②耗材准备：留置针，头皮针，一次性注射器、试剂盒、采血管、稳定剂、促凝剂、抗凝剂、冻存管（盒）、湿冰、标签纸的准备等，确认相关耗材是否具备合格证明和批号；

③仪器准备：确认实验分析仪器的运转状态和校准证明，例如离心机、超低温冰箱等。

（3）人员信息确认

①受试者：提前与受试者交代采集时间，并说明注意事项，按照临床试验方案和SOP对受试者做出管理要求（禁食、统一餐谱标准、禁忌食物等）；

②研究医生：确保研究者能及时且正确地开具采样医嘱，保证受试者的健康以及出现问题的紧急治疗措施；

③研究护士：保证研究护士熟悉操作的流程、了解采集样本的操作，并有培训和授权的记录，提前与研究护士确认时间，保证采集当天授权护士值班或关注紧急情况下备用人员的启动；

④实验室管理员（生物样本管理员）：确认实验室在样本处理当天处于可开放状态，各种设备可用；

⑤生物样本管理相关各方的人员准备：生物样本管理员（离心、分装、保存）、生物样本运输人员、生物样本接受核对人员、生物样本检测分析人员、生物样本管理人员等。

2.生物样本的采集　在方案中样本采集应至少提供下列信息：样本采集体积、采集及储存管类型、抗凝剂种类、离心条件（时间、温度、离心力），是否需要特殊处理（例如避光、冰浴、加入稳定剂、弃血等）。另外，在开临床试验前，研究人员应该获悉药物的全血稳定性支持数据（即从全血采集至分离获得血浆的这段时间中，待测药物在全血中的稳定性），从而确定操作时间和条件。由于临床试验方案的篇幅所限，无法详细叙述样本采集的过程，因此，检测公司需向临床试验单位提供样本采集实验室操作手册，详细描述样本采集的信息。在样本采集环节中，应该使用打印标识明确的样本标签。

样本采集后，必须储存在已知稳定或预期稳定的环境中，在多数情况下，样本应在尽可能短时间内完成离心、分装、冻存的过程。在临床试验单位中，应该书面记录采集、冰浴、避光和加入稳定剂、弃血等特殊处理（如方案要求）、离心、储存等操作过程，从而保证采集过程的可溯源性。

（1）PK/PD（包含免疫源性等）相关样本采集

①采集任何样本前，应选择适当的样本容器，确认容器的合格证明和批号，在容器外面贴上标签，标签的信息包括但不限于：试验方案编号、受试者编号、时间点、剂量组（空腹和餐后）、检测管和备份管及送检日期（如适用）等信息等，同时要注意标签的质量是否合格。

②采集样本之前应该仔细核对标签或者检验单，采集样本之后和样本送检前必须核对标签信息，避免发生差错；

③采集细菌培养本的时候需要放进专门的容器内比如无菌容器，提前检查容器内是否有裂缝，壁管有无破裂等；

④采集样本时应严格执行操作手册和SOP，防止污染，以免影响检验结果；

⑤必须掌握正确的采集方法，遵从相关的SOP规定。

实验室检查相关生物样本采集：严格按照相关法规、临床试验方案、操作手册和SOP的要求进行采集。样本采集应选择适当的样本容器，确认容器的合格证明和批号，在容器外面贴上标签，确认标签的信息和质量；采集样本前、后及送验前均应仔细逐项核对检验单，采集样本时应严格执行操作手册和SOP，采集各项样本均应按照规定做到及时送检。

（2）临床试验中最常见的生物样本是血液样本和尿液样本，血液样本和尿液样本采集的SOP参照如下

血液样本的采集操作步骤如下：

①核对：医嘱、采血点、样本容器与受试者身份信息一致；

②评估：根据受试者的个人情况评估受试者，包括但不限于：受试者目前的病情以及一日三餐的进食情况、目前正在使用的药物治疗等；

③材料：医用手套、止血带和采血针（留置针）、消毒品等；

④告知：受试者采集血样样本的目的和配合方案；

⑤实施：根据临床试验方案、操作手册和SOP进行采血操作；

⑥整理记录 根据《医疗废物处理条例》（2003版）处置用物，脱除手套并洗手；再次核对信息，并且记录相应的采集记录表。

尿液样本的采集操作步骤如下：

①核对：医嘱、采尿点、样本容器与受试者身份信息一致；

②评估：受试者的自我调节能力和当前排尿的情况；

③告知：受试者采集尿样样本的目的和配合方法；

④实施：根据临床试验方案、操作手册和SOP进行采集尿液操作；

⑤整理记录：根据《医疗废物处理条例》（2003版）处置用物，脱除手套并洗手；再次核对信息，并记录在相应的尿样采集记录表。

3.生物样本的预处理 生物样本预处理的目的是：

（1）使待测物从混合物中分离出来；

（2）由于生物样本的介质组成复杂，干扰过多，并且待测物的组分在生物样本中是微量的，因此必须经过预处理，使其纯化富集；在某些方案要求提取生物样本中所需检测的指标，比如某项目中试验用药品对受试者体内促胃液素的影响、对胃酸pH值的影响、对胃肠道菌群的影响，则在采集受试者生物样本（血液、胃液、粪便）时进行的预处理需要富集纯化其中需要检测的指标；

（3）提高测定方法所需的灵敏度；

（4）减少分析仪器的污染。

4.生物样本的离心、分装冻存

（1）生物样本离心 生物样本采集后，及时送至样本处理室，实验室负责人对送到的生物样本的标签和数量进行核对并签字接收，送样人员和接样人员相互核对后在生物样本交接记录表上面签名确认。样本处理人员在对生物样本离心之前要根据临床试验方案和操作手册设置离心机的参数，确保样本的离心条件符合要求。抗凝血采集后应立即混匀后按SOP移交。生物样本处理人员在处理未加抗凝剂的血样时一般应静置至少30分钟，确保血液凝固，析出血清。

设定好离心机参数后，把生物样本采集管对称地放置在离心机内，每个离心管都确认好盖上试管帽。

生物样本采集管放置在离心机内，离心试管需盖好试管帽。生物样本离心时候，应遵从临床试验方案要求和SOP来操作，按照其规定的温度、转速、离心力、离心时间等来设定离心参数，并仔细核对离心管的标签号是否与送检样本对应。

不同的试验项目因检测项目不同，采集血液样本检测的成分也不同，比如检测凝血功能一般选择血浆，免疫类目标检测选择血清，获取血清时需要按照方案和SOP的时间和温度要求静置样本，检查样本凝固后便可离心。若样本离心后依旧浑浊，没有明显分层现象，又或者出现试管底部有凝胶附着，

没有与血样充分混匀，可以在临床试验方案允许离心的转速的范围内采用新的转速（优先满足检测管满足方案规定的检测要求），达到离心的目的，并做好相应的记录。

（2）生物样本分装冻存 生物样本离开人体后，其稳定性会随着保存的时间增加而减少，因此样本离心结束后，应按照方案规定的时间要求内尽快吸取样本，进行分装并冻存，分装时需要仔细核对标签纸上的编号，并按要求分装为待测样本和备份样本，需重点关注生物样本的状态。

样本分装时候需要根据临床试验方案、操作手册或SOP的要求，确定分装的样本量、样本抽取的体积，处理员同时需要核对采集样本的周期、受试者编号及时间点等。某些方案有特殊要求需要严格遵守，例如样本在分装的过程需要避光、分装后需要冰浴静置或加入稳定剂等；分装后应按方案中的相应规定放置在指定条件下。

5.生物样本储存、取出和归还、运输和销毁

（1）生物样本储存

①生物样本分装结束后，需要放入超低温冰箱进行冻存，应立刻将样本放进超低温冰箱。检测样本和备份样本需要放在两个冰箱，防止其中一个冰箱发生故障。

②生物样本的离心时间和样本采集完成后至放入超低温冰箱冻存的时间应该严格按照临床试验方案或样本操作手册、SOP的要求；

③生物样本储存冰箱温度的温控记录应可追溯，确保样本存储条件符合要求；

④生物样本处理人员需要记录样本从接收后的离心、分装、冻存所有过程；

为了防止生物样本储存应避免检测样本与备份样本放置错误，可分别采用不同颜色的盖子和标签，以示区别，减少差错的发生。

生物样本的存放包括但不限于以下单位：临床中心药物临床试验机构、生物样本检测单位或者申办方委托的第三方单位。根据2020版GCP第三十七条：临床试验结束后，剩余样本的继续保存或者将来可能被使用等情况，应当由受试者签署知情同意书，知情同意书应说明生物样本保存的时间及试验数据的保密性问题，以及在何种情况下数据和样本可以和其他研究者共享等。

（2）生物样本的取用和归还 样本管理员负责样本的取用和归还，并记录生物样本的领取和存入轨迹。由分析人员向样本管理员提出样本使用申请（书面或电子申请），样本管理人员在收到申请后进行样本的取放。在样本交接时，双方应仔细核对样本的编号、数量、状态是否完整。样本分析结束后，分析人员发出样本归还申请，由样本管理员接受并存放样本。生物样本的取出和归还应注意如下几点：

①记录样本取用后的存放条件，如室温、冰浴、避光操作等；

②样本取用后累计在室温或冰浴放置的时间不应超过样本室温/冰浴放置稳定性考察的时间期限；

③样本的取用冻融次数不可超过样本冻融稳定性的冻融次数；

④在取用过程中应避免样本的浪费及污染。

（3）生物样本的运输 样本应在稳定的环境下进行运输，样本转运条件通常包括干冰、冷藏（冰袋）、室温等。如果样本的准运条件是室温，建议考察转运过程中当地的气候条件（例如，夏季高温、湿度）的影响。另外，为了避免转运环节失误影响样本检测，建议将待测样本和备份样本在不同日期、分批次进行转运至指定单位。建议选用专业的冷链公司，并在转运过程中进行温度的实时监控。样本运输要求包括但不限于以下要求：

①运输工具为应按照方案和操作手册的要求准备（放入干冰或者液氮等），放入温度记录仪，记录记录仪的编号和数量以及放置时的温度、时间；

②生物样本运输的包装应该有生物样本的标记，包含送往的单位和试验用药品的名称、数量、状态等信息；

③运输前，填写样本转运记录、样本接收记录、样本清单，并签名、注明日期。测试样本和备份样本分两次寄送；

④运输员将生物样本运输到目的地后，接收人员应在第一时间内确认生物样本的状态以及温度；再清点数量、查看状态和确认体积，其次再确认冷链公司在寄送途中有无出错；收集并核对运输方提

供的温湿度探头第三方检定报告。

（4）生物样本的留存与销毁　创新药 I 期临床试验样本可根据《药物 I 期临床试验管理指导原则（试行）》（2011年12月）明确阐述：样本测试结束后，测试样本和备份样本均需要按照法规或样本分析检测单位的SOP的规定，将生物样本保存至一定的期限。

第二节　案例解析

（一）样本管理记录问题

【案例描述】某项目生物样本管理核查发现：

（1）备份样本保存在D6无完整温控记录，其中12：58~19：34时间段温度记录空缺；

（2）血样保存记录表记录某受试者备份样本已经被寄走，现场监查备份样本全部完整保存，并未被寄走，与记录不符；

（3）样本转运记录表无转运条件（干冰、冰袋冷藏、室温等）描述，转运过程无样本温控记录；

（4）操作手册规定生物样本离心10分钟需要冰浴5分钟再进行分装，样本处理记录只有样本离心时间而无冰浴时间记录；

（5）血样溶血、凝血、正常状态未见说明；

（6）样本送检管和备份管放置同一冰箱。

【解析】生物样本检测是临床试验的物质基础，生物样本管理是临床试验质量控制的关键环节。由于临床试验具有不可重现性，生物样本的管理和质量控制显得尤为重要。生物样本管理是一个包含样本采集、转运、接受、储存、取用、归还直至销毁的全链条质量控制的过程，任何环节的实物均可能对测定结果的真实性和科学性造成影响。根据2015年CFDA颁布的《药物临床试验数据现场核查要点》（2015年11月）要求，生物样本管理应能保证样本轨迹的可溯源性，在每一个环节中都应详实、正确地记录数据和过程。其次，生物样本管理应遵循试验方案、SOP和操作手册进行，由专业负责人依据制度规定进行样本管理的各个环节，并记录流程。无论是纸质文件手工记录，还是采用条形码技术完成的电子记录，均需真实反映生物样本的管理流程。

（二）某批次采血管失负压，标签错误

【案例描述】某项BE试验的密采当天，在第5个采血点时候发现该批采血管全部失负压，紧急情况下采用备份采血管，可是新的采血管并没有标签，只能贴上新的标签并简单写上采样信息，采样结束后再补充完整。因为这个曲折点，导致前两个受试者采血发生超窗。采样后补充标签信息的时候，发现同一个受试者在同一个采血点有两根采血管。最后通过视频监控溯源发现为标签环节发生错误。

【解析】上述案例中采血管失负压的原因可能是采血管质量没达标准或是在运输过程中收到碰撞挤压损坏，导致采血管去负压或负压能力减低；采血管存储的温度环境的因素也可能对负压造成影响，存储温度过低会使负压能力减低。

采血时候不可避免地会出现采血管失压或是采血针堵塞的情况，在这种非常紧急的情况下需要立刻启用备份管和新的标签，如案例所示，由于时间紧凑，工作人员的失误导致标签粘贴错误，最后通过监控溯源找到错误的时间点，也浪费了大量人力精力。为了避免采血过程出现问题，在采血管送达的时候接收人员应仔细核对检验采血管的批号、数量、合格证书、质量、有无磨损等信息。在处理样本的时候需仔细核对样本和采集管的编号，严格按照试验方案和SOP进行操作，力求在生物样本的管理工作中做到有条不紊。

（三）样本采集后的处理时限和转运时限问题

【案例描述】一项研究型试验在给药后有20个采血点，用药后5min、15min、25min、35min、

45min、60min、90min、120min……前面4个采血点的时间间隔只有10分钟，样本处理要求是血样采集后一小时内离心（以1700g离心10分钟），两小时内放进 −80℃冰箱，操作人员在离心第一批血样的时候，第二批血样送进样本处理室，此时操作人员去接收并签名，准备给第二批血样进行离心，便未兼顾到第一批血样的处理，因此未能按照方案和SOP的要求在两小时内分装血样并放进超低温冰箱。

【解析】上述案例的前4个采血点时间间隔为10分钟，只有一名技术人员处理血样，样本处理的过程涉及样本接收、核对、离心、分装、储存，稍有疏忽就会出错。倘若在此环节增加一至两个工作人员来协助，分别安排相应的工作人员负责样本接收、离心、分装和入库等，或许该问题能得以避免。

对于生物样本的管理，研究者以及操作人员必须在试验开展前提前学习培训，让工作人员熟悉自己的职责工作。提前工作模拟，能发现处理流程是否合理，若上述案例提前模拟演习了生物样本处理的流程，负责人将能清楚意识到一个人负担的工作量难以实现，从而提前调整人员使工作正常规范地运行。因此，解决措施总结为以下两点。

（1）工作人员在试验开始前熟读方案，注意每个细节，排好各个环节需要的人手，模拟演练，对可能出现的意外情况制定相应的应急预案；

（2）临床试验方案合理设计，结合药物半衰期和实际操作时间来设计采血时间点和采血时间窗。

第三节　思考拓展

（一）发生生物样本采集超窗的主要原因是什么？

答：可以从方案和SOP、研究者、操作人员、受试者、自然环境因素、采集设备和条件等因素来考虑。

（1）方案设计因素：临床试验中某些试验方案设计的超窗时间较短（±30s），但是在临床试验的实际操作中，一套完整的采血操作一般都需要30~40秒的时间，因此在临床试验方案要求的采血时间内没有完成采血操作就非常容易导致采血超窗。

（2）受试者依从性：某些受试者依从性差，在采血的时候没有听见操作人员的呼号，导致采血超窗；

（3）留置针管因素：因留置针埋置的位置差，或管尖贴血管壁等因素，导致受试者在某个采血点中采血不顺畅，引起采血超窗；

（4）若是天气寒冷造成的受试者血液不流畅，可以给受试者额外添衣、开暖气或准备热水袋等操作让受试者身体暖和一点；若是因为方案所需黄光灯的条件下采血，则可以考虑在不违背方案的前提下尽量增加灯光的亮度，防止暗灯光下影响采血人员的视线。

（二）生物样本管理员在某天早上睡醒的时候发现手机上的超低温冰箱温控记录提示某项目的血液样本超温49分钟，紧急情况下应该如何处理当前超温的样本？

答：

（1）遇到超温的现象，第一步首先是把超温的样本转移到另一个正常的超低温冰箱（并带有温度计和温控记录的），查看该批样本是送检的生物样本还是备份的生物样本；

（2）立刻查看并编辑说明，叙述样本超温的过程、批数、数量、程度、状态等信息，汇报给申办者和本单位该项目的其他管理人员；若超温的是待测样本，可以用备份样本取代；若超温的是备份样本，则需要进一步评估备份样本是否可靠；

（3）根据已验证的分析方法评估该批样本是否稳定或考虑增加稳定性考察，并做好相关记录和评估；

（4）寻找样本发生超温的原因，是否为冰箱、温度计或其他方面出现问题；

（5）设定预防措施，避免此类超温事件再次发生。

（三）在设计一套 I 期/BE 试验的血液样本采集的流程时，应从哪些角度考虑？

答：

（1）根据试验用药品的属性和药代动力学参数以及试验受试者入选人数来设计采血点和采血时间，同时考虑采血点的时间间隔是否符合实际操作的要求；

（2）采集前所需要的物资、耗材的准备，工作人员的配备和信息的确认；

（3）临床试验方案中的采集、标准操作规程需要跟研究者、操作人员、检测单位讨论，作为该项目采集的"金标准"；

（4）采集前对工作人员的培训以及实际的模拟演练，发现问题及时找出解决措施；

（5）生物样本的处理、保存和运输应参照试验方案和SOP来操作。

第九章　生物样本检测分析

第一节　基础理论

（一）定义

1. **生物样本**　各种人类生物材料，包括生物大分子、细胞、组织和器官或经处理过的生物样本等；
2. **临床试验生物样本**　指的是根据药物临床试验方案上生物样本采集的要求，从受试者采集需要分析的生物材料；

（二）临床试验生物样本检测依据

临床试验生物样本检测应依据相关法规要求和样本检测单位的项目试验方案及相关SOP的要求、药物特性建立适当的处理方法，常见的样本检测分析法规有《化学药物临床药代动力学研究技术指导原则》（2005年3月）、《以药动学参数为终点评价指标的化学药物仿制药人体BE试验技术指导原则》（2016年3月）、《药物临床试验生物样本分析实验室管理指南（试行）》（2011年12月）、《中华人民共和国药典》（2020版）附录《9012生物样本定量分析方法验证指导原则》等，具体的方法验证及未知生物样本检测的接受标准应以方法学验证方案、SOP和分析检测单位的操作手册为准。

（三）生物样本检测分析质量体系要素

1. **生物样本检测分析质量体系的重要性**　临床试验是获得试验用药品在人体中数据的重要阶段。而生物样本分析则在临床试验中扮演重要的角色，对创新药知道临床研发路径有重要的意义。因此，建立规范的生物分析实验室质量体系至关重要，质量体系是以控制生物样本分析检测的各个环节为主要的目的，降低试验误差，提高检测质量，保证临床试验数据和实验结果的科学性和准确性。

2. **生物样本检测分析质量体系要素**　《药物临床试验生物样本分析实验室管理指南（试行）》（2011年12月）第二章第四条：实验室应建立完善的组织管理体系，任命实验室负责人和项目负责人，并配备相应的实验人员，应建立质量保证体系，并任命质量保证部门负责人。

（1）组织机构和人员配备　实验室建设应由具备相关专业背景和业务能力的负责人来全面负责，其能有效组织和指导实验室生物样本的各项检测和管理工作。实验室应该建立清晰的管理体系，通过组织结构图详细列出实验室各部门关系、实验室主要负责人与其他员工的职责关系。

实验室员工应包括项目负责人、检测人员、样本管理员、耗材管理员、QA、QC、档案管理员、仪器管理员、安全员等，每个岗位都应该有详细的岗位描述，人员应具备承担每个岗位的资质和业务能力，并由实验室负责人授权。实验室人员应该接受相应的培训，包括相关SOP、技术培训，通过考核后才能够上岗，所有的培训应有记录证明。

（2）实验室设施设备　《药物临床试验生物样本分析实验室管理指南（试行）》（2011年12月）第三章，实验室场所应符合国家相关规定，布局合理，实验室面积应与其开展的分析工作相适应，根据实验需要合理划分功能区域，实验室环境应保持清洁、卫生，环境调控应符合相应工作的要求。

实验室设施基本要求：

①具备完善的设施设备，所有的设施设备都处于正常运转、定期检验等良好的状态；

②实验室设施应有专门的负责人管理、具备应急和急救设施，具备相应的操作手册或者SOP；

③保存样本的条件应符合临床试验方案、操作手册、SOP;

④确保生物样本和实验用品、仪器设备、耗材的储存条件都符合相关要求;

⑤实验室文件档案的管理:具备保存临床试验文档且符合试验方案和SOP样本保存要求的设施和场所;具备详细的温湿度记录;生物样本的管理和检验过程应记录在档案文件中,做到原始记录的溯源和质控,保证生物样本检测结果可靠。

(3)实验仪器和耗材 生物样本检测分析涉及相关的仪器和耗材应满足以下要求:

①生物样本分析检测时所需要的仪器设备的状态应提前确认,确保其能正常运行,校准证明需要定时更新;

②实验仪器和耗材应有专门的负责人进行管理,并且有专业技术人员按照相应的法规和SOP要求进行校正和维护;耗材应按照相关要求进行存储,防止发生不必要的损坏;

③任何实验仪器和耗材都应标明其状态,对于出现故障、不合格、待修待检的仪器,应该联系相关的负责人或技术人员处理;

④对实验分析仪器定期进行性能验证,相关的定期性能验证文档应存档备溯源,相关操作人员应在操作文档上做相应记录并签署日期;

⑤设备的负责人或操作人员都应经过培训,并经过严格考核,合格后才可以操作仪器,并需要严格按照法规要求、试验方案要求和SOP要求来操作仪器。

(4)SOP 实验室应制定与生物样本管理和生物样本检测分析工作相关的SOP,确保在管理和检测生物样本的时候能够根据SOP的要求来执行操作。

(5)实验的实施 在生物样本分析工作开展之前,项目负责人、研究者、检测分析技术人员应根据临床试验方案设计一份详细的分析工作计划,即SOP或操作手册;分析工作开始前,应根据法规、试验方案、操作手册以及SOP的要求选择合适的分析仪器来开展生物样本检测,按照符合条件的分析方法开展操作,根据相关技术指导原则进行方法学验证。

(四)临床试验生物样本检测和分析

1.生物样本的预处理 大部分生物样本在放进仪器检测之前都需要经过提前预处理这一步操作,未进行预处理的生物样本成分复杂,待测成分的含量和浓度低,因此必须经过一定的预处理,使得待测物纯化和富集,才能放进相关仪器进行检测,生物样本预处理同时可以保护仪器设备,减少损耗。

生物样本预处理的方法有有机破坏法,除蛋白法,液液萃取法,缀合物水解法,分离、纯化、富集法,衍生化法等。以下列举常见的生物样本预处理方法。

(1)除蛋白法 血样等生物样本含有大量的蛋白质,除去生物样本中的大量的蛋白质,可以释放结合型药物,减少乳化现象。

除蛋白法主要分为蛋白质沉淀法和酶解法。

①蛋白质沉淀法:是指通过加入水溶性的有机溶剂(乙腈、甲醇或醇等)、强酸、中性盐或金属离子等使蛋白质变性析出,从而去除生物样本中大部分蛋白质的前处理方法。该方法操作简单,适应性强,但处理后的样本保留蛋白质外的多数内源性成分,所以选择性差,易产生基质效应。

②酶解法:酶解法通常用于测定一些酸不稳定的药物及与蛋白结合牢固的药物。

(2)液液萃取法 也称为溶剂萃取,用溶剂分离、提取生物样本中组分的过程。其原理是大多数药物都是亲脂性的,相对于在水相中的溶解度,药物在有机溶剂中的溶解度更大;而对于血液样本来说,含有大量的极性强水溶性杂质,因此用有机溶剂提取的时候可以去除大量的杂质,从而可以在生物样本中提取需要分析的成分。

(3)固相萃取法 固相萃取法是指把临床试验采集所得的生物样本加至于提取小柱上,该提取小柱带有键合固定相吸附剂,待测物通过与柱上的键合固定相相互作用而被保留,干扰基质则在上样过程汇总直接流出或者在淋洗时被洗脱,从而达到分离纯化的目的。

(4)化学衍生化法 化学衍生化法可用于部分难以检测的药物,主要是通过化学反应的方式将物质转化为易于分析的物质，使得待测物有利于色谱分离或质谱检测。大多数的衍生化试剂都带有离子化基团、疏水基团及适合质谱检测的结构，这些试剂能有提高离子化效率，有效地提高检测灵敏度。

2.生物样本检测分析方法的建立和确证

（1）生物样本检测分析环节（见图9-1-1）

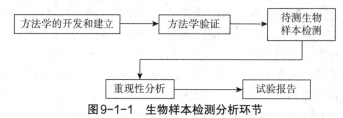

图9-1-1　生物样本检测分析环节

①方法学的开发和建立：建立方法条件；方法开发需要的考察内容以及能够通过验证要求的方法。

②方法学验证：验证计划——验证参数：标准曲线和定量范围、准确度、精密度、特异性、稳定性、回收率、分析批容量等。

③待测生物样本检测：分析批的设置；分析批的接受标准；样本的复测。

④生物样本再分析：在另一个条件下从另外一个分析批抽取指定数目的试验样本进行重新分析，来评价样本测定结果的准确性和真实性。

⑤试验报告：分为方法学验证报告和样本分析报告。

根据临床试验方案生物样本的种类、采集时间、采集条件、样本管理、样本检测的条件、检测的指标来设定样本分析的方案。同时应提供相应的方法学验证方法和方法学验证分析报告。

根据方案对从受试者采集的生物样本进行检测分析，严格按照相应的法规、临床试验方案和SOP的相关操作要求，任何过程的样本操作和记录都需要有详细的书面记录，关键的操作需要核对和质控，并有操作人员的签字，受到监查和稽查时能提供所有原始记录，并提供溯源记录；获得结果后应出具相应的分析报告。

（2）目前生物样本检测分析常用分析方法

①小分子药物的生物样本分析方法：液相色谱和串联质谱一直是许多小分子药物分析的首选方法。

②大分子药物的生物样本分析方法：酶联免疫吸附剂法、放射免疫分析法、时间分辨荧光免疫分析等的配体结合分析方法。

（3）方法学验证　根据《化学药物临床药代动力学研究技术指导原则》（2005年3月）和《中华人民共和国药典》（2020版）附录《9012生物样本定量分析方法验证指导原则》，建立可靠的和可重复的定量分析方法是进行临床药代动力学研究的关键之一。为了保证分析方法可靠，必须对方法进行充分验证，分析方法验证的主要目的是证明特定方法对测定在某种生物基质中目标分析物浓度的可靠性。

①小分子药物方法学验证　根据相关技术指导原则，小分子药物生物样本的分析应进行以下几个方面的考察。

a.特异性：特异性通常是在杂质丰富的生物样本中，如何能使得开发的分析方法定向地分析待测物，是特异性需要考察的主要因素。评价分析方法特异性的最佳指标是提供证明分析方法所测定的成分时要求测定的活性代谢物，同时生物样本中其他内源性物质或其他杂质不会对分析结果造成干扰和影响。

b.残留：残留待测物会出现在高浓度样本之后的空白样本中，相关技术指导原则规定期不能超过定量下限的20%，内标不能超其5%。如果发现残留，应该采取措施避免或减少残留，例如更换进样器、优化洗针液等。

c.标准曲线：标准曲线是常见的方法学验证指标，用于评价测定物质浓度与仪器响应值之间的关系，评价方式是用回归方程。

d.标准样本：用于建立标准曲线的样本。

e.精密度与准确度：精密度是指在相同的分析条件下，多次平行测量和测量值之间的分散程度，若多次平行测量与测量值越接近，差值越小，则精密度越高；准确度表示测量值与真实值之间的差异，若差异越小，则准确度越高。

f.稳定性：临床试验生物样本稳定性考察分为在不同情况下生物样本在不同的储存条件下的稳定性、储备液的稳定性、样本处理后期待测分析物（活性成分）的稳定性等几个方面的考察。

g.定量下限：指的是标准曲线的最低点，即能够被可靠定量的样本中分析物的最低浓度。

h.稀释可靠性：临床试验生物样本在通过处理稀释后，其准确度和精度不应该受到影响。

②大分子药物/配体结合分析方法学验证　大分子药物区别于小分子药物，大分子药物结构比较复杂，提取存在一定的难度，通常使用配体结合分析，并且在无预先分离的情况下测定分析物。此外，方法的检测终点并不直接来自分析物的响应，而来自于其他结合试剂产生的间接信号。配体结合分析中，每个校正标样、质控样本以及待测样本一般都采用复孔分析。根据相关的技术指导原则，配体结合分析方法的验证。

a.标准曲线与定量范围：标准曲线是常见的方法学验证指标，一般用于评价测定物质浓度与仪器响应值之间的关系，评价方式是用回归方程。在配体结合分析方法中，标准曲线的响应函数是间接测得的，一般为S型曲线。

b.特异性：应采用未曾暴露于分析物的基质配制高浓度与低浓度质控样本，加入递增浓度的相关干扰物质或预期合用药物进行特异性考察。

c.选择性：生物样本中存在许多内源性物质或其他非检测活性代谢物等非相关的物质，选择性表示的是准确定向测定分析物的能力。但由于大分子药物的局限性，其一般不经过提取，样本中会存在很多干扰成分。

d.精密度和准确度：精密度是指在相同的分析条件下，多次平行测量和测量值之间的分散程度。若多次平行测量与测量值越接近，差值越小，则精密度越高；准确度表示测量值与真实值之间的差异，若差异越小，则准确度越高。对于大分子药物，应选择至少5个浓度的质控样本进行准确度、精密度以及方法总误差考察。

e.平行性：在能够获取真实试验样本的前提下，为了发现可能存在基质效应以及代谢物的亲和性差异，应考虑对标准曲线和系列稀释的试验样本之间进行平行性考察。

f.样本稳定性：稳定性考察应包括在不同的储存条件下的稳定性、储备液的稳定性、样本处理后期待测分析物（活性成分）的稳定性等几个方面的考察。

（4）待测生物样本检测

①分析批的设置：《中华人民共和国药典》（2020版）附录《9012生物样本定量分析方法验证指导原则》关于生物样本检测分析批规定如下：一个分析批包括空白样本和零浓度样本，包括至少6个浓度水平的校正标样，至少3个浓度水平质控样本以及被分析的试验样本。

对于BE试验，建议同一名受试者的所有样本都整理在一个分析批中，达到减少结果变异的效果，同时可以在分析批次中分析来自多个受试者的研究样本，

这取决于每个受试者采集的样本数量，样本采集时间和其他因素。分析前样本提取物的储存需要在验证过的提取物稳定性储存期内。

②分析批的接受标准：《中华人民共和国药典》（2020版）附录《9012生物样本定量分析方法验证指导原则》关于分析批的接受标准规定如下：应在分析试验计划或SOP中，规定接受或拒绝一个分析批的标准。在整个分析批包含多个部分批次的情况，应该针对整个分析批，也应该针对分析批中每一部分批次样本定义接受标准。一个分析物对应一条标准曲线，若不止一个分析物，则每个分析物都要有一条标准曲线。

③样本的复测：样本复测的原因包括但不限于：仪器故障、样本处理错误、样本在提取的过程中丢失、色谱峰异常、干扰峰或内标信号响应异常等。对于BE试验，由于药动学相关理由而需要重新分析的临床试验生物样本通常是不能够接受的。

（5）试验样本再分析　生物样本再分析（incurred sample reanalysis，ISR）指在一段时间后，在另一个条件下从另外一个分析批抽取指定数目的试验样本进行重新分析，评价样本检测结果的准确度。检验的范围一般应该重新分析10%样本，如果样本总数超过1000，则超出部分重新分析5%样本。而

对于配体结合分析等大分子药物的重现性分析，再分析样本的接受标准为初测浓度与复测浓度都在两者均值的30%范围内，再分析样本中至少67%以上应符合该接受标准。

根据FDA发布的《生物分析方法学验证指导原则的规定》（2018年5月），检测机构应该建立完善的ISR评估的SOP来指导样本重现性分析的流程和失败情况的评估处理。法规建议，对于重现性样本再分析的评估最好在样本分析进行中执行；用于再分析测试的样本，应遵循该项目的分析方法和相关SOP的规定进行检测；试验样本再分析应与其初次分析在不同的分析批进行。

（6）分析测试报告 试验报告作为生物样本检测分析的结果，必须按照相应的法律法规、临床试验方案以及相关SOP来编写。分析报告包含方法学验证报告和样本分析报告。

（五）生物样本检测分析流程图

生物样本检测分析流程见图9-1-2。

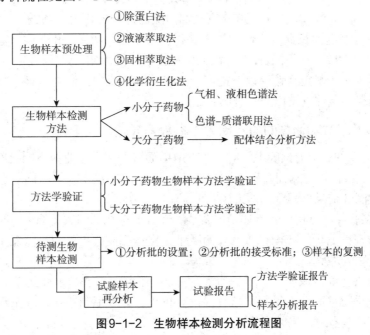

图9-1-2 生物样本检测分析流程图

第二节 案例解析

（一）生物样本的重现性分析

【案例描述】一项关于丁苯酞注射液的BE试验在某医院开展，项目最终采集了健康受试者512份血样（16个采血点、32例受试者），进行生物样本检测分析，判断试验用药与原研药（对照用药）的药动学PK比较。

情景一：后期进行生物样本重现性分析检测时，抽取了55份血样进行再分析，ISR样本分析结果与原分析结果误差仅有3.26%。经核查发现该重现性分析仅在第7、8两个分析批抽取了55份血样；

情景二：在每个采血点都随机抽取了4名受试者的血样进行ISR，结果ISR误差较大的都集中在第9个采血点，误差高达50%以上。

【解析】情景一所示ISR样本抽取不具有代表性，抽取样本时尽可能挑选多个分析批（例如从多个剂量组、不同周期、不同受试者、不同性别和年龄、不同采血点等）选取重现性分析样本，若是BE试验，尽可能挑选C_{max}和消除相的样本。样本数不大于1000个样本时，建议选取10%样本作为ISR样本，如果生物样本的总数超过1000，则超出部分重新分析5%样本。

情景二所示ISR失败的样本集中在第9个采血点，ISR未通过接受标准的原因包括但不限于：样本不稳定、仪器问题、人为操作失误等。若样本集中在某个分析批中不合格，考虑是否因为第9个采血点中出现问题，从血液样本采集、处理、分装冻融、取出和接受、转运等环节中记录文件溯源问题的源头。

（二）超出方法验证长期稳定性期限的检测

【案例描述】 在一项螺内酯制剂的BE试验中，采用LC-MS/MS分析方法测定螺内酯及其活性代谢物坎利酮。进行了2次ISR考察，一次是在试验结束之后马上进行，另一次是在远超出方法验证的长期稳定性（3个月）期限之后。在第一次ISR考察中，2个分析物的结果都符合重现性要求。但在第二次考察中，螺内酯的测定值与原始测定值相比，显示出负偏差，ISR不合格；对于坎利酮，尽管观察到系统的正偏差，但仍然满足ISR合格标准。这一结果说明，在-40℃长期保存下，螺内酯部分转化为坎利酮。由于螺内酯的血浆浓度低于坎利酮，所以这一转化尚未造成坎利酮的ISR结果超标。

【解析】 通常来说，药物不稳定和其代谢物不稳定是ISR失败的最主要原因，正如上述案例所示，超过方法学验证的长期稳定性期限进行ISR检测，螺内酯已部分转化为坎利酮。该项研究提示，BE试验数据必须在分析方法确定的长期稳定性期限内获得。为了尽量避免ISR失败，首先应该通过文献等充分了解待测物的理化性质（在不同pH缓冲液中的稳定性、光稳定性、不同溶剂中的溶解度）、代谢特点（特别关注是否存在不稳定代谢物以及能产生质谱检测干扰的代谢物）等，将有助于正确选择生物基质、样本处理和保存条件以及色谱、质谱参数。

（三）相同品种不同试验计算的药代动力学参数差异较大的案例

【案例描述】 某药物的PK/BE试验中，对C_{max}和AUC而言，同一企业的不同批次药品在同一检测单位检测的结果竟然相差5倍以上；而在别的项目中也是针对AUC这一指标，同一企业的同一批次的药物在不同检测单位检测的结果也相差3倍以上。

【解析】 在临床试验样本分析中，上述情况普遍存在，若想找到问题的原因，进行样本重分析是最优选的方法。但是重现性分析的实操存在巨大的困难，样本存放过久可能早已发生成分的改变，实验费用和流程问题也是一大障碍。

生物样本检测分析之前应该先建立方法后进行方法学验证，方法学验证通过后才可以进行真实的样本分析。但在方法学验证时，如果标准品有误没有校正，母液配制错误，天平没有校准或稀释溶液没有稀释正确等，都可能会对结果的准确度造成巨大的差异。

如何避免或解决案例中的出现的问题，需要针对性的解决，同时需要预防性处理。

（1）参照《药物临床试验生物样本分析实验室管理指南（试行）》（2011年12月）的要求进行改进。建立质控体系，使得质控在生物样本检测全过程中得以实施；

（2）生物样本检测单位应对已有的数据进行多方面比对，例如原研药物的药企以及该药物在国内外的既往研究等临床数据。若出现较大的差异，讨论分析其中的原因，并制定具体的解决措施，克服问题。

生物样本检测单位应积极分析数据差异的原因，获得的数据要进行多方面对比，尤其是与原研企业、国内外文献、本单位以往获得的结果进行对比。若出现较大的差异，应积极分析原因并克服；

（3）检测人员稳定：检测分析人员应遵从法规、方案、SOP或操作手册的要求来进行检测操作，保证一个项目中的测试人员流动性小，趋于稳定。

（4）对于样本分析跨度时间较长的项目，申办者应对分析单位进行定期监查，确保样本管理、人员资质、分析过程等符合操作手册和SOP规定，尽量确保在不同的地点和时间试验结果趋于一致。

第三节 思考拓展

（一）生物样本检测分析中，实验室管理应从哪几个方面去考虑？

答：生物样本检测实验室管理应从实验前准备、实验的实施、实验后出结果的流程来考虑各环节。

1.实验前准备

（1）组织机构和人员配备是否完善、合理、充足；人员资历是否达到相关法规要求；

（2）实验室设施设备管理是否符合要求，是否具备安全防护、应急和急救设施等；

（3）仪器和耗材是否准备充足，仪器是否处于正常的运转状态，校准证明是否处于有效期之内，及是否有专人管理。

2.实验的实施　生物样本检测分析应根据之前拟定的临床试验方案和SOP来进行，并有专业的质控专员和临床CRA来对数据文件进行质控。

3.实验后结果　样本分析后出具的分析报告应按照相应的法律法规、临床试验方案以及相关SOP进行编写，报告审核结束后应立即进行归档管理。

质量控制：在进行临床试验生物样本管理和分析检测的时候应该全程接受质控，保证得到的结果真实、可靠。

（二）若让你来对一批血液样本进行药物浓度（试验用药品已知是哪种药物）的检测分析，你应该如何设计分析方法？

答：生物样本的检测分析主要从三个环节出发：方法学的开发和建立；方法学验证；方法学实施。

（1）**方法学建立**　考虑建立方法条件、方法开发考察内容以及可以通过验证要求的方法，同时记录方法开发的过程；针对题目所问需要检测血液样本的血药浓度，根据该药物的自身属性和相关文献（药代动力学参数）来选择检测的方案，考虑是选取质谱法、色谱质、高效液相或色谱－质谱联用方法来定性分析血样中药物（或其某种成分）的浓度；

（2）**方法学验证**　根据验证计划进行方法学验证，并提供方法学验证报告。

（3）**方法学实施**　若能通过方法学验证后，根据法规要求和临床试验方案来设定一个血液样本检测的SOP，并根据该SOP来进行检测分析，检测分析的过程均需要接受质控管理。

（三）血液样本作为临床试验中最常见的生物样本，简述血液样本检测结果异常的原因。

答：

1.血液样本检测结果异常的原因可能在血液样本本身。

（1）采血量不符合检测的要求；

（2）采血管不合适；

（3）标本发生溶血/脂血或者血液凝固；

（4）抗凝剂选用错误；

（5）容器出现毁坏；

（6）血液样本本身变质等。

2.血液样本检测结果异常的原因在于检测单位

（1）工作人员操作失误，并没有按照相应的SOP进行血样处理和检测；

（2）检测仪器出现问题，精度、量程等不符合校准要求；

（3）实验室不符合相关法规要求等。

（四）作为一名CRA，监查一项某药物BE试验中生物样本检测分析环节时，需要重点从什么方面去设定监查计划？

答：监查的目标只能从临床试验机构提供的文件数据来监查，我们可以从以下这几个方面来开展监查计划。

1.生物样本管理的记录　生物样本的接收、储存处理以及销毁的原始记录是否可以溯源，是否完整；例如确认从样本采集开始到检测结束之间等每个环节所处的环境和不同环境下所占的时间、生物样本保存和转运的温度记录、生物样本保存条件是否符合方案要求、低温冰箱的温控记录等；

2.实验室原始记录　包括但不限于实验单位、人员、日期、条件及试验结果等是否真实完整，监查记录的完整和原始性、可溯源；

3.**方法学开发的记录文件是否完整、可溯源；**

4.**方法学验证（检测方法的科学性）** 生物样本分析方法学确证的原始数据与总结报告的一致性；

5.**检测结果的真实性** 确认标准物质的接收、储存、零用、使用、配置、返还的记录；

6.**标准对照品的管理** 来源、存储条件、数量，物料平衡，使用过程记录；

7.**重要仪器设备的管理** 第三方检定（校准）、3Q认证，稽查轨迹系统权限，连接检测仪器的电脑Window日志；

8.**人员资历** 项目负责人的任命，实验室生物样品管理员、标准物质管理员、档案管理员、实验生物样品处理操作人员、重要仪器上机操作人员的授权、培训，能力考核等。

参考文献

［1］国家药典委员会.中华人民共和国药典：四部［M］.2020版.北京：中国医药科技出版社.2020.

［2］张敏.药物中有关物质检测方法研究进展及应用［J］.广东化工，2021，48（4）：130+129.

［3］韦日伟，王昆，吴先富，等.药物中有关物质检测方法的研究进展及应用［J］.中国药师，2015，18（5）：851-855.

第十章 合同管理

第一节 基础理论

药物临床试验是临床医学研究中不可或缺的部分，也是药物上市前的必经之路。由于药物研发单位（药企、研究所等）通常不具备实施药物临床试验的条件和资质，需要委托具有资质的研究机构参与。因此，药物研发单位通常作为申办者与具有资质的研究机构针对药物临床试验签订委托服务协议（即临床试验合同）。

（一）定义

临床试验合同：是申办者和（或）CRO、研究机构、研究者、约定各方职责、权益，明确临床试验经费的重要文件。它属于技术服务合同，应遵循《中华人民共和国合同法》并受其保护。合同的主体方在合同上的签字人均应当是具有独立民事权利能力和民事行为能力的法人单位，如果法人委托其代理人签署合同，需出具法人授权委托书。

除药物临床试验合同主合同外，还包括：补充合同；CRC聘用合同；其他合同等。如果法人委托其代理人签署合同需出具法人授权委托书。

（二）药物临床试验合同签署的主体

1.根据2020版GCP第四十条："申办者与研究者和临床试验机构签订的合同，应当明确试验各方的责任、权利和利益，以及各方应当避免的、可能的利益冲突。"

2.如果申办者委托CRO公司，需与CRO合同签署合同并承担合同中约定的所有责任和义务，则CRO公司与临床试验机构签署合同。根据2020版GCP第三十三条中规定申办者委托合同研究组织应当符合以下要求：①申办者可以将其临床试验的部分或者全部工作和任务委托给合同研究组织，但申办者仍然是临床试验数据质量和可靠性的最终责任人，应当监督合同研究组织承担的各项工作。合同研究组织应当实施质量保证和质量控制。②申办者委托给合同研究组织的工作应当签订合同。合同中应当明确以下内容：委托的具体工作以及相应的标准操作规程；申办者有权确认被委托工作执行标准操作规程的情况；对被委托方的书面要求；被委托方需要提交给申办者的报告要求；与受试者的损害赔偿措施相关的事项；其他与委托工作有关的事项。合同研究组织如存在任务转包，应当获得申办者的书面批准。③未明确委托给合同研究组织的工作和任务，其职责仍由申办者负责。④本规范中对申办者的要求，适用于承担申办者相关工作和任务的合同研究组织。

（三）药物临床试验合同条款

合同的条款（包括但不限于）：

1.申办者/CRO、研究机构的名称、法定代表人、地址、联系方式；

2.保密责任：双方可接触试验相关资料的人员应对对方的受试者信息/医疗信息/商业机密等有保密责任；

3.利益冲突条款；

4.临床试验的实施过程中遵守2020版GCP及相关的临床试验的法律法规；

5.执行经过申办者和研究者协商确定的、伦理委员会同意的试验方案并提供相应的研究物资；

6.研究时间及病例数：约定完成或预计完成有效病例数，筛选失败病例、脱落病例的处理；

7.质量管理要求：对临床试验完成质量的详细定义，申办者、研究机构、研究者应分别履行的职责、行使权益等；

8.受试者的权益及赔付；

9.资料保存及管理、生物样本处理及运输；

10.临床试验费用预算组成包括但不限于以下内容：

（1）受试者费用　检查费、住院费及陪护费、营养补贴及交通补贴等；

（2）研究者费用　受试者观察费等；

（3）CRC费用　用于聘请院内或院外CRC，辅助研究者完成试验相关工作。根据临床试验工作需要，可独立于主协议之外单独签订。费用预算建议按承担工作单项累计计费，如承担CRF填写等以疗程或访视计数的，按观察周期或疗程计算；

（4）管理费　含机构管理费、药物管理费用、资料管理费、医院管理费等；用于药物临床试验的组织、监督管理、协调、质控等费用，包括但不限于机构工作人员或邀请的专家为完成以上工作的劳务费、加班费；

（5）合同经费的税费　收费标准按国家税务标准。

11.协议的生效和终止，部分条款在委托研究完成后依然有效的界定和说明；

12.文章发表及知识产权归属；

13.违约责任：即明确定义申办者或研究机构哪些情况属于违约，需承担何种责任；

14.争议解决方法：如出现履约中存在争议的情况，如何解决，如需仲裁，仲裁地的选取原则等；

15.临床试验责任保险、由试验所致受试者损害、损失的相关赔偿；

16.试验有关仪器、设备等的赠予、使用、归还；

17.合同变更、信息披露及其他。

（四）合同主体的职责

合同主体包括申办者/CRO、临床试验机构。其中临床试验合同中申办者是委托研究的发起主体，属于甲方，CRO公司是医药研发合同研究组织，也属于甲方；临床试验机构是委受托主体，属于乙方。

1.申办者作为甲方，根据2020版GCP中对申办者的职责限定，应在合同中明确如下职责：

（1）提供试验相关的文件、药物、设备、耗材及研究经费等；对试验用药物进行规范的包装与标签，明确规定试验用药品的贮存温度、运输条件（是否需要避光）、贮存时限、药物溶液的配制方法和过程，及药物输注的装置要求等；

（2）明确研究者和临床试验机构允许CRA、稽查员、伦理委员会的审查者及药品监督管理部门的检查人员，能够直接查阅临床试验相关的源数据和源文件。应当委派合格的CRA进行监查，监查频率应和入组进度相适应；

（3）负责对乙方的研究人员进行该临床研究有关的培训；

（4）申办者应当建立临床试验的质量管理体系。应当组织独立的稽查；

（5）负责药物试验期间试验用药品的安全性评估。申办者应当将临床试验中发现的可能影响受试者安全、可能影响临床试验实施、可能改变伦理委员会同意意见的问题，及时通知研究者和临床试验机构、药品监督管理部门；

（6）发现研究者、临床试验机构、申办者的人员在临床试验中不遵守试验方案、标准操作规程、药物临床试验质量管理规范、相关法律法规时，应当立即采取措施予以纠正。甲方发现研究者、临床试验机构有严重的或者劝阻不改的不依从问题时，申办者有权终止该研究者、临床试验机构继续参加临床试验，并及时书面报告药品监督管理部门；

（7）应当按照要求和时限报告药物不良反应并及时处理。发生与试验相关的损害或死亡时，由申

办者承担参加临床试验受试者的医疗费用及相应的经济补偿或者赔偿;

（8）应当采取适当方式保证可以给予受试者和研究者补偿或赔偿。申办者应当向研究者和临床试验机构提供与临床试验相关的法律上、经济上的保险或证明。但不包括研究者和临床试验机构自身的过失所致的损害;

（9）应当使用受试者鉴认代码，鉴别每一位受试者所有临床试验数据。盲法试验揭盲以后，申办者应当及时把受试者的试验用药品情况书面告知研究者;

（10）提前终止或者暂停临床试验，应当立即告知研究者和临床试验机构、药品监督管理部门，并说明理由;

（11）临床试验完成或者提前终止，应当按照相关法律法规要求向药品监督管理部门提交临床试验报告，向伦理委员会和研究机构递交最终的临床试验分中心小结或总结报告。

2.如涉及CRO的合同，还应增加以下要点。

研究的发起者（申办者）或受其委托的CRO公司是合同主体的另一方，根据2020版GCP，申办者委托合同研究组织应当符合以下要求。

（1）提供申办者委托该公司承担临床试验相关业务的《委托函》，明确说明CRO受申办者委托承担的责任与义务范畴，以及CRO不承担的责任与义务范畴;

（2）应明确临床试验相关损害赔偿等责任承担方，如CRO不承担该责任，应要求申办者出具承担该责任的证明文件。未明确委托给合同研究组织的工作和任务，其职责仍由申办者负责。

3.临床试验机构为乙方，乙方应在合同中列明负责药物临床试验的研究者，根据2020版GCP中对研究者及医疗机构的职责限定，应在合同中明确如下职责。

（1）研究者必须详细阅读和了解试验方案的内容，并严格按照伦理委员会同意的试验方案执行;

（2）研究者和临床试验机构对申办者提供的试验用药品有管理责任;

（3）研究者应当遵守临床试验的随机化程序。盲法试验应当按照试验方案的要求实施揭盲。若意外破盲或者因严重不良事件等情况紧急揭盲时，研究者应当向申办者书面说明原因;

（4）研究者实施知情同意，应当遵守赫尔辛基宣言的伦理原则且符合2020版GCP;

（5）研究者应当确保所有临床试验数据是从临床试验的源文件和试验记录中获得的，是准确、完整、可读和及时的。按照申办者提供的指导说明填写和修改病例报告表，确保各类病例报告表及其他报告中的数据准确、完整、清晰和及时。临床试验数据的记录、处理和保存应当确保记录和受试者信息的保密性;

（6）接受申办者派遣的CRA或稽查员的监查和稽查及药品监督管理部门的检查，确保临床试验的质量;

（7）由具备相关资质的研究者做出与临床试验相关的医疗决定，保证受试者在试验期间出现不良事件时得到适当的治疗，研究者有义务采取必要的措施以保障受试者的安全，并按指定程序上报SAE;

（8）研究者应当提供试验进展报告及安全性报告;

（9）提前终止或者暂停临床试验时，研究者应当及时通知受试者，并给予受试者适当的治疗和随访，并且研究者应当立即向临床试验机构、申办者报告，并提供详细书面说明;

（10）提供合法的收款票据;

（11）研究机构如不能完成部分工作，应事先由申办者与其他相关机构签署相关委托合同。

（五）合同的审核

1.形式审查

（1）合同格式、签章部分应符合双方单位的基本要求;

（2）合同名称与试验项目名称的一致性;

（3）履行合同的责任方:明确甲方为申办者或CRO,乙方为***医院。如申办者将全部或部分职责委托给第三方，应就所涉及的责任部分签署三方合同;如甲方为CRO公司的,应要求申办者或CRO提

供合法有效的授权委托书,以证明申办者对其的委托范畴,并与合同相一致;

(4)合同各方当事人信息的准确性:必要时需核实;

(5)合同用语:避免使用非专业术语表述专业问题,造成歧义;避免英语直译,造成语言生涩,与汉语表达习惯的不一致;

(6)合同盖章:印章上的公司名称与合同中书写的单位名称应一致;合同上应盖双方单位公章或合同专用章,而非财务专用章,如使用合同专用章的,需要求该公司提供该合同专用章的公安局备案资料。

2.内容审查

(1)合同主体资格、履约能力申办者/CRO应为具备签约、履行合同权力和能力的主体,应为中国境内具有营业执照的法人单位,或为获得法人授权、在中国的分支机构。

(2)合同条款名目目前常用的临床试验合同条款书写方式可分为两种:参照《合同法》规定,按照标准条款逐一撰写的;或按照甲乙双方的责、权、利分别罗列的。

(3)合同付款条款通常:①甲方在合同签订后一定期限内支付合同总金额一定比例的费用,双方根据实际情况具体协定;②甲方在乙方完成一定数量的入组病例数时,支付相应部分的金额费用,双方根据实际情况具体协定;③实际发生费用:比如筛选失败的病例、脱落病例、剔除病例的费用的支付,应在合同中详细说明;④若临床试验期间,因方案修改导致研究经费发生变动,由双方重新协商解决,签署补充合同。

(4)违约责任约定违约情形、违约责任,违约所产生的损失范围及补偿。

(5)管辖约定通常合同中会明确,一旦发生履行合同方面的纠纷将交付合法的仲裁机构进行处理。作为研究机构,在与甲方充分协商下,建议将合同的纠纷仲裁机构约定为事件发生地,即研究机构所在地,处理纠纷的官方语言为中文。

(六)合同的保存

合同按照实际保存份数的需要,建议至少一式4份,4份合同均需签章并均为原件。合同签署后,1份交研究者存研究档案,1份交机构办公室存档,2份交申办者/CRO保存。

第二节　案例解析

药物临床试验合同中出现的问题主要出现在以下几个部分:合同签署双方权利与责任划分不清晰、受试者的损害赔偿范围不清晰、研究者的损害赔偿责任不清晰、临床费用预算不足、缺失某些重要条款、知识产权归属不明确及其他问题,包括保密协议、信息公开及违约解决等。

(一)合同签署方的职责及受试者与研究者损害赔偿责任划分不清晰

【案例描述】某药物临床试验合同中,由申办者与临床试验机构双方签署,合同中责任与赔偿条款内容:"受试者如按方案规定使用试验用药物,遵照试验流程所导致的损伤,受试者会得到相应的治疗,甲方承担与本试验相关的不良事件的治疗费用,并根据具体情况,遵照中国的相关法律法规给予补偿。"

【解析】

1.问题分析

(1)条款中责任规定过于简单,未规定试验过程中申办者及研究者职责;

(2)合同中未列明对受试者损害赔偿和研究者担保条款;

(3)合同中只列明申办者会遵照试验流程所致的损伤及与本试验相关的不良事件的治疗费用,未注明由于损伤或不良事件需要的营养补贴、误工费等;

(4)合同中未写明研究人员的责任赔偿范围。

2.改进措施

（1）合同中详细规范明确试验申办者与研究者和临床试验机构的责任：可以根据2020版GCP第四章、第五章中研究者、申办者职责进行详细补充。

（2）明确能够给予受试者和研究者补偿和赔偿，如受试者发生与试验相关的损害时，申办方需要承担相应的治疗费用及其他相应的补偿。并且，如由此使得临床试验机构造成相关损失的，需要给予临床试验机构相应的赔偿。根据2020版GCP第三十九条中规定申办者应当采取适当方式保证可以给予受试者和研究者补偿或者赔偿；申办者应当向研究者和临床试验机构提供与临床试验相关的法律上、经济上的保险或者保证，并与临床试验的风险性质和风险程度相适应。但不包括研究者和临床试验机构自身的过失所致的损害。

（3）当受试者发生与临床试验相关的损害时，申办方不仅需要提供医疗费还应该提供其他补偿。根据2020版GCP第三十九条中规定申办者应当承担受试者与临床试验相关的损害或者死亡的诊疗费用，以及相应的补偿，应当及时兑付给予受试者的补偿或者赔偿。这里的"与临床试验相关"应理解为由于按照试验方案使用研究药物（包括试验药物、阳性药及安慰剂）或实施试验过程中由于某些程序所导致的。因此，本药物临床试验合同中，当发生与试验相关的损害时，申办者不仅应该提供诊疗费用，还应该提供相应的补偿，并及时给予受试者。

（二）临床试验费用预算不足

【案例描述】某药物临床试验合同里受试者费用中检查费用内容："参加本次临床试验的受试者（筛选失败/成功）其相关检查费用由甲方承担，实报实销，按照4个周期估算，甲方预付受试者检查费14500元/例，最终按实际发生项目进行结算。支付计划分为首笔临床试验费用、后续完成6例再支付第二笔临床试验费用及完成试验后进行结算。"受试者检查主要包括：血常规、尿常规、生化、凝血功能、血妊娠试验（如有必要）、快速传染病快速4项（病毒学检查）、HBV DNA（病毒学检查，如有必要）、十二导联心电图、免疫七项（血清免疫球蛋白定量）、血清 β_2 微球蛋白、骨髓涂片细胞学检查（骨髓细胞学涂片分类）、外周血细胞彩色图像分析（外周血涂片）、Fish诊断、骨骼X线检查、血清M蛋白免疫电泳和免疫固定电泳。由于临床试验期间，因方案修改需要加做检查增强CT+MRI，导致受试者检查费用增加。由于预先支付的金额不足，以致于试验期间无法给予受试者报销。

【解析】

1.问题分析

（1）合同仅约定对入组成功的患者支付相应费用，对筛选失败、中止/脱落和计划外访视的情况所需的检查费用并未提及。筛选失败的受试者、中止/脱落都有相应的交通补贴，此部分的费用并未加入预算；

（2）试验期间试验方案更改后，未重新对受试者检查费用进行计算评估，及时重新评估预算是否合理；

（3）试验费用不足会影响试验进度及受试者权益。

2.改进措施

（1）可增加费用预算款项。根据医疗机构建立的符合本院规范的临床试验合同模板，申办方可在其基础上根据具体方案增加一些必要条款，减少由于预算不足而导致试验被迫暂停的情况。同时，医疗机构在审核合同预算时，需要结合相应的试验方案，根据具体试验工作内容，细致分工分项、评估各项费用，计算费用。对临床试验预算类别制定明细模板。本案例中可添加：①筛选失败病例费用。②剔除病例按实际发生访视计算支付受试者检查费和受试者其他补贴。③计划外访视的费用；

（2）各个项目的预算需要根据试验方案进行评估计算，科学合理制定、调整临床试验相关服务价格，确保试验期间有足够的资金进行试验；

（3）试验期间，及时根据方案内容对临床试验合同进行更改或补充。通常，在许多临床试验过程中会出现增加检查等方案的修改，此时，申办方应及时根据方案要求更新协议中签订的试验费用，制定临床试验合理的预算。保证试验进展顺利，受试者能够在规定的时间内得到相应的费用，确保受试者权益。

（三）合同中重要条款缺失

【案例描述】某院与某申办者的药物临床试验合同如下：

项目名称：

药物临床备案号/通知书：

药物临床研究合同

试验项目名称：

委托方（甲方）：

受托方（乙方）：

年　　月

1.委托概况　某项临床研究已获得NMPA的同意，现甲方邀请乙方作为参加单位，进行多中心临床研究。甲乙双方在平等互利的基础上，按照 GCP 和国家新药临床研究的相关规定，对临床研究中涉及的主要条款达成以下一致意见。为确保临床研究工作顺利进行和双方的权益，甲乙双方签署本临床研究协议书。

2.合作程序　在与乙方签订协议之后，临床研究前，甲方应免费向乙方提供以下的物品或文件。

（1）提供相关的临床前研究资料与文献资料，供乙方在临床研究时参考。

（2）提供合格的临床试验用药及试验用药的药检报告。

（3）提供临床试验方案、病例报告表和知情同意书；由乙方根据有关规定和药品性质确定正式的试验方案、病例报告表和知情同意书。

在与甲方签订协议之后，乙方将开始着手该项目的临床研究工作，安排相应的科室和研究人员参加临床研究并向甲方提供以下物品或文件。

（1）按GCP要求提供研究开始前必备的相关文件（研究人员简历、研究职责表、研究人员签名样张、有关实验室资格证书、有关实验室检测方法及质控证明、有关实验室检查项目正常值范围等）；临床研究过程中，如需补充提供任何与试验相关的文件，乙方应尽量协助解决。

（2）在研究结束后出具符合新药审评要求的签章的本中心小结报告及总结报告、经研究者签字的CRF表、验单等原始资料的复印件等相关资料。

将所有临床研究原始资料按新药临床研究相关法规要求保存备查。

3.双方的权益与义务

甲方的权益和义务

（1）组织临床研究会议，并承担参会人员的食宿、交通相关费用。

（2）委派CRA履行 GCP 规定的相应职责，在临床研究全过程中，对与本试验有关的全部临床研究资料（如原始病历记录、病例报告表、化验报告及其他检查报告、患者签字的"知情同意书"等），进行监查与审核。并回收研究剩余药物。

（3）承担临床试验过程中发生的由试验药物引起的不良反应治疗处理费用和受试者的相关赔偿，但由医疗事故所致者除外；

（4）临床研究成果归甲方所有，乙方若要公开或发表，应征得甲方书面同意。

乙方的权益和义务

（1）负责在_____个月时间内（从收到甲方的研究药品和有关费用后，开始计算工作时间）完成约定数量并符合试验方案要求的病例。

（2）所有参加研究人员必须详细阅读和了解试验方案的内容，严格按照方案规定的方法、标准操作规程进行临床研究，并将观察所得数据准确、完整、及时地记录于病例报告表中。

（3）按试验方案和 GCP 要求管理试验用药品，研究过程中有责任配合甲方委派的 CRA 的监督、检查，并向上述 CRA 提供全部药品管理资料（如剩余药品和药品发放记录等）和与本试验有关的全部临床研究资料，以确保临床研究的质量。试验结束后，乙方须将剩余药品交还甲方。

（4）负责对受试者在试验期间出现的不良事件进行治疗及必要的救护，在发生严重不良事件时应在 24 小时内立即向甲方和相关部门报告。

（5）在药品注册过程中有义务对药品审评中心提出的发补意见，及时解答、补充和完善。

（6）乙方有义务对研究结果进行保密，不得向第三方提供研究结果。

4.研究费用和支付方式

（1）研究费用

甲方应按每个合格病例人民币_____元整的标准，向乙方提供临床研究费用。本次研究乙方拟完成该类合格病例_____例，研究费用共计人民币_____元整。

（2）支付方式

整个临床研究费用由甲方以汇票方式分二期支付，临床研究开始时支付50%，计_____元整，临床研究结束提交临床总结报告后支付50%，计_____元整。

乙方在收到甲方的每笔研究费用后的十个工作日内，向甲方出具同等面值正式发票。

（5）其他

（1）合同未尽事宜，均按 GCP 及新药研究相关规定，由双方协商解决。

（2）本协议经双方签字、盖章后生效，协议开始生效后，任何一方不得单独终止协议。

（3）本协议一式四份，甲、乙双方各执两份，每份具有同等法律效力。

签字页

甲方（盖章）：

代表签字：

日期： 年 月 日

电话： 地址：

乙方（盖章）：

代表签字：

日期： 年 月 日

电话：

地址：

开户行：

账号：

【解析】

1.问题分析 此药物临床试验合同中存在重要条款缺漏，包括：

（1）保密责任：双方可接触试验相关资料的人员应对对方的受试者信息、医疗信息、商业机密等有保密责任；

（2）研究时间及病例数：约定完成或预计完成有效病例数，筛选失败病例、脱落病例的处理；

（3）受试者的权益及赔付；

（4）资料保存及管理、生物样本处理及运输；

（5）临床试验费用明细笼统：预算类别不清晰；支付方式和时间不具体；未列明对应明细；

（6）费用支付方式不合理，试验开始前支付50%，试验结束出具总结报告支付50%；

（7）文章发表及知识产权归属；

（8）违约责任：即明确定义申办者或研究机构哪些情况属于违约，需承担何种责任；

（9）争议解决方法：如出现履约中存在争议的情况，如何解决，如需仲裁，仲裁地的选取原则等；

（10）临床试验责任保险、由试验所致受试者损害、损失的相关赔偿；

（11）试验有关仪器、设备等的赠予、使用、归还；

（12）合同变更及其他。

本案例中药物临床试验合同重要条款缺漏众多，如一旦产生纠纷，责任划分不明确，将对受试者及临床试验机构造成重大的经济风险。因此，建议临床试验机构在合同内容审核时需要留意条款是否完备，权责是否明确。

2.解决措施

（1）可以参考《中华人民共和国民法典》（2020年6月）等法律法规，为合同争议点的协商谈判提供了示范用语和良好素材；

（2）制定规范科学的合同审核流程，并制定相应的合同管理制度及SOP。明确各方的主体责任，做好相应的风险评估。临床试验管理部门应设置专门的合同管理审核人员，对合同的内容、各项条款、合同格式、权责划分及试验是否合理等进行审阅，及时与申办者/CRO进行反馈和商谈；

（3）合同审核遵照医疗机构内《临床试验合同管理制度》执行，规范合同起草、审核、洽谈、审批及签署流程，做好临床试验风险评估。并根据医疗机构的合同管理SOP规定，需要医疗机构法务、财务、保险等部门逐级审阅，取得各方与申办者一致意见后，最终合同定稿。

（四）知识产权归属问题

【案例描述】某临床试验机构与申办者签订的药物临床试验协议中，"甲方保证提供给乙方、丙方的相关资料、文件均无知识产权纠纷，如发生知识产权纠纷，由甲方承担全部责任。履行合同所产生的相关知识产权，由甲乙双方共享或另行协商。"

【解析】

1.问题分析　《中华人民共和国专利法》（2020年10月）第二十五条明确规定："疾病的诊断和治疗方法不授予专利权。"这主要指诊断和治疗疾病的方法本身。

在知识产权归属方面，不可置否的是药物/医疗器械以注册为目的临床试验过程中所产生的成果、专利等知识产权应当归于申办方。但是在本案例的临床试验合同中却规定在履行合同所产生的相关知识产权，甲乙双方共享或另行协商。这不符合相关规定。

2.改进措施　对于知识产权归属应明确规定：

（1）试验中涉及甲方药物、临床试验数据相关知识产权则由甲方享有；未取得申办者书面允许之前，临床试验机构不得使用本临床试验内容提供给第三方或公开发表；

（2）临床试验机构若欲将临床试验结果用于科研会议或发表，需事先得到申办者的许可；

（3）临床试验机构在学术会议或刊物上交流该临床研究结果时，需征得申办者同意，并应写明本试验药物来源；

（4）申办者在申报本临床试验研究成果时，若引用临床研究资料，申办者认为确有必要的，临床试验机构应作为协作单位；

（5）如在试验过程中研究者发现试验药物具有新的治疗用途，或发现试验用药品的代谢产物有用途，此知识产权归临床试验机构的研究者所有；

（6）如为Ⅰ期试验，方法学为临床试验机构建立，则知识产权应归属于临床试验机构。

第三节　思考拓展

（一）受试者在临床试验过程中出现严重不良事件时，如何判断由谁承担主要赔偿/补偿责任？

答：首先，2020版GCP第三十九条规定：申办者应当承担受试者与临床试验相关的损害或者死亡的诊疗费用，以及相应的补偿。申办者应当向研究者和临床试验机构提供与临床试验相关的法律上、经济上的保险或者证明，并与临床试验的风险性质和风险程度相适应。但不包括研究者和临床试验机构自身的过失所致的损害。那么确定受试者发生严重不良事件是由于试验本身还是研究者或者临床试验机构则需要进行科学的判断。

在发生SAE时，研究者和申办者填写和报送的《严重不良事件报告表（SAE）》（以下简称"报告表"）是判断因果关系的重要依据。根据《药品不良反应报告和监测工作手册》（2012年11月），我国使用的不良反应事件分析方法及其遵循原则见本书第十三章《药物临床试验不良事件管理》第一节中的"药物不良事件的关联性评价标准"。

（二）申办者购买的临床研究保险是怎样的险种？申办者需要向试验机构提供哪些保险相关凭证？

答：根据2020版GCP第四章第三十九条："申办者应当承担受试者与临床试验相关的损害或者死亡的诊疗费用，以及相应的补偿。申办者和研究者应当及时兑付给予受试者的补偿或者赔偿。"

申办者为临床试验进行投保较多的是"药物临床试验责任险"，由保险公司出具的保险凭证包含了保险合同的关键信息，申办者可以通过提供保险凭证以证明其投保事实。

目前，中国尚无临床试验责任保险以受试者为被保险人，但申办者在投保临床试验责任险的前提下，可通过责任保险的方式向保险公司理赔来弥补自身损失，间接使得受试者参加临床试验的权益获得保障。

申办者与保险公司的保险合同由保险条款投保单、保险单、保险凭证以及批单组成。

（三）申办者是否可以提供受试者情况危急救治的保证金？

答：此处的保证金是指申办者提供"保证金"预先支付到试验机构账户，一旦受试者发生SAE，需要紧急救治，即可以使用"保证金"为受试者垫付相应的诊疗费用。

但由于提供保证金的法律依据不足，保证金的存放时间、数额、实际支付等操作流程在各个申办者及试验医疗机构均难以明确和统一，都使得申办者提供保证金面临一定的合规风险。

参考文献

王岳，许重远，刘唐威，等.药物临床试验技术服务合同专家共识（中国药理学会药物临床试验专业委员会）[J].中国临床药理学与治疗学，2015，20（4）：361-365.

第十一章　药物临床试验文件管理

第一节　基础理论

（一）定义

1.源数据（source data）　指临床试验中的原始记录或者核证副本上记载的所有信息，包括临床发现、观测结果以及用于重建和评价临床试验所需要的其他相关活动记录。

源数据应当具有可归因性、易读性、同时性、原始性、准确性、完整性、一致性和持久性。源数据的修改应当留痕，不能掩盖初始数据，并记录修改的理由。

2.源文件（source documents）　指临床试验中产生的原始记录、文件和数据，如医院病历、医学图像、实验室记录、备忘录、受试者日记或者评估表、发药记录、仪器自动记录的数据、缩微胶片、照相底片、磁介质、X线片、受试者文件，药房、实验室和医技部门保存的临床试验相关的文件和记录，包括核证副本等。源文件包括了源数据，可以以纸质或者电子等形式的载体存在。

核证副本，指经过审核验证，确认与原件的内容和结构等均相同的复制件，该复制件是经审核人签署姓名和日期，或者是由已验证过的系统直接生成，可以以纸质或者电子等形式的载体存在。

3.门诊/急诊病历　主要包括患者的病历记录本或门诊电子病历、门诊检验单、彩超报告、放射报告、心电图报告等记录以及医生的诊断结论、各类处方等，也包括门诊中西药处方的存根。

4.住院病历　主要包括门诊医生开出的住院证明及其初步诊断的结论，既往用药和既往病史等；住院部医生观察的各种记录、检验单、彩超报告、放射报告、心电图报告等检验检查记录材料及其诊断结论等；医护人员对患者的观察记录、治疗护理记录等；需要进行手术的患者产生的术前会诊记录、手术方案、手术知情同意书、麻醉记录单、术后观察记录、手术意外急救方案等材料。

病历档案简称病案，又称病历，是指医务人员对患者疾病诊断治疗过程形成的原始记录，它能够客观地、完整地、连续地记录患者的诊疗经过和病情状态变化，是临床上用来科学诊断治疗的基础材料，是保护医患权益的关键依据。根据我国《医疗机构管理条例实施细则》规定，医疗机构的门诊病历的保存期不得少于15年，住院病历的保存期不得少于30年。

5.我国2020版GCP中对病例报告表　病例报告表（case report form）"指按试验方案要求设计，向申办者报告的记录相关信息的纸质或者电子文件。"

ICH-GCP（E6）中将其定义为："A printed, optical, or electronic document designed to record all of the protocol required information to be reported to the sponsor on each trial subject.（参考译文）设计用来记录试验方案要求向申办者报告的有关每一例对象的全部信息的印刷的、光学的或电子的文件。"病例报告表依照收集方式的不同，可以分为纸质的CRF和电子的CRF两种。

6.受试者日记卡　也叫受试者日志（patient diary），是指在临床研究疾病治疗过程中，提供给受试者直接记录用药情况和病程变化，用以评估受试者情况（例如症状严重程度、生活质量等）或评价疗效指标及依从性的工具。在临床研究中，使用受试者日记卡有可能提高受试者的用药依从性；另外，也有助于减少受试者回忆偏倚，提高临床试验数据的时效性、可溯源性及完整性，是临床试验质量的一个重要参考指标。

（二）临床试验需要准备的文件

1.试验开展前准备文件（包括但不限于）

（1）NMPA备案登记

①临床试验方案

②知情同意书样稿

③伦理委员会意见复印件

④主要研究者信息

⑤参加单位研究者名单

⑥药物临床试验备案资料递交信

⑦人类遗传资源采集、收集、买卖、出口、出境审批申请书及其决定（申办者 /CRO/SMO/ 统计单位涉及外资背景）

（2）伦理审批

①临床试验申请表

②立项审查表

③伦理、机构递交信（备案、回复、重要说明等）

④伦理委员会相关资料

⑤保险凭证

（3）受试者招募文件　受试者招募相关文件（招募计划、招募公司、招募广告等）

（4）申办单位提供资料

①申办者提供的临床前资料

②研究者手册及更新版本

③申办者提供的其他相关文件资料

（5）临床方案

①临床研究方案（含附件）及更新件

②方案签字盖章页及增补单位的补充、更新件

③方案修订说明或相关记录文件

（6）知情同意书

①知情同意书及更新修订版

②知情同意书修订说明文件

（7）临床方案讨论会　方案讨论会相关文件

（8）申办单位资质

①营业执照（有效期内）

②组织机构代码证

③药品生产许可证

④GMP 证书及注册变更文件

⑤药品委托生产（加工）单位资质证明

⑥委托生产（加工）合同或协议、委托书等文件

⑦委托生产（加工）与药物数量、包装相关的资料

⑧申办单位其他相关的资质文件

（9）生物样本分析单位

①营业执照（有效期内）

②实验室相关资质证明

③分析方法开发与验证方案

④生物样本分析方案

（10）其他相关方资质证明

①CRO公司资质证明（申办者委托书、营业执照）

②SMO公司资质证明（委托书、营业执照）

③CRA的资质证明（GCP证书、毕业证、身份证、委托书）

④申办单位CRO委托书

⑤委托医疗机构做临床试验的委托书

⑥CRO项目经理委托书

⑦CRC派遣函及相关资质证明

（11）实验室质控

①实验室正常值范围及更新

②医学或实验室操作的质控证明

（12）药物（研究用品）质控

①试验药质检报告

②对照药质检报告

③临床研究药物包装说明、标签或设计样张

④试验用药说明书

⑤体外溶出报告

（13）临床试验机构人员资质

①研究人员履历

②临床试验机构及研究人员名单

③研究人员GCP证书、医师/护士资格证、医师/护师注册证

④研究职责授权表与签名样张

⑤研究人员保密声明及利益冲突说明

（14）冷链运输公司

①营业执照（有效期内）

②道路运输许可证

③ISO质量管理体系认证

④ISTA包装箱检测报告

（15）项目管理

①项目研究计划

②其他与项目管理有关的文件

（16）临床试验机构相关文件　临床试验机构相关设施设备年检标志校验证书、检验科室间质评证书等

2.试验阶段准备文件（包括但不限于）

（1）递交伦理委员会相关资料　递交信伦理委员会相关审查资料（跟踪审查：方案违背、SAE、定期审查）

（2）启动会资料

①启动会PPT

②启动会签到表

③培训记录

④培训签到表

⑤启动会纪要

⑥方案培训资料

（3）受试者管理

①受试者筛选入选表

②受试者鉴认代码表

③受试者签到签离表

④受试者领取试验费用记录表

⑤受试者招募结果通知表

⑥已签名的知情同意书

⑦完成试验受试者编码目录

⑧未完成试验受试者编码目录

（4）稽查

①稽查计划

②稽查人员相关资质证明

（5）药物管理

①药物交接记录

②药物运输快递单

③药品运送过程温度记录及温度计校正证书

④临床试验机构存放温湿度记录

⑤药物在临床试验机构转运过程的温度记录

⑥药物库存记录

（6）药物更换调整

①更换药物新批次的交接单

②调整病例对应药物的研究单位间转移交接记录

③药物更换、调整产生的快递单

④药物更换、调整的说明文件

（7）物资管理（非药物）

①物资交接记录

②应急信件交接记录

③研究相关物资运输快递单

（8）生物样本管理

①生物样本采集、处理记录

②生物样本保存记录

③生物样本转移（运输）记录

④生物样本销毁（留存）记录

⑤生物样本运输快递单

（9）访视日记与监查报告

①临床研究CRA访视日志

②（试验前、启动、试验期间）监查报告

③非现场监查记录（电话、邮件）

④生物样本分析单位访视记录

⑤生物样本分析单位监查报告

⑥检测方电话监查等沟通纪要

（10）安全性记录与报告

①SAE/SUSAR首次报告、随访报告、总结报告

②SAE/SUSAR相关记录文件（邮件、监查、SAE分析等文件记录）

③研究期间 AE 的安全性报告

④上报相关部门的传真回执或快递单等证明文件

（11）研究期间重要事件

①样本量调整的说明

②PD / PV 报告表

③研究单位变更文件（研究单位终止、退出、新增）

④研究期间重要通知及说明

⑤终止临床研究报告

3.试验结束阶段准备文件（包括但不限于）

（1）药物管理

①研究结束研究单位药物的留存记录

②回收药物返还申办单位的交接记录

③回收药物最终销毁记录

（2）物资管理　研究物资回收记录

（3）关闭中心

①致伦理、研究单位的关闭中心递交信和通知

②递交研究单位的研究完成通知

③关闭中心访视报告

（4）统计分析与数据管理

①药代统计计划书、安全性统计计划书

②数据疑问表、EDC 数据答疑电子数据记录

③数据管理计划

④数据审核会（会议纪要、议程、签到表）

⑤数据库锁定、解锁记录

⑥盲底与总随机表、破盲及揭盲签字记录、应急信件

⑦实验室异常值汇总、数据核查报告

⑧统计分析报告及签字盖章封面

⑨最终数据库（EDC 数据系统文件）

⑩纸质 CRF 与统计交接记录

（5）总结报告

①临床总结报告及附件

②临床总结报告签字盖章封面

（三）药物临床试验中的相关文件内容及要求

1.原始记录的要求

（1）原始性　临床试验所有的原始记录都必须具备原始性。原始记录应该体现过程的原始性，试验过程中观察结果及数据在产生的当时就予以记录，记录文件的内容和格式应当严格保持试验现场记录的原貌，不得事后追忆、另行整理记录等。

（2）真实性　真实性是指对试验资料的内容、数据和背景信息在进行核准、核查后，确认其与原始文件中记录的数据完全一致。真实性是保证试验结果科学可靠的必备前提。无论出于何种目的，都不能伪造数据，也不能随意修改数据。若发生笔误，错误之处纠正时需用横线居中划出，保持修改前的记录清晰可见，在右上方写上正确的数据，并签署修改者的姓名缩写及修改时间。

（3）及时性　试验过程中的观察结果及数据都需及时做好记录。及时性是准确性、完整性的保证。事后追忆也会对真实性和完整性造成影响，研究人员应保持及时记录的习惯。

（4）完整性　原始记录的内容是试验结果及数据的重要来源。研究记录应完整的呈现试验过程发生的各方面的内容，尤其是试验关键数据的记录。

2.病例报告表的要求及内容

（1）研究人员应当按照申办者提供的指导说明填写和修改病例报告表，确保各类病例报告表及其他报告中的数据准确、完整、清晰和及时；

（2）病例报告表中数据应当与源文件一致，若存在不一致应当做出合理的解释；

（3）病例报告表中数据的修改，应当使初始记录清晰可辨，保留修改轨迹，必要时解释理由，修改者签名并注明日期；

（4）申办者应当有书面程序确保其对病例报告表的改动是必要的、被记录的，并得到研究人员的同意。研究人员应当保留修改和更正的相关记录；

（5）申办者应当保证临床试验各个环节的可操作性，试验流程和数据采集避免过于复杂。试验方案、病例报告表及其他相关文件应当清晰、简洁和前后一致；

（6）监查员核对病例报告表录入的准确性和完整性，并与源文件比对。监查员应当注意核对试验方案规定的数据在病例报告表中有准确记录，并与源文件一致；确认受试者的剂量改变、治疗变更、不良事件、合并用药、并发症、失访、检查遗漏等在病例报告表中均有记录；确认研究人员未能做到的随访、未实施的试验、未做的检查，以及是否对错误、遗漏做出纠正等在病例报告表中均有记录；核实入选受试者的退出与失访已在病例报告表中均有记录并说明；

（7）监查员对病例报告表的填写错误、遗漏或者字迹不清楚应当通知研究人员；监查员应当确保所作的更正、添加或者删除是由研究人员或者被授权人操作，并且有修改人签名、注明日期，必要时说明修改理由；

（8）各中心应当使用相同的病例报告表，以记录在临床试验中获得的试验数据。申办者若需要研究者增加收集试验数据，在试验方案中应当表明此内容，申办者向研究人员提供附加的病例报告表；

（9）申办者应当确保研究人员始终可以查阅和在试验过程中可以录入、更正报告给申办者的病例报告表中的数据，该数据不应该只由申办者控制；

（10）申办者应当确保研究中心能保留已递交给申办者的病例报告表数据。用作源文件的复印件应当满足核证副本的要求。

病例报告表的内容一般可以分为以下几个方面：

（1）封面　包括试验名称、试验方案编号、试验机构名称、受试者姓名缩写、受试者筛选号或随机号、受试者入组日期和试验完成日期、申办者名称、病例报告表的版本号及日期、保密声明等。

（2）填表须知　用于指导研究人员填写表格，包括使用方法及填写人员的规定、填写用笔的要求、填写错误修改的方法等注意事项。

（3）试验流程图　表格的方式清晰表达该项目的整个试验流程，包括每个访视周期需要完成的工作，每次访视周期的时间节点及时间窗范围，进行哪些项目的检查、记录的内容及不同项目的注意事项，避免遗检、错检等。

（4）筛选期的内容　包括知情签署的时间，人口学资料，既往用药史病史、治疗情况等，现病史如病程、生命体征、体格检查、实验室检查及结果等。

（5）入排标准的审核　在受试者入组前应该审核受试者是否符合入选标准与排除标准，此内容应在病例报告表中列出。

（6）治疗期及随访期的记录　每次访视均要按照试验方案中所规定的访视项目依次进行，包括生命体征、合并用药及不良事件、疗效指标的记录等。

（7）试验完成记录　试验完成时，需记录受试者的完成日期、受试者是否完成整个研究，计划外访视等。

（8）签名页　包括研究人员的签名及日期，数据管理员、主要研究者、监查员、审核人员的声明、签名及日期等。

3.受试者日记卡的内容（包括但不限于）

（1）访视周期，项目中心编号，受试者编号，版本号及日期；

（2）研究人员使用说明；

（3）受试者使用说明；

（4）研究人员联系方式；

（5）日记卡正文；

（6）受试者及研究人员签名及日期；

（7）其他信息：受试者随机号，本次访视日期、下次访视日期、申办方名称等。

（四）药物临床试验中的文件管理

药物临床试验必备文件作为确认临床试验实施的真实性和所收集数据完整性的依据，是申办者稽查、药品监督管理部门检查临床试验的重要内容，应当符合GCP要求。

申办者、研究者和临床试验机构应当确认均有保存临床试验必备文件的场所和条件。保存文件的设备条件应当具备防止光线直接照射、防水、防火等条件，有利于文件的长期保存。应当制定文件管理的标准操作规程。被保存的文件需要易于识别、查找、调阅和归位。用于保存临床试验资料的介质应当确保源数据或者其核证副本在留存期内保存完整和可读取，并定期测试或者检查恢复读取的能力，免于被故意或者无意地更改或者丢失。

未被列在临床试验必备文件目录中的文件，申办者、研究者及临床试验机构可根据必要性和关联性将其列入各自的必备文件档案中保存。

用于申请药品注册的临床试验，必备文件应当至少保存至试验药物被批准上市后5年；未用于申请药品注册的临床试验，必备文件应当至少保存至临床试验终止后5年。

第二节 案例解析

（一）原始记录时间逻辑问题

【案例描述】 某临床试验项目某受试者原始记录中随访期发放药物105袋，回收0袋，于2018年9月4日修改为回收药物4袋，但试验药品发放回收登记表中修改时间为2018年12月7日，修改原因是受试者2018年12月7日归还。

【解析】 此案例原始记录中回收药物时间修改记录应为2018年12月7日患者归还药物时间，存在原始记录时间逻辑问题，分析原因可能是研究人员回签日期，并未认真履行应将数据真实、准确、完整载入病历的基本职责。

以下措施提高原始记录的真实性。

1.在2017年5月，原CFDA发布《关于药物临床试验数据核查有关问题处理意见的公告》，明确了临床试验的申请人、药物临床试验机构和合同研究组织各方责任以及针对临床试验数据造假行为的处罚。药物临床试验机构办公室可以通过不同的渠道向研究者着重宣教此方面的内容，让研究者能够认识到临床试验数据的真实性及临床试验数据造假的严重后果，保证临床试验数据的真实性；

2.临床试验机构应建立信息化管理系统，包括从受试者筛选至项目结题归档的临床试验实施全过程。信息化管理系统实现了不同项目分开管理，每个项目的每次访视都可以建立医嘱模板和检验检查细目，能够有效避免错检；HIS、LIS、PACS等溯源信息系统实现数据对接，检验检查科室等也可及时接收受试者的医嘱信息并上传结果，同时研究人员可在线查阅检查结果，可以及时对检验检查单进行医疗判断和处理；

3.加强对CRC的培训，CRC的工作范围可涉及临床试验的各个方面，不包括直接对受试者进行医学判断和处理，如与受试者的沟通、研究者文件夹的管理以及试验数据的收集等，可有效提高试验效率，保证试验进度质量。

（二）病程记录与给药记录表不一致

【案例描述】某临床试验项目某受试者访视期2020年12月16日病程记录为"今日予第2程试验用药品84mg治疗"，给药记录表中实际给药为81.5mg。

【解析】此案例存在病程记录与给药记录不一致的问题。按照方案要求，该项目给药应严格根据患者的体表面积来给药，经过核对前后两周期的给药记录表以及病程记录，根据受试者的身高体重计算体表面积，从而得出受试者该周期的给药剂量应为81.5mg。病程记录及给药记录表可以看出受试者上个周期给药剂量为84mg，研究者按照上个周期的给药记录，并未按实际给药情况记录。

保证原始记录的一致性，应明确以下几点。

1.研究人员应严格遵循研究方案规定，于规定日期进行相关检查并及时记录，保证受试者的安全及试验数据的真实性和完整性。

2.临床试验机构也应加强对本机构临床试验的管理，尤其对试验用药物管理、试验资料保存、总结报告审查和临床试验过程加强监督，对违反GCP以及方案要求的操作，采取相应措施，跟进伦理委员会的审查。临床试验机构也应加强对检验检查等辅助科室进行管理，确保数据真实可靠。

3.研究者应该对试验数据进行审核、保证数据真实可靠和完整。

（三）受试者日记卡记录不完整

【案例描述】某临床试验，受试者2020年8月21日入组，在HIS系统溯源查到：2020年11月26日开A药；2020年8月1日、2020年11月5日开B药，但日记卡均未见用药记录。

【解析】该案例主要存在问题是EDC系统合并用药与受试者日记卡记录不一致，在临床试验项目中时常发生此类问题。对于受试者而言，一定要确保日记卡填写、记录的相关信息真实、准确、及时。研究人员在临床试验全过程需提醒受试者认真记录受试者日记卡。以下建议供参考：

1.加强受试者出院宣教。把试验过程中需要注意的内容编辑成文档打印出来作为出院宣教，比如：日记卡需要填写哪些地方；用药期间产生的合并用药是否需要记录药物信息；若试验期间有不适的感觉需与谁联系，若使用新增药物时，需与谁联系是否可使用；下次随访的日期、随访内容等；

2.利用日记卡的备注栏及空白处。受试者能够在备注栏中记录当日出现的不适症状；在空白处能够记录药物的使用、回收情况等；

3.提供禁忌药卡片。受试者可能在研究者告知后仍使用禁忌药。为了尽量避免这种情况的发生，可提供禁忌药卡片给受试者，告知其使用禁止用药的风险，并提醒受试者在紧急就医时将禁忌药卡片提供给当地的医生。

第三节　思考拓展

（一）某项目某受试者EDC中记录某AE从2021年1月29日开始，2021年1月31日医嘱开具治疗该AE的药物，EDC中有记录该合并用药记录，2021年1月29日～2021年1月31日病程记录均记录无不良事件发生，无合并用药变化。该案例存在哪些问题？应该如何应对此类问题？

答：该案例存在病程记录与EDC记录不一致、AE及合并用药记录漏记等问题。当受试者发生AE时，提醒研究人员及时进行记录并进行判断AE的发生程度、单发或者多发的情况、与研究药物的相关性、是否需要合并用药、是否发展为SAE等，若产生合并用药，应进行及时记录，避免漏记，避免对临床疗效评估产生影响。

（二）简述CRF的设计原则。

答：CRF的设计应符合以下原则：

1.内容完整，符合方案要求；

2.符合相关法律法规的标准；

3.可行性高，便于理解；

4.简明扼要，避免重复。

（三）简述纸质版的CRF和电子版的CRF的优缺点。

答：纸质版CRF的优点是：

1.有成熟的标准和相关管理程序；

2.无需经过新的技术培训；

3.不受网络或电子技术问题的约束。

纸质版CRF的缺点是：

1.获取数据滞后；

2.双份录入，效率低下，容易出错；

3.数据需要较多人工清理；

4.需要有适当的防火等储存措施；

5.需要有存放空间；

6.需要费时的手工监查；

7.有印刷和运输成本；

8.数据质疑周期较长；

9.无法远程审阅和监查；

10.数据疑问通常在研究机构现场解决；

11.不存在编辑轨迹；

12.有翻译或转录问题——无法认读字迹，多语言要求等。

电子版CRF的优点是：

1.研究项目相关成员可以同步获得数据；

2.无需暂停试验进程等待修正CRF；

3.数据自清理在数据输入之际即可开始；

4.数据清理工作量较低，整个数据质疑率减少；

5.保证所有数据活动有痕迹可查；

6.同步数据结果分析以利于做出决策；

7.减少纸质CRF的提交，存放和监管等人工步骤；

8.能够迅速在线冻结或锁定清理数据；

9.研究数据可以存放在光盘，消除了纸张保存的问题。

电子版CRF的缺点是：

1.要求严格的技术培训；

2.需要每天24小时的咨询和技术支持；

3.可能有硬件和网络连接的问题；

4.必须满足计算机运用的药政规范；

5.如果采用改变纸质CRF系统的话，要求改变已有数据管理程序和角色分配。

（四）原始病历被血水污染了怎么处理?

答：当原始病历被血水污染了，首先考虑被血水污染的部分是否能看得清，被污染的内容是否为试验要求的关键性指标。若被污染部分看不清，查找试验过程中的记录表格以及试验过程的监控等，查找出原始记录，可另外做说明被污染的内容，并获得研究者的签名，保存在原始病历中。

（五）为了方便溯源，原始资料应该如何记录保存？

答：

1.研究人员应严格遵循研究方案入选标准和排除标准，在规定日期内进行受试者的相关检验检查的记录，研究人员及时做出医学判断，以确保受试者的安全，保证试验数据的真实性及完整性。对于检验单异常值应在原始文件中标出，考察是否是不良事件，若是不良事件应及时记录并进行随访追踪；

2.对于合并用药使用情况，研究人员应按照方案规定详细的记录，包括合并用药的药品名称、用药剂量、开始和结束的日期、合并用药的原因等；

3.打印的检验单应及时拷贝电子版热敏纸应及时复印与原件一起保存。

参考文献

杨传花.开展档案登记备份工作实现电子病案数据保全［J］.办公室业务，2013（15）：35-36.

第十二章 数据管理与统计分析

第一节 基础理论

（一）临床试验中的数据管理

1.临床试验数据管理的现状　数据管理与统计分析贯穿于整个临床试验过程，由于国内开展的国际多中心的临床试验数量日趋增加，行业学术组织、协会等不断增多，数据管理与统计分析逐渐被重视起来。2020版GCP对电子数据管理系统的原则性要求以及临床试验机构计算机化系统提出倡导。例如，第三十六条中"电子数据管理系统应当具有完整的使用标准操作规程，覆盖电子数据管理的设置、安装和使用；标准操作规程应当说明该系统的验证、功能测试、数据采集和处理、系统维护、系统安全性测试、变更控制、数据备份、恢复、系统的应急预案和软件报废"；第二十五条中"临床试验机构的信息化系统具备建立临床试验电子病历条件时，研究者应当首选使用，相应的计算机化系统应当具有完善的权限管理和稽查轨迹，可以追溯至记录的创建者或者修改者，保障所采集的源数据可以溯源"。

由此可见，数据管理在未来必将更为规范化与信息化，在临床试验中的重要程度也会越来越高。

2.临床试验数据管理的流程

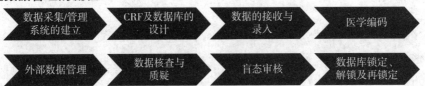

（1）数据采集/管理系统的建立　列出采集试验数据的方法，如纸质或电子的CRF、采用的数据采集/管理系统的名称及版本。描述系统用户的权限控制计划，或者以附件形式提供相应信息，包含权限定义、分配、监控及防止未经授权操作的措施或方法、权限撤销等。

（2）CRF及数据库的设计　CRF的设计必须保证收集试验方案所规定并满足统计分析需求的所有数据。不论是何种数据记录方式，均需对相应CRF填写要求的建立和管理有所阐述。数据库的设计通常需要建立逻辑核查，经用户接受测试（user acceptance testing，UAT）合格后方可上线使用。数据管理计划中对此过程应进行简要描述和说明。

（3）数据的接收与录入　数据管理计划应明确阐述数据采集、接收和录入的方式和过程。CRC应依照CRF填写要求，准确、及时、完整、规范地填写CRF。纸质CRF常用双人双份录入，电子CRF由临床研究人员或由其指定的CRC直接录入。纸质CRF表还需定义完成CRF的发送、转运、接收方式，如传真、邮寄、CRA收集等。同时定义收集频率及记录文件接收的格式等。

（4）医学编码　医学编码是把从CRF上收集的不良事件、医学诊断、合并用药、既往用药、既往病史等的描述与标准字典中的术语进行匹配的过程。如采用医学编码，数据管理计划需详细描述编码流程、编码工具、编码字典及版本，以及执行编码的相关标准文件。

（5）外部数据管理　临床试验外部数据包括实验室数据（中心实验室检查、PD/PK、生物标记物、基因测序等）、电子日志、电子化的患者报告临床结局（ePRO）、随机化数据等。针对外部数据的管理，数据管理计划中应列出数据传输协议，以及对外部数据进行质控的措施，如传输测试、一致性核查等。对于盲态的外部数据，如生物样本中的药物浓度或某些关键数据等，需描述此类数据的管理流程。

（6）数据核查与质疑　数据核查的目的是对临床试验过程中每一步骤伴随的错误产生进行清理，发现数据库中存在的问题，通过向研究团队发出质疑并由研究人员答疑来解决问题。分为试验过程核查答疑以及以数据答疑会议的形式进行统一答疑，为盲态核查、统计分析和撰写总结报告等做好必要的准备。数据核查通常需要研究人员、数据管理人员、CRA、医学人员及统计师等共同完成。

（7）盲态审核　盲态审核是指将病历报告表全部导入数据库以后，完成数据核查、疑问解答结束，直到揭盲前，在盲态下对数据库数据再次进行的审核与评价。目的包括：

①对双盲临床试验中的盲态执行情况进行审核；

②讨论并决定统计分析人群（FAS、PPS、SS）；

③对数据的整体质量做出评估；

④讨论并定稿最终的统计分析计划；

⑤决定是否锁定数据库与试验分组揭盲。

（8）数据库锁定、解锁及再锁定　数据库锁定是临床试验过程中的一个重要里程碑，是为了防止对数据库文件进行无意或未授权的更改，而取消的数据库编辑权限。数据库锁定后的解锁和再锁定，应事先规定并详细说明其条件和流程。

（二）临床试验中的统计分析

1.临床试验统计分析的目的　临床试验除了遵循GCP以外，还必须事先应用统计学原理对试验相关的因素作出合理、有效的安排，最大限度地控制混杂与偏倚，减少试验误差，提高试验质量，并对试验结果进行科学的分析和合理的解释，在保证试验结果科学、可信的同时，尽可能做到高效、快速、经济。因此，统计学是临床试验设计、实施和分析的有力工具，在药物的临床研发过程中发挥不可或缺的重要作用。

2.临床试验统计分析的设计要点

（1）观察指标　观察指标是指能反映临床试验中药物有效性和安全性的观察项目。统计学中常将观察指标称为变量。观察指标分为定量指标和定性指标。观察指标必须在研究方案中有明确的定义和可靠的依据，不允许随意修改。观察指标包括以下几种。

①主要指标　主要指标又称主要终点，是与试验主要研究目的有本质联系的、能切实反映药物有效性或安全性的观察指标。主要指标应根据试验目的选择易于量化、客观性强、重复性高，并在相关研究领域已有公认标准的指标。

②次要指标　次要指标是与次要研究目的相关的效应指标，或与试验主要目的相关的支持性指标。在试验方案中，也需明确次要指标的定义，并对这些指标在解释试验结果时的作用以及相对重要性加以说明。一个临床试验，可以设计多个次要指标，但不宜过多，足以达到试验目的即可。

③复合指标　当难以确定单一的主要指标时，可按预先确定的方法，将多个指标组合构成一个复合指标。临床上采用的量表（如神经、精神类、生活质量量表等）就是一种复合指标。将多个指标组合成单一复合指标的方法需在试验方案中详细说明。主要指标为复合指标时，可以对复合指标中有临床意义的单个指标进行单独的分析。

④全局评价指标　全局评价指标是将客观指标和研究医生对受试者疗效的总体印象有机结合的综合指标。它通常是等级指标，其判断等级的依据和理由应在试验方案中明确。全局评价指标可以评价某个治疗的总体有效性或安全性，带有一定的主观成分。因此，其中的客观指标常被作为重要的指标进行单独分析。

⑤替代指标　替代指标是指在直接评价临床获益不可行时，用于间接反映临床获益的观察指标。例如降压药物的临床获益，常被认为是降低或延迟"终点事件"（心脑血管事件）的发生，但若要评价"终点事件"发生率，需要长时间的观察。在实际中，降压药的临床试验中采用替代指标"血压降低

值/血压达标"来评价药物的疗效，因为临床研究和流行病学已经证实：将"血压"控制在正常范围内，可以降低"终点事件"的发生。

⑥定性指标　在某些临床试验中，有时需要将定量指标根据一定的标准转换为等级指标，或将等级指标转化为定性指标。如：用药后血压降低到"140/90mmHg"以下、糖化血红蛋白降低到7.0%以下的受试者比例（达标率）。定量或等级指标转换为定性指标的标准，应该具有临床意义、为相关领域公认、并在试验方案中明确规定。

（2）随机化　临床试验中随机化原则是指临床试验中每位受试者均有同等的机会被分配到试验组或对照组中的实施过程或措施，随机化过程不受研究人员和（或）受试者主观意愿的影响。随机化的目的是使各种影响因素（包括已知和未知的因素）在处理组间的分布趋于相似。随机化与盲法相结合，可有效避免处理分组的可预测性，控制对受试者分组的选择偏倚，减少研究人员及受试者的主观偏倚。

临床试验的随机化的方法，一般采用区组随机化法和（或）分层随机化法。

（3）盲法　临床试验的偏倚可能来自于临床试验的各个阶段、各方面人员。由于对随机化分组信息的知晓，研究者可能选择性入组受试者，受试者可能受到主观因素的影响，可能产生疗效与安全性的评价偏倚或选择性确定分析人群等。盲法是控制临床试验中因"知晓随机化分组信息"而产生的偏倚的重要措施之一，目的是达到临床试验中的各方人员对随机化处理分组的不可预测性。

根据设盲程度的不同，盲法分为双盲、单盲和非盲（开放）。

（4）样本量　临床试验中所需的样本量（受试者例数）应具有足够大的统计学检验把握度，以确保对所提出的问题给予一个可靠的回答，同时也应综合考虑监管部门对不同临床试验类型样本量的最低要求。样本的大小通常以试验的主要指标来确定，如果需要同时考虑主要指标外的其他指标时（如安全性指标或重要的次要指标），应明确说明其合理性。一般来说，在样本量的确定中应该说明以下相关因素：设计的类型、主要指标的明确定义（如在降压药的临床试验中应明确说明主要指标是从基线到终点的血压改变值，或试验终点的血压达标率）、临床上认为有意义的差值、检验统计量、检验假设中的原假设和备择假设、Ⅰ类和Ⅱ类错误率、处理脱落和方案违背的比例等。

（5）统计分析方法

①描述性统计分析　一般多用于人口学资料、基线资料和安全性资料，包括对主要指标和次要指标的统计描述。

②参数估计、置信区间和假设检验　参数估计、置信区间和假设检验是对主要指标及次要指标进行评价和估计的必不可少的手段。假设检验应说明所采用的是单侧还是双侧检验，如果采用单侧检验，应说明理由。单侧检验的Ⅰ类错误概率往往选择为双侧检验的一半，以保证单双侧检验的逻辑性。主要指标效应分析要说明采用的是固定效应模型还是随机效应模型。统计分析方法的选择要注意考虑指标的性质及数据分布的特性。无论采用参数方法或非参数方法，处理效应的估计应尽量给出效应大小、置信区间和假设检验结果。除主要指标和次要指标外，其他指标的分析以及安全性数据的分析也应简要说明所采用的方法。在确证性试验中，只有方案或统计分析计划中事先规定的统计分析才可以作为确证性证据的依据，而其他的分析只能视作探索性的。

③基线与协变量分析　评价药物有效性的主要指标除受药物作用之外，常常还有其他因素的影响。如受试者的基线情况、不同临床中心受试者之间差异等因素，这些因素在统计分析中可作为协变量处理。在试验前应认真考虑可能对主要指标有重要影响的协变量以及采用的可以提高估计精度的方法（如采用协方差分析方法），补偿处理组间由于协变量不均衡所产生的影响。对于确证性分析，应事先在方案中规定在统计模型中校正的协变量，以及校正的依据。当采用分层随机时，分层因素应作为协变量进行校正。对于事先没有规定校正的协变量，通常不应进行校正。也可以采用敏感性分析方法，将校正后的结果作为参考，而不应该取代事先规定的分析模型。

第二节 案例解析

（一）数据接收录入与核查案例

【案例描述】

1.在一项适应证为类风湿关节炎的临床试验中，一例受试者的量表"关节压痛和肿胀检查"中压痛指数由"5"改为"7"，修改时间为2016年12月20日；EDC于2016年12月26日录入"5"，于2017年4月4日录入"7"。

2.在一项Ⅱ期临床试验中，一例受试者未做血妊娠、尿妊娠及烟检等检查，CRF中对应的选项未填任何信息。

【解析】

1.存在的问题

（1）EDC录入时间为2016年12月26日，在量表修改时间2016年12月20日之后，则EDC于2016年12月26日应录入压痛指数为"7"。量表上的修改时间与EDC记录的修改时间有矛盾，两者时间存在逻辑错误。

（2）CRF或数据库录入数据时应注意录入的完整性，必须完整填写所有需要填写的变量，如未做的应当填上ND，不适用的应当填上NA，不清楚的应当填上ND。

2.面对数据管理中数据接收与录入的此类问题，临床试验各方应如何切实遵守GCP及相关法规，履行各自职责，确保临床试验数据的质量。

申办者的角度：

（1）申办者是临床试验的第一责任人，应建立完善的药物临床试验质量管理体系。在数据管理方面，应建立完整的标准操作规程，安排数据管理分析人员参与CRF的设计，保证CRF具有逻辑性且易于填写；重视启动的培训，确保研究团队人员熟悉数据库的记录规范；重视试验过程中的监查与稽查，安排富有经验且经过培训的CRA，结合CRF和原始记录进行核查，保证临床试验数据录入的及时、准确、完整性；

（2）申办者应特别关注临床试验中可能影响药品有效性、安全性的关键数据。可能影响有效性的数据包括：受试者入选排除标准、合并用药情况、主要指标、主要实验室检测指标、试验用药品实际使用情况和剂量调整情况等。可能影响安全性的数据包括：合并用药、安全性信息特别是严重不良事件的漏报，以及未知的不良反应。CRA应确保关键数据真实可靠，如果数据存疑，应予以记录，采取合理的处理措施，必要时应在自查系统中进行说明。

研究者的角度：研究者对临床试验数据真实性、完整性、规范性承担直接法律责任，对临床试验过程进行监管，对试验数据进行审核，保证受试者的安全和权益，保证数据真实可靠。为保证临床试验的顺利开展，研究者应确保临床试验原始病历记录完整，受试者既往病史、用药史、知情同意、疗效评价、随访、给药、不良事件等记录完整，试验过程遵循方案要求，同时应重视试验用药物安全性信息的收集，保证判断合理、医疗诊治适当、记录完整及时。

（二）评价指标相关案例

【案例描述】 2500名HER2阴性乳腺癌女性患者入组一项随机对照试验，比较贝伐单抗加化疗与单独化疗的疗效。结果显示：主要终点指标无进展生存时间（PFS）有所改善。FDA基于此批准了此项申请。但后续的访视结果显示：试验组的总生存期（OS）相比对照组并无改善，根据新提供的证据以及安全性问题，FDA撤回了此项批准。

【解析】

1.存在的问题 PFS从理论上来说应该能够体现总生存期的改善，但PFS在试验设计和分析中作为主要结果可能会带来风险；在案例中，PFS有所获益，但患者的OS或生活质量未见改善，可见PFS并不是真正的替代终点。

2. 在临床试验设计中，选择评价指标作为临床获益的替代指标的依据 选择替代指标为主要指标，可以缩短临床试验期限，但也存在一定的风险，尤其是"新"替代指标。药物在替代指标上的优良表现并不一定代表药物对受试者具有长期的临床获益，反之也不一定表示没有临床获益。例如，在抗肿瘤药物早期临床试验中，PFS等指标被作为OS的替代指标被广泛使用，但其与OS的关联性在不同的肿瘤临床试验中程度不一，因此仍需强调Ⅲ期临床研究中，采用临床终点的重要性。

强调临床结果的总生存优势是肿瘤临床试验特别之处。但大多数慢性疾病（如糖尿病、类风湿关节炎和阿尔茨海默病），药品审批的侧重点是其他方面的获益，某些情况下证明死亡率并未升高即可。这些疾病的临床试验极少要求将总生存期获益作为必要的试验终点，原因可能是这些疾病不危及生命，从确诊到死亡经历的时间阶段很长。这种替代终点的设计不仅有助于加快临床试验的随机入组，也利于使注册监管机构加快审批，使药物尽早用于患者。

但对于抗肿瘤药物，在上述例子中，凸显了明确患者获益的重要性。早期终点在药物注册的临床试验中使用且可能是优化进程的最佳方法；然而，如果患者长期获益未能通过验证，药品批文应予以撤销。严格评估新药疗效的验证性试验是必要的。PFS作为主要终点用于临床试验设计和分析的考虑可能会危害患者。将贝伐单抗引入一线治疗可能使将来试验设计变得更复杂，因为研究人员有可能倾向于在这种治疗中结合更多的药物，这比将一种新药加入化疗更加具有挑战性（和毒性）。OS和PFS的统计效力可能有助于减少这些问题，应在试验设计中包含进来。

因此，一个指标能否成为临床获益的替代指标，需要考察：

（1）指标与临床获益的关联性和生物学合理性；

（2）在流行病学研究中该指标对临床结局的预测价值；

（3）临床试验的证据显示药物对该指标的影响程度与药物对临床结局的影响程度一致。

（三）统计分析方法相关案例

【案例描述】 FDA于2003年5月有条件批准了吉非替尼上市，用于二线单药治疗"既往接受基于铂剂的化学治疗和多西他赛化疗两种治疗均无效的局部晚期或转移性非小细胞肺癌"患者。在后来的ISEL临床Ⅲ期试验中，吉非替尼和安慰剂进行了比较，试验对象包括1692名晚期或者转移的非小细胞肺癌患者。结果表明和安慰剂相比，在提高患者总体生存期方面，吉非替尼并没有表现出明显的优势，这也导致了吉非替尼在美国市场退市。

从2004年开始，有科研人员发现吉非替尼在某些特定人群，比如亚洲人群或者非吸烟者人群中表现良好，并且逐步发现这些人群EGFR基因变异的比例较高，从而得出吉非替尼的疗效有可能和EGFR的基因突变有关，随后的大型临床研究结果验证了上述结论。结果显示：对于EGFR基因的突变人群，吉非替尼相较于传统的化疗方案，在提高患者的无进展生存期方面，有着明显的优势。该临床试验证实了吉非替尼并不适用于所有的非小细胞肺癌患者，而是适用于其中的EGFR基因突变人群。

【解析】 由上述案例可见：不同的统计分析方法得出了截然不同的分析结果，正确运用亚组分析有时可以通过缩小应用人群而帮助改变一个受试药物被彻底淘汰的命运，那么究竟何为亚组分析？关于亚组分析，有哪些需要关注的点呢？

1. 亚组分析的定义 临床试验中的受试者具有很多不同的特征，包括与疾病的特征（如肿瘤的转移与否）以及与疾病相关的因素（如年龄、性别等）。亚组分析是指对其中具有某项共同特征的部分人群（亚组）进行分析。

2. 亚组分析对药物研发的意义 ①评估试验内部一致性；②帮助发现药物研发新线索；③有助于发现具有不同风险受益比的用药患者人群；④有助于更加全面地研究药物的治疗机制；⑤有助于完善药品说明书的信息（如患者人群、用药剂量的选择等）。

3. 使用亚组分析需要关注的点

（1）确证性亚组分析必须在临床方案中事先确定 亚组分析方法在临床试验中的常见运用有两种，一是基于全体受试人群分析得到阳性结果后，运用亚组分析考察试验内部一致性，或探索发现最佳效益风险比人群；二是得到阴性结论后，运用亚组分析以期得到部分人群的阳性应用结果。如果事先未在临床方案中有所设计，而是事后进行亚组分析可能会导致药品监督管理局和申办者得出不同结论，事后进行的亚组分析由于可能破坏预定的随机化引入偏倚从而使所下结论不够稳健甚至错误，其分析结果并不能作为确证性结论用以申请药物注册上市，而只能作为探索性结果为进一步研发提供线索，并需要针对性的确证性研究进行确认；

（2）其他问题 因为涉及假设检验的多重性问题，在进行确证性亚组分析时，必须充分控制试验假阳性率，可以采用 Bonferroni 方法调整 α。

另外，基于全部受试人群得到的结论可靠性要远大于只基于部分人群分析的结论可靠性。亚组分析将不可避免地带来一定的试验偏差。

第三节 思考拓展

（一）简述临床试验数据管理系统的基本要求。

答：

1.系统可靠性 系统可靠性是指系统在规定条件下、规定时间内，实现规定功能的能力。临床试验数据管理系统必须经过基于风险的考虑，以保证数据完整、安全和可靠，并减少因系统或过程的问题而产生错误的可能性。

计算机化的数据管理系统必须进行严谨的设计和验证，并形成验证总结报告以备监管机构的核查需要，从而证明管理系统的可靠性。

2.临床试验数据的可溯源性 临床试验数据管理系统必须具备可以为临床试验数据提供可溯源性的性能。CRF中数据应当与源文件一致，如有不一致应作出解释。对CRF中数据进行的任何更改或更正都应该注明日期、签署姓名并解释原因（如需要），并应使原来的记录依然可见。

3.数据管理系统的权限管理 临床试验数据管理系统必须有完善的系统权限管理。纸质化或电子化的数据管理均需要制定SOP进行权限控制与管理。对数据管理系统中不同人员或角色授予不同的权限，只有经过授权的人员才允许操作（记录、修改等），并应采取适当的方法来监控和防止未获得授权的人操作。

电子签名是电子化管理系统权限管理的一种手段。对于电子化管理系统来说，系统的每个用户都应具有个人账户，系统要求在开始数据操作之前先登录账户，完成后退出系统；用户只能用自己的密码工作，密码不得共用，也不能让其他人员访问登录；密码应当定期更改；离开工作站时应终止与主机的连接，计算机长时间空闲时实行自行断开连接；短时间暂停工作时，应当有自动保护程序来防止未经授权的数据操作，如在输入密码前采用屏幕保护措施。

（二）多中心试验的统计分析需要考虑哪些影响因素？

答：1.多中心试验系指由一个单位的研究者总负责，多个单位的研究者参与，按同一个试验方案同时进行的临床试验。多中心试验可以在较短的时间内入选所需的病例数，且入选的病例范围广，临床试验的结果更具代表性。但影响因素亦随之更趋复杂。

2.多中心试验必须遵循同一个试验方案在统一的组织管理下完成整个试验。各中心试验组和对照组病例数的比例应与总样本的比例大致相同。多中心试验要求试验前对人员统一培训，试验过程要有良好的质控措施。当主要指标易受主观影响时，需统一培训并进行一致性评估。

在多中心临床试验中，可按中心分层随机；当中心数较多且每个中心的病例数较少时，可不按中心分层。

3.国际多中心试验可视为一种特殊形式的多中心试验，在不同国家或地区所观察的试验结果可能作为相应国家或地区药品注册申请的重要依据。在这种特殊的需求下，国家或地区间的临床实践差异有可能对临床结果的解读产生较大的影响。在临床试验设计时应提前对这种差异进行预估，并在临床试验方案中对将采用的分析不同国家地区结果差异性/一致性的统计方法做预先规定。常用的一致性的评价方法有（但不限于）以国家或地区为预设亚组的亚组分析，或采用适当的统计分析模型等。当单独以某特定国家或地区试验数据作为主要注册申请依据时，应说明样本量能够合理的支持相对应的安全性及有效性的评价。

（三）何为缺失值及离群值？统计分析时如何处理？

答：1. 缺失值是临床试验中的一个潜在的偏倚来源，因此，病例报告表中原则上不应有缺失值，尤其是重要指标（如主要的疗效和安全性指标）必须填写清楚、完全。对病例报告表中的基本数据，如性别、出生日期、入组日期和各种观察日期等不得缺失。试验中观察的阴性结果、测得的结果为零和未能测出者，均应有相应的符号表示，不能空缺，以便与缺失值相区分。

2. 在临床试验中，数据缺失是难以避免的问题。在试验的计划、执行过程中应有必要的措施尽量避免缺失值的出现，在分析和报告中要正确处理缺失数据，否则会造成潜在的偏倚。缺失值的存在有可能导致试验结果无法解释。在分析中直接排除有数据缺失的受试者可能会：①破坏随机性；②破坏研究样本对目标人群的代表性；③可能降低研究的把握度或减小变量的变异性引起 I 类错误率的膨胀。

如果在一些受试者中发生主要终点的缺失，在试验方案或统计计划书中应预先指定如何处理缺失值。

缺失机制可分为完全随机缺失、随机缺失和非随机缺失。由于缺失机制无法通过已有数据进行判断，并且不同的处理方法可能会产生截然不同的结果，应当认识到任何缺失数据处理方法本身可能是潜在的偏倚来源。对完全随机缺失、随机缺失数据的处理目前有末次观测值结转、基线观测值结转、均值填补、回归填补、重复测量的混合效应模型、多重填补等多种不同的方法。

3. 对于缺失值的处理方法，特别是主要指标的缺失值，应事先在方案中根据以往的经验或既有相似试验的处理方法进行规定。然而如上所述，任何缺失数据处理方法本身都可能带来潜在的偏倚。所以缺失数据的处理方法应遵循保守的原则。即使同一种方法在不同情况下既有可能对试验药保守也有可能对试验药有利。然而，有时在对主要指标的缺失值的处理方法进行预设时（如在盲态下）无法完全确定所用方法的保守性。必要时，也可以采用不同的处理缺失值的方法进行敏感性分析。

4.离群值问题的处理，应当从医学和统计学专业两方面去判断，尤其应当从医学专业知识判断。离群值的处理应在盲态检查时进行，如果试验方案未预先指定处理方法，则应在实际资料分析时，进行包括和不包括离群值的两种结果比较，评估其对结果的影响。

（四）何为数据监查委员会（DMC）？其在统计分析的职责是什么？

答：1.数据监查委员会有时也称为数据和安全监查委员会（DSMB），或独立数据监查委员会（IDMC），是由具备相关专业知识和经验的专业人员组成的独立委员会，通过定期评估一项或多项正在进行的临床试验的累积数据，评价试验药物的安全性和有效性。保证受试者安全和权益并确保试验的完整可靠性是DMC的基本职责。

2.DMC通常用于以延长生命或减少重大健康结局风险为目的的大规模多中心临床试验，而大多数临床试验不要求或无需成立DMC。可以考虑聘用DMC的情况包括（但不局限于）下列一种或多种。

（1）对安全性或有效性的累积数据进行期中分析，以决定是否提前终止试验；

（2）存在特殊安全问题的试验，如治疗方式有明显侵害性；

（3）试验药物可能存在严重毒性；

（4）纳入潜在的弱势人群进行研究，如儿童、孕妇、高龄者或其他特殊人群（疾病终末期患者或智障的患者）；

（5）受试者有死亡风险或其他严重结局风险的研究；

（6）大规模、长期、多中心临床研究。

3. DMC具有以下三个特点。

（1）多学科性　DMC成员应该包括有相应临床知识及掌握期中分析原则的临床专家、统计学家、药理学家或医学伦理学家等。

（2）独立性　DMC的成员需没有任何利益冲突，其独立性可以防止试验的组织者、申办者的既得利益可能对数据评估带来的影响；

（3）保密性　由于期中分析数据是非盲态的，因此需要由与试验无利益冲突的人员来担任统计分析的工作，并且注意保密性。一般需要选定独立统计师负责期中数据分析并完成期中报告。期中数据和报告在传递和提交过程中应采取一定的保密措施并妥善保存，避免被申办者或其他人员不慎或不当接触，直到试验结束申办者和研究者才能接触到期中报告。

4. DMC的组织和实施过程需要在试验设计阶段或DMC启动会之前制定详细的DMC工作章程和程序，并经DMC成员审阅、签字、存档，在整个DMC运行过程中作为工作指南严格遵守。所有DMC的讨论需有会议纪要，以便在试验结束后有案可查。同时，在确保保密性的基础上，DMC成员、各临床中心和申办者之间应进行及时有效地沟通和交流。

参考文献

［1］王佳楠，钱雪，李见明.药物临床试验数据质量问题与改进措施［J］.中国新药杂志，2018，38（21）：2267-2269.

［2］袁延楠，刘晓红，傅志英，等.新版GCP下临床试验电子病历系统的建设与实践［J］.中国食品药品监管，2020，11(28)：231-234.

第十三章　药物临床试验不良事件管理

第一节　基础理论

（一）定义

2020版GCP中规定：

1. 不良事件（adverse event，AE） 受试者接受试验用药品后出现的所有不良医学事件，可以表现为症状体征、疾病或者实验室检查异常，但不一定与试验用药品有因果关系。

该定义有3个关键点：

（1）不良事件是不良的医学事件，即需要判定为"不良的"，而且是"医学事件"；

（2）不良事件发生在给予试验用药品之后，是临床试验中关注的安全性信息；

（3）不良事件不一定与试验用药品有关系，即不良事件与药品不良反应在概念上有区别。

因此，不良事件可以是原有症状、体征、实验室异常的加重或新诊断的疾病、实验室异常值等。

2. 严重不良事件（serious adverse event，SAE） 受试者接受试验用药品后出现死亡、危及生命、永久或者严重的残疾或者功能丧失、受试者需要住院治疗或者延长住院时间，以及先天性异常或者出生缺陷等不良医学事件。

当不良事件造成下列结果的任意一项或者多项时，判断为严重不良事件。

（1）死亡　由于不良事件而导致患者直接死亡；

（2）危及生命　如果不采取必要的干预手段，不良事件将导致患者处于立即死亡的危险；

（3）永久或者严重的残疾或者功能丧失　不良事件结果可能对患者正常生活和活动造成严重不便或干扰；

（4）需要住院或者延长住院时间　不良事件导致患者不得不接受住院治疗或本来已经准备出院但由于发生了不良事件而导致住院时间延长；

（5）先天性异常或者出生缺陷　不良事件可导致患者的后代出现畸形或先天的功能缺陷等。

3. 可疑非预期严重不良反应（suspected unexpected serious adverse reaction，SUSAR） 指临床表现的性质和严重程度超出了试验药物研究者手册、已上市药品的说明书或者产品特性摘要等已有资料信息的可疑非预期的严重不良反应。

4. 药物不良反应（adverse drug reaction，ADR） 指临床试验中发生的任何与试验用药品可能有关的对人体有害或者非期望的反应。试验用药品与不良事件之间的因果关系至少有一个合理的可能性，即不能排除相关性。

（二）SAE的报告

1. 国内外SAE报告要求对比 SAE报告主体、范围、时限对比见表13-1-1。

表13-1-1　SAE报告主体、范围、时限对比

	2003年GCP	2018年发布的《药物临床试验期间安全性数据快速报告的标准和程序》	2020年GCP	欧美国家（ICH E2A）
报告主体	研究者	申办者	申办者和研究者	申办者

续表

	2003年GCP	2018年发布的《药物临床试验期间安全性数据快速报告的标准和程序》	2020年GCP	欧美国家（ICH E2A）
报告范围	所有SAE	与试验药物肯定相关或可疑的非预期且严重的不良反应	申办者：SUSAR 研究者：SAE	非预期严重不良反应
报告时限	立即（原则上24小时内）	致死/危及生命的：7天； 非致死/危及生命的：15天	SUSAR： ①致死/危及生命：7天内，并在随后的8天内完善随访报告；②非致死/危及生命：15天内。SAE：24小时内	①致死/危及生命：申办者首次获悉安全性信息后7天内，在随后8天内完善报告；②非致死/危及生命：申办者首次获悉并确定需要报告之后15天内

ICH中规定申办者对所有的SAE的因果关系进行评估，将所有的非预期的严重不良反应按要求在7天或15天内进行快速上报。欧美国家企业作为申办者是非预期研究不良反应上报的主体人。

在2018年发布的《药物临床试验期间安全性数据快速报告的标准和程序》第九条要求中，发生SUSAR时，申办者要在获知的7天或15天之内上报国家药品审评机构。2020年GCP规定关于SAE/SUSAR的报告主体也发生了变化，第二十六条规定除试验方案或者其他文件（如研究者手册）中规定不需立即报告的严重不良事件外，研究者应当立即向申办者书面报告所有严重不良事件，随后应当及时提供详尽、书面的随访报告。研究者收到申办者提供的临床试验的相关安全性信息后应当及时签收阅读，并考虑受试者的治疗，是否进行相应调整，必要时尽早与受试者沟通，并应当向伦理委员会报告由申办者提供的可疑且非预期严重不良反应。第四十八条规定申办者收到任何来源的安全性相关信息后，均应当立即分析评估，包括严重性、与试验药物的相关性以及是否为预期事件等。申办者应当将可疑且非预期严重不良反应快速报告给所有参加临床试验的研究者及临床试验机构、伦理委员会；申办者应当向药品监督管理部门和卫生健康主管部门报告可疑且非预期严重不良反应。

可见我国的SAE的上报主体人包括了研究者和申办者。研究者需要上报所有的SAE到申办者，而申办者需要对收到的SAE进行分析评估后，选择将SUSAR再上报给药监部门、卫生健康主管部门、所有研究者及临床试验机构、伦理委员会。

2.报告流程 SAE/SUSAR报流程见图13-1-1。

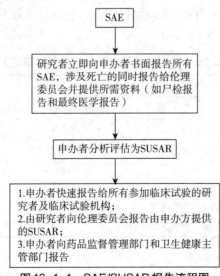

图13-1-1 SAE/SUSAR报告流程图

（三）SAE的伦理审查

SAE的审查是指对申办者和/或研究者报告的SAE的审查，包括SAE的程度与范围，对试验风险受益的影响，以及受试者的医疗保护措施。根据2010年《药物临床试验伦理审查工作指导原则》第二十五条，伦理委员会审查以会议审查为主要审查方式。对于预期的严重不良事件，可实施快速审查。其中第三十一条规定，对于多中心临床试验，各中心的伦理委员会应对本机构的临床试验实施情况进行跟踪审查。发生严重不良事件所在机构的伦理委员应负责及时审查，并将审查意见通报申办者。

（四）AE与试验用药品关联性评价标准

（一）根据2012年国家药品不良反应监测中心发布的《药品不良反应报告和监测工作手册》第三章（一）《药品不良反应/事件报告表》中第1.5条规定，我国使用的不良反应事件分析方法主要遵循以下五条原则。

（1）用药与不良反应事件的出现有无合理的时间关系？

（2）反应是否符合该药已知的不良反应类型？

（3）停药或减量后，反应是否消失或减轻？

（4）再次使用可疑药品是否再次出现同样反应事件？

（5）反应事件是否可用合并用药的作用、患者病情的进展、其他治疗的影响来解释？

依据不良反应事件分析的五条原则，将关联性评价分为肯定有关、很可能有关、可能有关、可能无关、待评价、无法评价6级。

（1）肯定　用药及反应发生时间顺序合理；停药以后反应停止，或迅速减轻或好转（根据机体免疫状态某些ADR反应可出现在停药数天以后）；再次使用，反应再现，并可能明显加重（即再激发试验阳性）；同时有文献资料佐证；并已排除原患疾病等其他混杂因素影响。

（2）很可能　无重复用药史，余同"肯定"，或虽然有合并用药，但基本可排除合并用药导致反应发生的可能性。

（3）可能　用药与反应发生时间关系密切，同时有文献资料佐证；但引发ADR的药品不止一种，或原患疾病病情进展因素不能除外。

（4）可能无关　ADR与用药时间相关性不密切，反应表现与已知该药ADR不相吻合，原患疾病发展同样可能有类似的临床表现。

（5）待评价　报表内容填写不齐全，等待补充后再评价，或因果关系难以定论，缺乏文献资料佐证。

（6）无法评价　报表缺项太多，因果关系难以定论，资料又无法补充。

2012年AE关联性评价标准见表13-1-2。

表13-1-2　AE关联性评价标准（2012年）

原则关联性	1	2	3	4	5
肯定有关	+	+	+	+	−
很可能有关	+	+	+	?	−
可能有关	+	±	± ?	?	± ?
可能无关	−	−	± ?	?	± ?
待评价	需要补充材料才能评价				
无法评价	评价的必需资料无法获得				

注：+ 表示肯定；− 表示否定；± 表示难以肯定或否定；? 表示不明。

2.根据我国原卫生部ADR中心推荐的评分法（1994年版）　我国也常采用以下5级评定标准。

（1）时间　用药与药物不良事件出现有无合理时间关系？

（2）已知　反应是否符合该药已知的药品不良反应类型？

（3）去激发　停药或减量后，反应是否消失或减轻？

（4）再激发 再次使用可疑药物是否再次出现同样反应？

（5）其他 反应是否可用合并用药的作用、患者病情的进展或其他治疗的影响来解释？

1994年AE关联性评价标准见表13-1-3。

表13-1-3 AE关联性评价标准（1994年）

因素关系	时间	已知	去激发	再激发	其他
肯定有关	+	+	+	+	–
很可能有关	+	+	+	?	–
可能有关	+	+	±	?	±
可能无关	+	–	±	?	±
不可能有关	–	–	–	–	+

注："+"表示肯定；"–"表示否定；"±"表示难以判断；"?"表示情况不明。

第二节 案例解析

（一）AE与试验用药品相关性的判断

【案例描述】 在一项"EGFR敏感突变阳性的Ⅱ～ⅢA期非小细胞肺癌的术后辅助治疗"临床试验中，受试者男性49岁，因"咳嗽、痰中带血丝1个月余，发现右上肺癌1周"于2020年4月24日入院治疗。受试者于2020年5月9日获取中心实验室EGFR基因突变检测结果为Exon21 L858R突变型，符合入选标准，于2020年5月14日入组临床试验，分配至对照组（长春瑞滨顺铂组）。

受试者按照试验方案分别于2020年5月15日、2020年6月5日和2020年6月27日行第1、2、3疗程治疗，予长春瑞滨43mg（长春瑞滨25mg/m²）d1，d8+顺铂43mg（25mg/m²平均分3天）d1~d3。过程顺利，3次化疗期间均出现恶心、乏力、呕吐症状，前2次疗程结束恶心、呕吐症状好转。第3疗程中，受试者于2020年6月29日下午14：30左右，开始出现呕吐两次，第一次为非咖啡色样胃内容物，第二次为暗红色胃内容物，每次量约150g，伴胸闷、全身乏力。查因为消化性溃疡并出血，诊断为胃溃疡。受试者无其他合并用药，完善相关检查并给予对症治疗后病情好转，受试者于2020年7月10日出院。

【解析】

1.AE相关性分析 根据药物不良反应的关联性评价5项标准，受试者前2次化疗期间均出现恶心呕吐，胃肠道反应为化疗药物的已知不良反应类型，每一疗程结束后症状好转，继续使用下一疗程的试验药物时，再次出现呕吐症状，患者试验期间未合并使用其他与试验无关的药物，可判断该患者"消化性溃疡""呕吐""恶心"与试验药物（长春瑞滨/顺铂）有明显相关性，判断"胃溃疡"AE与试验药物肯定有关。

2.AE处理与解决

（1）保护受试者 研究者依据病情选择诊疗措施，并决定是否中止试验。在该试验中，由于其身体较虚弱，研究者决定延迟第4次疗程化疗，后续根据病情改善及其意愿决定是否继续试验。发生SAE时研究人员应立即采取必要处理措施，确保受试者安全后再进行记录报告。需会诊时由急救小组或医疗紧急联系相关科室协助进行抢救，必要时送ICU。

（2）紧急破盲 当发生SAE需紧急抢救时，如需查明所用药物的种类，研究人员在得到项目负责人批准后，从试验药物管理人员处领取并拆封随药物下发的应急信件，查明所用药物的种类并及时抢救，在病案上述明理由、签字并注明日期。一旦揭盲，该受试者即被中止试验，并作为脱落病例处理，同时将结果通知CRA。CRF中应详细记录揭盲的理由、日期并签字。

（3）记录　对试验期间出现的所有AE，不管是否与试验用药品有因果关系，研究人员均应在原始记录中记录，并转录至CRF中。AE的记录应包括：AE及所有相关症状的描述；发生时间；终止时间；程度及发作频度；因AE所做的检查；是否需要治疗，如需要，记录所给予的治疗（包括相关药物）；AE的最终结果；是否与应用试验药物有关等（研究人员应将所有AE进行药物相关性分析，判断AE是否与试验药物有关）。

原始记录中应记录报告时间、方式以及机构；研究人员要保证记录真实、完整、及时；研究人员应填写不良事件表，签名并注明日期。SAE报告表的撰写规范应包括项目基本信息情况、受试者信息（姓名缩写、出生日期、性别等）、AE情况（分类、发生时间、与干预措施因果关系判断）、采取的措施、AE的转归、受试者合并用药和基础疾病情况、是否破盲以及详细事件的描述等。

（4）报告　发生AE时，研究人员应及时对受试者采取适当的处理措施，并记录在案；发生SAE时，由研究者决定停药或减药，规范填写"严重不良事件报告表"，立即向申办者书面报告，申办者分析评估是否为SUSAR，若是则快速报告给研究者，同时报告给药监管理部门和卫生健康主管部门。

（5）随访　研究人员应对所有AE进行追踪调查，依病情决定合适随访时间，随访过程中给予必要的处理和治疗措施，直至妥善解决或病情稳定，若化验异常应追踪至恢复正常或稳定，将安全损害降到最低。详细记录处理经过及结果，有关AE的医学文件均应记录在原始文件中，包括门诊和住院病历、实验室检验和检查结果报告单，及时沟通。所有记录均应有研究人员的签名和日期。追踪随访方式可以根据AE的轻重程度选择电话、门诊、住院等多种形式。对于已确定的非预期的严重不良反应，申办者首次报告后，应继续跟踪严重不良反应，以随访报告的形式及时报送有关新信息。

（6）当多个受试者出现相同的AE，而在目前的研究者手册、方案或说明书中没有提到且不能排除相关性时，研究者应尽快报告申办者，并协助申办者一起研究有关信息，包括病史、既往治疗史、疾病的状况、合并用药及变化、使用试验药物的剂量和有无过量应用等。若确诊该AE为非预期药物不良反应，应协助申办者报告安全性信息至药品监督管理部门和医学伦理委员会，同时申办者及时通报所有参加同一药物试验（包括不同试验方案）的研究者和临床试验机构，必要时应修改研究者手册，使其包括新的不良反应或已知不良反应的严重程度变化。

（7）伦理审查　伦理委员会根据研究者和申办者递交的安全性信息报告对发生的SAE的程度与范围，对试验风险受益的影响，以及受试者的医疗保护措施进行审查，提出建议，并决定试验能否继续开展。

（二）发生危及生命的SAE

【案例描述】在一项治疗复发恶性脑胶质瘤的国内多中心临床试验期间，发生了1例SAE。一位男性受试者，52岁，因"右额胶质瘤术后3年，癫痫发作2次"于2020年9月10日入院，受试者签署知情同意书后进入该项临床试验。于2020年9月17日，在全麻下进行右额叶开颅肿瘤切除术，手术顺利。术中快速冰冻病理报告结果显示，胶质瘤Ⅲ级，符合该药物临床试验入组要求，术中使用了试验药物。于术后当天夜间，受试者出现癫痫发作，给予卡马西平及丙戊酸钠等药物治疗后，病情暂时稳定。于2020年9月18日，受试者白天间断4次癫痫发作，生命体征正常，并加量丙戊酸钠。于2020年9月19日，复查头磁共振成像（MRI）未见出血，局部水肿明显。于2020年9月21日凌晨5：20左右，受试者出现突发呼吸骤停，给予抢救，生命体征逐渐平稳。

【解析】

1.AE相关性分析　该SAE发生后进行揭盲，确定受试者使用的是试验药物。经与受试者家属沟通协调，申办者立即组织包括组长单位在内的5位研究者进行会诊，针对药物相关性进行分析判断。根据头颅电子计算机断层扫描复查结果，排除颅内出血和其他手术并发症的可能，考虑上述症状可能与药物释放加重局部脑水肿，致颅内高压有关。但因其他临床试验中心未出现此类事件，所以不排除受试者个体差异情况，因此判断该SAE可能与药物有关。

2.AE 纠纷隐患　在该 SAE 发生后，首要事情就是对受试者进行救治。因该药物临床试验申办者未购买相关保险，受试者家属提出的索赔费用由申办者及院方各支付一半。院方与申办者签订补充协议，加入"医师必须严格按照本临床研究方案进行药物临床试验操作，在此期间出现与该研究相关一切问题由申办者负责"的相关条款，以加强对医院及研究者的保护。

此次 SAE 的发生与解决，将隐藏在药物临床试验背后的风险与隐患暴露出来，应切实提高后期伦理审查力度，对受试者损害补偿赔付问题更加予以关注。但也证明了各部门对此次危急事件的应对能力，迅速理清思路，与受试者（家属）明确沟通解决方案，优先处理治疗、偿付等重点事宜，避免发生不必要的纠纷。

（三）随访期间发生导致住院的 SAE

【**案例描述**】在一项治疗 HER2 阳性晚期乳腺癌的随机、双盲、多中心 Ⅲ 期临床研究中，一位受试者诊断为：右乳癌综合治疗后右侧胸壁复发，HER2 阳性型。于 2019 年 6 月 7 日签署知情同意书，2019 年 6 月 10 日首次开始用药，期间复查病情改善。

2019 年 12 月 22 日 10 时电话随访发现患者患急性胰腺炎（CTCAE Ⅲ 级），于发病第 2 日入院，并予禁食、抗炎、营养支持、抑酸、生长抑素等治疗。随后病情平稳，患者可进食流质。

【**解析**】

1. AE 相关性分析　急性胰腺炎为用药后出现的反应，且非已知不良反应类型。随访期间出现该 AE，难以判断受试者是否自行使用其他与试验无关的药物，可判断该 SAE 与试验药物的关系为可能无关。

2. AE 处理与解决　电话随访发现 AE，应准确问询并及时记录受试者出现 AE 的起始时间、不良症状、治疗措施、诊断等重要信息，详细记录处理经过及结果，有关 AE 的医学文件均应记录在原始文件中，包括在外院的门诊和住院病历、检验检查结果。根据病情症状判断该 AE 后，决定是否停用试验药物，并定期随访。追踪随访方式可以根据 AE 的轻重选择住院、门诊、家访、电话通讯等多种形式。

第三节　思考拓展

（一）欧盟和美国均已建立了相对完善的药物临床试验安全性报告管理系统，而我国目前还没有相关的更新反馈制度。我们应该如何去关注药物临床试验 SAE 的处理以及对受试者的跟踪随访？

答：1. 面对单一案例报告，对临床用药的安全性评估是困难的。因此应建立临床试验 AE 的汇总反馈报告制度，对涉及同一类型药物的不同试验或不同项目出现的 AE，定期进行汇总审阅和讨论；

2. 组织医学和药学专业相关的委员会，组成 SAE 的专审小组，定期将 SAE 报告汇总并讨论。针对独立的 SAE 进行讨论，必要时需要到现场进行监督和抽查，核实是否对发生了 SAE 的受试者进行了处理；

3. 在伦理委员会对 SAE 进行审查时，应该明确需要进行随访的时限和日期，在下一次开展伦理会时要核实是否有对受试者进行跟踪随访处理。同时在审查的过程中，应该注意到以下几点。

（1）SAE 是预期的还是非预期的；

（2）是否涉及受试者的人身安全，SAE 受试者的救治和补偿是否合适；

（3）导致 AE 的发生原因是什么，药物原因、临床操作原因还是受试者自身疾病原因；

（4）对于防止再次发生这类 SAE 是否有什么预防措施，或者有什么快速解决方法；

（5）根据这些非预期的 SAE 是否需要进行研究者手册和知情同意书的内容修改。

（二）如何降低临床试验中SAE对受试者的损害？

答：1. 收集试验药物的非临床安全性研究资料及其他与安全性有关的资料，列入研究者手册，制定可能出现的SAE应急预案；

2. 在方案中对AE做出明确定义，并说明AE严重程度的判断标准，判断AE与试验药物关系的分类标准。要求研究人员必须记录AE；

3. 在启动会培训中，对药物的性质、作用及安全性（包括该药物非临床研究资料、试验药物预期的不良反应及处理原则）进行培训；

4. 研究医生、护士或伦理委员会的联系方式应以知情同意书形式告知受试者。

（三）是否所有发生AE的病例都应先揭盲再采取救治措施？是否所有发生AE的病例都应退出？为什么？

答：一般情况下，只有在发生AE需要知道盲底时才揭盲，随后立即采取抢救措施，一旦揭盲，该受试者即为脱落病例。对于一般的AE，在盲底未知的情况下也能正常采取救治措施的受试者则无需揭盲，待AE转归后可继续试验。对于AE已转归且未揭盲的受试者，可以不退出，通常由研究者对受试者进行评估，决定是否让该例受试者退出。一般的AE，如原有症状、体征、实验室异常的加重或新诊断的疾病、实验室异常值等，在确认不影响受试者的生命安全和试验的科学性后可以不退出。

（四）试述SAE报告表的填写规范。

答：1. SAE发生及处理的详细情况，应按不同的报告类型进行填写。详见下列内容。

（1）"首次报告"至少需要包含以下内容：

①受试者参加的临床试验全称、项目方案编号；

②受试者编号（至少要有筛选号，已随机入组的受试者还需要填写随机号）；

③受试者知情同意及入组时间（筛选期的受试者可填写知情同意时间）；

④受试者疾病诊断、既往重要的病史和现有的合并疾病（请说明合并用药，若适用）；

⑤受试者的相关基因检测结果和入组前的用药情况（适用于抗肿瘤药物）；

⑥入组后已完成的疗程和发生SAE的末次用药事件和用药情况（药物批号、处方剂量、给药途径、开始时间、治疗时间和停药时间）；

⑦发生SAE前的相关症状和体征，尽可能对AE给予明确的诊断；

⑧确认为SAE后的详细救治过程，有助于证实SAE严重性的检查结果等；

⑨研究者判断该SAE与试验药物或方法的相关性；

⑩确定受试者需要下一次进行随访的时间。

（2）"随访/总结报告"至少需要包含以下内容：

①受试者参加的临床试验全称、项目方案编号；

②受试者编号（至少要有筛选号，已随机入组的受试者还需要填写随机号）；

③首次报告的时间和SAE的诊断；

④自首次报告后的相关检查、详细救治过程和治疗的情况；

⑤自首次报告后，该受试者的SAE情况发生的转归；

⑥再次评价该SAE与试验用药或方法的相关性；

⑦明确受试者参加临床试验的情况，恢复试验治疗或退出试验。

2. SAE管理及报告填写指引如下：

严重不良事件报告表（SAE）

新药临床研究批准文号：（填写药物批件号）　　　　编号：

报告类型		□首次报告□随访报告□总结报告	报告时间：年 月 日
医疗机构及专业名称		（填写临床试验机构名称）	电话：（研究者科室电话）
申报单位名称		（填写申办者名称）	电话
试验用药品名称 （由申办者提供）	中文名称：		
	英文名称：		
药品注册分类及剂型（根据临床试验批件 内容填写）		分类：□中药 □化学药 □治疗用生物制品 □预防用生物制品□其他 注册分类：　　　剂型：	
临床研究分类		□Ⅰ期 □Ⅱ期 □Ⅲ期 □Ⅳ期 □BE试验 □临床验证	临床试验适应证：
受试者基本情况	姓名拼音缩写：	出生日期：　　性别：□男□女　　身高（cm）：　　体重（kg）：		
	合并疾病及治疗：□有 □无 （1）疾病：　　治疗药物：　　用法用量： （2）疾病：　　治疗药物：　　用法用量： （3）疾病：　　治疗药物：　　用法用量：		
SAE的医学术语（诊断）		可填1个临床诊断，非症状、体征的描述，同时存在多个SAE应分别报告	
SAE情况 （相应项目中打勾）		□　死亡　　＿＿＿＿＿年＿＿＿月＿＿＿日 □　导致住院　□延长住院时间　□伤残　□功能障碍 □　导致先天畸形　□危及生命　□其他	
SAE发生时间＿＿＿年＿＿＿月＿＿＿日 （发生SAE的具体时间）		研究者获知SAE时间：＿＿＿年＿＿＿月＿＿＿日 （研究者得知或发现SAE的时间，可晚于SAE发生时间）	
对试验用药采取的措施 （报告当时对试验药物采取的措施）		□继续用药 □减小剂量 □药物暂停后又恢复 □停用药物	
SAE转归 （报告当时SAE的转归）		□症状消失（后遗症 □有 □无）□症状持续	
SAE与试验药的关系 （请尽可能根据临床所掌握证据，判断相关性）		□肯定有关□可能有关□可能无关□肯定无关 □无法判定 （相关性的判断最好由研究者或sub-I完成）	
SAE报道情况		国内：□有 □无 □不详；国外：□有 □无 □不详 （请根据研究者手册、既往研究经验和相关的文献报道进行填写）	
SAE发生及处理的详细情况：			

报告单位名称：（填写临床试验机构名称）；报告人职务/职称：（如实填写）；报告人签名：
首次报告必须由研究者签署，如研究者不在，需邮件或电话告知，并在报告中说明。

（五）分别收集国内外曾出现的药物AE案例各一例，分析事件的前因后果，思考对我国的启示，以及我们能从哪些方面避免AE的发生，或降低AE发生率？

答：

1. 国外 沙利度胺（"反应停"）与"海豹畸形婴儿"事件。

（1）事件经过 沙利度胺最早被瑞士某药厂合成生产，起初用于抗菌作用但效果并不理想，此后研究发现沙利度胺具有较好的镇静作用，特别是对治疗孕妇妊娠早期晨吐效果突出，而被各国医药企业疯狂地生产销售。在1958年到1962年的四年用药期间，全球共计有12000名畸形婴儿出生，其中5000多名婴儿出生不久就死亡，事后该药查出具有严重的导致胎儿畸形的作用，被全球禁止生产销售。

若干年后，因发现沙利度胺对麻风结节性红斑患者有快速的抗炎作用以及疗效，此结论也随之被证实对90%麻风结节性红斑患者有效。1998年7月16日，FDA批准沙利度胺治疗麻风结节性红斑的治疗，但是因为其胎儿致畸性，孕期或者准备怀孕的妇女用药都有非常严格的限制。

近年来，由于其在免疫调节、抑制炎症、抗血管新生等方面的药理作用，沙利度胺重新用于临床治疗多发性骨髓瘤。临床研究发现，在加用低剂量的沙利度胺之后，多发性骨髓瘤病患的临床疗效得到显著的提升，且其不良反应的发生率未发生较大的改变。因此研究学者推荐在多发性骨髓瘤的日常治疗工作当中，将低剂量沙利度胺作为一种首选的辅助用药方案。2006年，美国FDA审查已通过了沙利度胺可以治疗multiple myeloma（简称MM，又叫多发性骨髓瘤或骨髓瘤）。后来，在中国沙利度胺也得到中华医学会的认可：除了可以治疗麻风结节性红斑以外，在临床诊疗指南血液学分册中沙利度胺可以治疗多发骨髓瘤；在临床诊疗指南风湿学分册中沙利度胺可以治疗强直性脊柱炎和白塞症。

（2）启示 "海豹儿事"件是药品沙利度胺上市后的AE暴露，非常典型地说明了充分药品上市前临床安全性研究的重要性。该事件也告诫我们，由于I、II、III期临床试验均在理想条件下严格按照入排标准进行，且受试者样本代表性有限，与真实世界中的环境存在一定差异，因此新药在试验上市后仍需要在一定条件下对正在市场销售的药品进行IV期临床试验，进一步补充新药在真实世界中的安全性等证据。另外，通过临床研究不断探索新的适应证，可使新药达到最大的应用价值。

2. 国内 肿瘤临床试验AE。

（1）事件经过 在一项治疗非鳞状非小细胞肺癌的多中心、随机、双盲III期临床研究中，治疗方案为试验药物某单抗15mg/kg，联合紫杉醇175mg/m^2、卡铂AUC为5mg/（ml·min），每21天为一个治疗周期。受试者于2019年8月9日第1周期治疗，至2019年10月14日共行4个周期治疗，治疗过程顺利，未出现剂量调整或暂停用药情况。第4周期用药时间为2019年10月10日，2019年10月14日出院。受试者既往有晕车症（AE1级），基础γ-谷氨酰基转移酶升高（AE2级）。2005年甲状腺囊肿切除术。

受试者按随访计划于2019年10月30日返回医院，计划内住院进行第5周期随访，2019年10月31日受试者主诉食欲差，进食少，无恶心、呕吐，睡眠、精神尚可，可平卧，偶有脚痛，无胸闷胸痛、腹痛腹泻等。目前无其他合并疾病及合并用药治疗。完善相关检查。2019年10月31日10：17收集受试者第4周期化疗后血常规复查报告及前一日检查报告。2019年10月19日外院查血常规，中性粒细胞0.7×10^9/L，CTCAE 3级；血小板75×10^9/L，CTCAE 2级；白细胞2.1×10^9/L，CTCAE 2级。AE未予治疗，考虑与化疗药物有关，可能与试验药物有关。2019年10月25日外院查血常规，中性粒细胞3.1×10^9/L，恢复正常；血红蛋白103g/L，CTCAE 1级；血小板46×10^9/L，CTCAE 3级；白细胞4.6×10^9/L，正常。AE未处理，考虑与化疗药物相关，可能与试验药物有关。2019年10月30日本院血常规结果：血小板43×10^9/L，血小板下降CTCAE 3级持续。

第5周期随访因化疗后血小板计数下降3级，给予升血小板治疗，同时加强营养，暂缓化疗，待血小板恢复；考虑与化疗药物累积毒性有关，骨髓耐受有限，可能与试验药物有关。

（2）启示 临床试验中，对实验室异常值需多加关注，考虑AE的情况需完整全面记录，包括AE名称、分级、与试验药物的关系、采取措施等。需依方案监测受试者体内指标的变化，可根据受试者基线值和检验检查报告的指标值，结合试验药物的药理作用，评估受试者出现AE的风险，避免发生过多损害。

参考文献

［1］李博，高蕊，李睿，等.药物临床试验不良反应/不良事件关联性判定方法研究探讨［J］.中国新药杂志，2014，23（12）：1465-1470.

［2］傅志英，赵淑华，刘晓红，等.抗肿瘤新药临床试验134例死亡严重不良事件质量管理分析［J］.中国新药杂志，2020，29（19）：2275-2280.

［3］王一，张庆瑜.药物临床试验中处理严重不良事件的经验［J］.中国临床药理学杂志，2017，33（15）：1506-1507.

［4］陈金月.沙利度胺的药理作用与研究进展［J］.医药导报，2004（3）：176-177.

［5］林辉.低剂量沙利度胺联合化疗治疗多发性骨髓瘤临床观察研究［J］.心理月刊，2019，14（17）：179.

［6］杨潇，许汪斌.沙利度胺在感染性疾病中的应用［J］.河北医药，2011，33（1）：108-110.

［7］陈永，管剑龙.沙利度胺在临床风湿性疾病中的应用［J］.复旦学报（医学版），2016，43（5）：620-624.

第十四章　临床试验中方案偏离 / 违背

第一节　基础理论

临床试验是指以人体（患者或健康受试者）为对象的试验，意在发现或验证某种试验药物的临床医学、药理学以及其他药效学作用、不良反应，或者试验药物的吸收、分布、代谢和排泄，以确定药物的疗效与安全性的系统性试验。临床试验要求具有真实性、伦理性、科学性、规范性以及可追溯性。因此，必须遵循GCP原则、依从伦理委员会同意的试验方案，任何有意或无意偏离或违反试验方案的行为叫做方案偏离（protocol deviations，PD）或方案违背（protocol violation，PV）。2015年7月22日，原CFDA发布《关于开展药物临床研究数据自查核查工作报告》。2017年7月，原CFDA发布了数据核查阶段性报告，报告显示：临床研究数据现场核查发现的问题复杂多样，方案违背在临床常见问题中排第二位，占比12.0%。方案违背已经是临床研究当中不容忽视的问题。

临床试验过程中由于各种因素影响，方案偏离的发生往往不可避免。对于已经发生的方案偏离，伦理委员会要求申办者和（或）研究者就事件的原因、影响及处理措施予以说明，审查该事件是否影响受试者的安全和权益、是否影响试验的风险受益。对于已经发生的方案偏离，有些申办者或研究者选择通过故意伪造、篡改或删除试验记录等方式掩盖偏离的事实且不上报伦理委员会的，属于严重的弄虚作假行为，可能会侵犯受试者的安全和权益，影响试验的真实性，也是申办者或研究者毫无责任感、职业道德丧失的表现，这种行为在临床试验中是绝对禁止的。

（一）定义

2021年12月27日国家药品审评中心下发的《药物临床试验数据管理与统计分析计划指导原则》中对方案偏离进行了如下定义：

方案偏离（protocol deviation，PD）：是指任何有意或无意偏离和不遵循临床试验方案规定的治疗、检查或数据收集规程的且未经伦理委员会批准的行为。一般来说，这种偏离只是逻辑的或管理性的偏离试验方案，不会对受试者的安全和获益产生实质性的作用，也不会影响所收集数据的价值。

目前国内外相关法规对于方案偏离或方案违背并无明确区分界限，一般将严重违反GCP原则、国家监管法规、申办者或临床试验机构SOP，影响研究的科学性以及危害受试者的安全和权益的行为称为方案违背，本文不对方案偏离和违背进行严格区分，以下统一称为方案偏离。

（二）方案偏离的内容

参与到临床试验过程中的人员都有可能引起PD，根据责任主体可将PD分为研究者不依从引起的PD，受试者不依从引起的PD，申办者不依从引起的PD；根据PD的严重程度还可分为重要PD和轻微PD。重要PD一般具有影响受试者安全与权益；影响受试者继续参加试验的意愿；影响数据质量与完整性等属性。轻微PD一般不具备上述3个属性。

PD包括但不限于以下内容：

（1）访视超出规定时间窗，但不影响受试者的安全与权益，且受试者可以继续按方案使用研究药物。同时，访视超窗不应影响主要或次要疗效指标以及安全性指标判断和评价；

（2）方案要求收集的数据点缺失，但此类数据缺失不影响主要疗效或关键的次要疗效或安全性指标结果。如病例报告表设计缺陷导致方案中规定收集的指标未收集；由于受试者依从性不高导致的数据缺失等；由于研究者或CRC对于试验方案和流程不熟悉导致的数据缺失等；

（3）将不符合入选/排除标准的受试者纳入临床试验；

（4）受试者在试验过程中出现如实验室检查结果显著异常，女性受试者怀孕，受试者撤销知情同意要求主动退出等符合中止试验标准的情况，但没有退出试验。当受试者发生了终点事件或经研究者判定不具备进入下一阶段研究条件和必要性时应及时中止试验；

（5）对临床试验研究的科学性产生影响的方案偏离，如未能按照方案要求进行安全性指标、主要疗效指标或关键的次要疗效指标的检查，包括：实验室检查超窗，访视超窗，不符合试验方案和SOP的情况，研究药物具有潜在的风险未做相关检查等；

（6）受试者未按要求接受正确的治疗或服用药物剂量错误，对受试者安全性或研究的科学性产生影响。包括：

①未按方案规定的剂量水平和用药时间服用或漏服研究药物，是对研究药物要求剂量明显不依从的情况。当受试者对于研究药物剂量不依从至一定程度的剂量时，会对研究的科学性和有效性产生重要影响，此时应中止受试者继续参加试验；

②当受试者达到暂停用药标准时，未按方案要求暂停用药；以及当受试者暂停用药后，未达到方案要求的重新用药标准时便重新开始使用药物，均属于治疗错误导致的方案偏离；

③错服药物，当配药过程或者随机化环节出现错误，受试者将得到错误的治疗，如对照组的受试者错服了试验药，而试验组的受试者错服了对照药；

④超剂量用药，超出方案或研究者手册中规定的用药剂量；

（7）受试者服用了方案中禁止的合并用药；

（8）在临床试验实施过程中，发生的任何严重违反GCP原则情况。主要包括：

①知情同意的获取过程不符合相关要求，如由非授权的研究人员进行知情过程并签署知情同意书；经伦理委员会审批的知情同意版本更新后，未重新获得受试者的知情同意或重新进行知情同意的时间远滞后于新版知情同意书获批时间；知情同意书的受试者签名不规范，日期不真实等；获得的知情同意的过程未达到充分知情，自愿选择的要求等；

②试验药物管理不符合要求，如药物的运输、接收、分发、使用/计数过程没有相关记录；试验药品储藏过程中储存条件不合格导致温度超温；开具处方的人员不具备相应的资质；过期的试验药物仍发放给受试者服用；研究药物发放给未纳入研究的患者使用；

③检验样本管理不当，每一样本应有唯一标识符以识别到受试者和采集时间。样本的采集、处理、运输、检测和报告应符合标准操作规程并有相关详细记录，样本管理过程中出错将会造成重要的方案偏离；

④ 研究者在临床试验研究过程中出现失责行为，如研究者未按方案实施试验过程；未及时更新研究方案；对其他研究人员未进行培训或培训不充分；在试验实施过程中未按照标准操作程序进行操作；以及存在数据造假等行为；

⑤发生AE时未遵循SAE报告要求在规定时间内向需要报告的部门及单位进行报告，存在瞒报、漏报等行为。

（三）方案偏离的原因

1.申办者方面

申办者是临床试验顶层设计和执行质控体系的主体，在试验过程的各个阶段，从设计试验方案，开展临床试验到最终生成临床试验报告，在这个过程中出现不依从方案的情况往往是重大、不可逆转、系统性的错误。常见原因如下：

（1）方案设计不合理。包括试验的纳入/排除标准、退出标准、中止标准、试验方案周期和流程，样本采集及处理过程等设计不合理。有可能会存在矛盾冲突，基线值未固定，时间窗设置过窄或过宽，未考虑实际临床情况导致可操作性差等问题；

（2）病例报告表设计不合理，存在数据收集重复或缺失必要数据，内容冗长不明确或产生矛盾和歧义；

（3）日记卡设计不合理，设计过于复杂使受试者无法理解或理解出现歧义导致数据采集不准确；

（4）试验用药物供给不足导致受试者用药无法保证；试验药物的包装、标签不清晰或容易混淆；药物包装内的药物数量或重量不准确导致回收存在错误；

2.研究者/临床试验机构方面

主要研究者是临床试验项目的直接负责人和主要责任人，应保证临床试验按照伦理委员会已批准的最新研究方案有序开展实施。研究者在没有取得申办者同意和事先得到伦理委员会批准时，不应偏离或改变方案，除非是必须消除受试者直接危险的情况。由研究者方面造成的PD/PV往往是主观的、个体化的错误。常见原因如下：

（1）对试验方案理解不到位，对试验流程不熟悉，项目启动之初是PD发生频率最高的阶段；

（2）试验过程中的操作不符合方案规定或相关法规、SOP；

（3）研究者在知情同意时未能对受试者进行充分知情，没有使受试者正确理解和获知在临床试验过程中的获益和风险、权利与义务；

（4）受试者使用方案禁止的合并用药，可能是由于受试者未如实告知研究者其目前正在长期使用的药物或在临床试验期间进行过的其他治疗和用药；也可能是由于研究者未与受试者对研究期间的注意事项和注意用药进行充分沟通；

（5）临床试验机构的条件有限，如硬件设备设施不完备，具备GCP资质的研究人员较少等客观原因也是导致PD发生的关键因素。

3.受试者方面

药物临床试验作为一种人体试验，必须要有受试者的参与和配合，受试者不仅是试验用药品的接受者，更是试验研究的载体主体。受试者管理是临床试验项目质量管理中最为关键和困难的环节。由于受试者引起的方案偏离常见情况如下：

（1）未按照方案规定用药或治疗；

（2）使用了方案禁止的药物或治疗；

（3）日记卡记录内容不完整、不准确；

（4）访视时间不符合时间窗；

（5）实验室检查漏查等。检查时间超窗，或未按照要求复查等。

（四）方案偏离的危害

临床试验过程中PD的发生是允许的，但申办者和/或研究者必须应伦理委员会要求就事件的原因、影响及处理措施予以说明，审查该事件是否影响受试者的安全和权益、是否影响试验的风险受益。研究者、申办方以及受试者都有可能引起方案偏离，一般的可以解释的轻微偏离是可以接受的。但如果在临床研究中出现故意伪造、篡改或删除研究数据或记录等严重影响研究的科学有效和危害受试者安全和权益的科研不端行为，是绝对不可接受的，这种行为是对受试者生命的漠视，对医药卫生事业的亵渎，是绝对禁止的行为。尽管PD的发生是被允许的，但如果一项临床试验上报了大量PD，那么稽查员或者检查员依然可以认为这个项目的质量存在问题，或者试验设计上存在缺陷，不管是哪一种情况，都毫无疑问会影响到最终监管部门对该试验数据和结果的认可程度。

PD会使收集到的样本和计划收集的样本间产生一定的偏差，从而在一定程度上对研究药物的最终判断产生影响。最后用于疗效分析的数据集常采用FAS和PPS，两者通过相互验证和比较来反应疗效；而安全性分析常采用SS，此数据集的纳入原则非常宽泛，目的是尽可能收集所有的安全性信息。对于存在偏性的数据，大部分是可以纳入FAS数据集中的，其中由失访或未测量指标造成的问题主要是疗效数据收集的不完整，对于评估最终结果的主要疗效数据的缺失将会影响对于疗效的最终判断。

PPS数据集中虽然纳入的都是主要疗效指标完整的病例，但由于其本身已经一定程度地偏离了随机化设计，所以会一定程度丧失随机化设计所带来的优势，其设计效力也自然随之下降。对于疗效结果的评估常采用以FAS数据集结果为主、PPS数据集同步进行比较和验证的方法，即一种敏感性分析的思路来获得对疗效的判断，当偏离方案数据较多时，两者的偏性都比较明显，影响进一步的研究或直接导致研究的失败。SS数据集和FAS数据集一样，虽然能纳入大部分的研究病例，但是由于数据本身提供的信息不足或有偏，将会导致其结论的局限性和不准确性。

新药研发的过程漫长又充满挑战和风险，有数据显示，新药的研发从进入临床Ⅰ期到成功上市的成功率仅为10.4%，50%的临床试验失败是由于疗效和/或安全性不足的原因导致的。其中招募对象不符，数据缺失或无意揭盲等PD的操作是导致药物疗效和/或安全性不足的原因之一。PD严重者可致使临床试验的终止，导致不必要的资金浪费。临床试验实施过程中都有可能发生各种程度的PD，导致各种后果，比如对个别非主要观察指标数据产生影响但不影响研究分析结果；有的PD虽然程度比较严重，但危害性可控且后续可以及时预防；但是如果在研究过程中发生过多的PD，或存在反复发生同一PD的情况，就极有可能违背医学研究伦理原则或破坏研究的科学性和结果可靠性。

（五）减少方案偏离的对策

尽早发现PD并采取措施有利于临床试验的顺利开展，保护受试者安全和权益，保证临床试验结果真实、科学、可靠。但在实际工作中，由于临床试验方案差别较大，临床试验设计能力不同，以及参与临床试验主体的差异，PD/PV情况往往难以避免。同时，由于不同研究者的认知和知识体系存在差异，因此对于方案偏离的认定存在理解偏差和缺乏对于方案偏离的灵敏度。因此，需要申办者具有一系列完善的发现、确认、报告、处理和预防PD的措施，最大可能地预防和减少不依从方案的发生。包括但不限于以下内容：

1.试验设计　试验方案设计应该符合临床实际，注重科学性同时兼具一定的可操作性。参考国家药品监督管理局发布的一系列的临床研究技术指导原则进行规范设计。方案应使用清晰和准确的语言描述，减少矛盾和歧义。

2.试验用药物　试验用药物配送应及时，保证研究中心的药物充足，保证受试者用药，避免由于药物配备不及时引起的方案偏离；同时，试验药和对照药的包装盒标签设计应合理，包装内的药品数量应准确。

3.多中心临床试验一致性　充分考虑各中心不同检测设备、检查人员、研究人员等一切可能造成不一致的因素。

4.研究者培训　加强研究人员临床研究意识培养，试验启动前应注重对研究者方案依从性和试验相关SOP的培训，重点提醒到位，防患于未然。同时，研究者/临床试验机构可以从以下几个方面加强对偏离方案的管理：

（1）研究者应使用经伦理委员会审批的方案；

（2）研究者应加强对方案偏离的敏感度，一旦认识到发生了PD应立即按照相关程序进行记录，待主要研究者审核并确认后，递交CRA/申办者；

（3）研究者在试验开始前阶段，应仔细并理解试验方案，与申办者充分讨论方案在本机构的可执行性，明确试验流程；

（4）研究者在对受试者进行知情同意时应向受试者充分解释依从方案的重要性，保证受试者理解试验内容，积极配合试验；

（5）临床试验机构收到违背方案报告后，应分析问题产生的原因，对因本机构研究人员疏忽大意或对方案理解不足造成的，应监督研究者改进，避免类似情况再次发生；如情况严重或坚持不改，机构可以决定中止研究者参加临床试验；对因机构的研究条件不足造成的，及时完善条件；机构定期对所有的PD进行分类汇总，发现问题趋势，采取相应的措施，改进机构的临床试验质量管理体系。

5.受试者教育

（1）加强受试者教育，研究者在对受试者进行知情同意的过程中要对试验流程、试验要求进行详细、全面地知情告知，以保证受试者在研究过程中的依从性；

（2）筛选受试者关注受试者对试验的配合度、生活因素、行动能力以及家属是否支持。

6.质量控制体系　申办者、研究者和机构建立完善的临床试验质量控制体系，针对不同方案建立基于风险的质控体系，尤其在试验启动会的前期，质量控制人员、CRA应加强对方案依从性的质量控制和监查，力争在项目开展的早期发现问题、解决问题，并在后续研究中避免重复问题的发生。

7.信息化系统　研究过程中借助临床试验系统或医院信息系统等系统，对入组的受试者再次就诊或开药时给予提醒，避免或减少使用方案禁止的合并用药或治疗的方案偏离。

8.伦理委员会　伦理委员会应制定详细的方案偏离报告的SOP和伦理审查制度，切实起到监督作用。

对于减少PD/PV而言，事前预防比事后处理更重要，早期干预比后期总结更有意义。处理时要特别关注受试者是否安全，是否影响试验数据，在这个过程中要始终把受试者安全放在首位。

（六）方案偏离的记录与报告

在临床试验实施执行过程中，即使有完善的SOP和全面的质量控制系统及严格的稽核系统，但是方案偏离仍无可避免。因此，发生了PD后的记录与报告就至关重要。根据我国药品监督管理局《药物临床试验伦理审查工作指导原则》，伦理委员会应要求申办者和（或）研究者就事件的原因、影响及处理措施予以说明，审查该事件是否影响受试者的安全和权益、是否影响试验的风险受益。每个研究中心的临床试验机构和伦理委员会的标准操作程序和伦理审查制度都有所差别，通常有以下几项常见的报告形式：

（1）申办者/CRA发现不依从方案情况，应立即报告主要研究者，在研究者团队中通报；依照本机构制度和SOP决定是否需要报告机构办公室；

（2）研究者/CRC发现不依从方案情况，应立即报告主要研究者、申办者/CRA，在研究者团队中通报；依照本机构制度和SOP决定是否需要报告机构办公室；

（3）机构办公室质控或日常管理过程中，发现申办者/研究者有不依从方案情况，应详细记录在项目管理文件中，通知相关研究者、主要研究者和申办者/CRA；

（4）机构办公室、研究者等任何人员收到受试者抱怨，均应认真对待、记录和处理，这些信息可能是不依从方案的重要信息或提示。

所有方案偏离都应该向伦理委员会报告。向伦理委员会提交的报告中至少应包括不依从方案的重要信息，如事件发生的日期、情况陈述、申办者是否被通知等，还应该包含其他重要信息，如受试者的权益和利益是否受到影响，受试者的风险是否增加。对于PD的情况，一般可采取定期报告的方式。此外，为避免研究对受试者的即刻危险，研究者可在伦理委员会同意前，并获得申办者书面同意的情况下不依从方案，事后向伦理委员会提交报告。

伦理委员会对于PD/PV审查的流程如下：

（1）受理：临床研究项目申请人需填写完整PD报告并签名和签写日期，伦理委员会秘书对申请人递交的送审文件（包括违反研究方案报告文件、研究者违反研究方案自我报告表等）进行形式审查；

（2）处理：伦理委员会秘书将相应的PD/PV伦理审查工作表，完整的送审材料，会议审查详细议程和审查会议报告提前发放给各临床研究的主审委员和伦理委员会委员；

（3）审查：伦理委员会对PD/PV审查送审材料内容是否影响受试者安全、权益，是否对临床试验结果产生严重影响，是否需对PD/PV采取合理的措施等方面进行审查；

（4）传达决定：审查决定需在审查后5~10个工作日内以《伦理审查意见》的形式传达，条件性或否定性决定必须传达，其余按需传达；

（5）文件存档：伦理委员会秘书将审查过程中相关文件按审查阶段及时归档，更新目录。

第二节　案例解析

（一）违背纳入/排除标准纳入受试者案例

【案例描述】 某项研究中，排除标准中要求筛选前两个月内使用过禁止合并用药物的受试者不应纳入该研究。通过HIS系统对某受试者筛选前两个月用药记录进行筛查发现并无使用禁用药物情况，但在后续研究中却发现该受试者实际存在使用禁用药物，再次通过HIS系统对该受试者筛选前三个月用药进行筛查，显示该受试者在筛查前三个月有购买禁用药物记录且购买剂量可持续服用至筛查前两个月，违背了排除标准并被错误纳入研究。

【解析】 1.该案例中由于合并用药的筛查不准确，导致了违背纳入/排除标准的PD，是典型的PD。通过该案例可知，为避免出现在研究者不知情的情况下出现受试者合并用药的PD，对受试者进行合并用药筛查时，应合理设置时间范围并关注其最后一次购买药物全部服用完的时间。

2.违背纳入/排除标准是典型的PD。纳入标准是受试者能够入组的基本条件，排除是在符合纳入标准的前提下其他不满足试验要求的特殊情况，合理的纳入/排除标准是保证临床试验科学、顺利开展的前提。当发现该受试者错误纳入研究中时，应详细记录、事件发生的时间及过程、原因及相应的处理措施，同时申办者或研究者应按照相关程序立即向伦理委员会进行报告。如果伦理委员会要求定期接受PD的报告，那么可以先报告申办者，由申办者决定该患者是否需要被剔除，然后汇总PD后上报伦理委员会；如果伦理委员会的要求是发生PD立即上报，那么一旦CRA发现问题，需要同时上报申办者和伦理委员会，等待审核和反馈。

3.研究者需要执行经伦理同意的方案，如果有任何与方案规定不一样的操作，需要立即告知申办者，同时及时通知伦理委员会。此外，即使如此，如果一个临床试验中上报了大量的方案违背，那么稽查员或者检查员依然可以认为这个项目的质量有问题，或者在最初的试验设计上就存在缺陷。不管是哪一种情况，都毫无疑问会影响到最终监管部门对该试验数据和结果的认可程度。

（二）生物样本管理不当案例

【案例描述】 在一项临床试验中，方案要求血样放置30分钟待完全凝固后可对血样进行离心处理，但在后续查看生物样本处理记录发现所有血样均放置30分钟即开始进行离心，未见血样是否凝固记录，由于每份血样存在一定差异，在30分钟完全凝固的可能性较小。因此，可合理怀疑该样本处理过程发生了PD。

【解析】 1.生物样本管理不当发生的PD会直接对各检测项目的准确性和精确性造成影响。药物临床试验生物样本主要包括从受试者采集的血浆、血清、尿液、粪便、组织和细胞等。临床试验中采集的生物样本多用于安全性实验室检查或探索性研究。地方实验室不能满足检测需求的实验室检查或探索性研究，需外送生物样本至中心实验室。对于这部分外送生物样本的管理，临床试验机构往往未给予足够重视，易造成质量隐患。2015年，原CFDA发布的《药物临床试验数据现场核查要点》中明确指出"临床试验的生物样本采集、保存、运送与交接记录"为核查要点。此举进一步强调了生物样本管理的重要性。

2.生物样本管理流程包括生物样本的采集、处理、保存和转运四个部分。为保证生物样本的准确性、精确性，需要在生物样本管理的每一个环节按照标准操作流程进行规范操作，同时也应进行风险识别，在试验前和试验中做好规避风险的措施：

（1）采集阶段：①护士应熟记血样采集时间窗，按照标准操作流程操作，避免采血超窗和溶血；②血样采集前，应双人核对采血管上的标签信息是否与当前采集点一致，并双人双核对受试者的腕带编号与采血管上的编号是否一致，采血时注意血量，避免采血量不足，避免血样分装量不足。

（2）处理阶段：①应定期对生物样本处理人员进行标准操作程序培训，并做好培训考核。强化样本处理人员规范使用仪器的意识；②特殊血样的预处理需指定专人，并经过严格的培训，做好充分准备，并对该项目制定特定的标准操作程序；③离心机使用前需双人核对参数设置是否与方案一致，离心机运行状况是否正常。④在将离心后的样本分装到冻存管和备份管前必须双人核对冻存管与备份管的标签信息。

（3）保存阶段：①保存样本的冰箱应配备应急电源或者临床试验机构有备用冰箱。可以在停电或冰箱出现故障时，使样本能够在方案规定条件下保存；②在开启冰箱门放入或取出样本后应及时关闭，避免冰箱门长期开启而导致的升温。

（4）转运阶段：①督促CRA及时跟进样本寄送状况，检测方收到样本后立即邮件回复中心，告知其已接收；②生物样本转运时样本管理员必须与核对者及CRA均在场，双人核对样本数量是否与转运记录上书写的一致，并确认转运文件是否齐全并签字。

（三）AE漏报案例

【案例描述】一项肿瘤项目中，机构质控人员检查医嘱发现研究者对某受试者在4月23日晚22：12肌内注射了2支20mg的甲氧氯普胺注射液，同时在4月24日晚20：08再次肌注了1支10mg甲氧氯普胺注射液，4月24日下午查房记录显示该受试者精神食纳可，未见该受试者有相关AE记录。

【解析】1.2020版GCP第十一条明确指出，药物临床试验中的AE，是指受试者接受试验用药品后出现的所有不良医学事件，可以表现为症状体征、疾病或者实验室检查异常，但不一定与试验用药品有因果关系。SAE是指受试者接受试验用药品后出现死亡、危及生命、永久或者严重的残疾或者功能丧失、受试者需要住院治疗或者延长住院时间，以及先天性异常或者出生缺陷等不良医学事件。SUSAR是指临床表现的性质和严重程度超出了试验药物研究手册、已上市药品的说明书或者产品特性摘要等已有资料信息的可疑并且非预期的严重不良反应。

AE是药物临床试验重要的安全性评价指标，是临床研发人员关注的重点，尤其在新药的首次人体临床试验或多中心、大样本、周期长的临床试验中，其是否被正确收集和评估，将对试验药物的安全性评价产生直接影响，进而会影响到试验结果的科学性、可靠性以及药品上市后的用药安全。

2.该案例中，对于需要进行化疗的肿瘤患者一般会提前使用甲氧氯普胺预防止吐。4月24日下午查房记录显示该受试者精神食纳可，并由于23日晚医嘱下达时间过晚，因此可怀疑4月23日晚该受试者出现了呕吐的不良反应，4月23日晚使用的甲氧氯普胺用于患者止吐而非预防止吐，未见记录AE和情况说明。该受试者4月23日晚出现了呕吐为AE，但研究者并未报告该AE，属于违反GCP原则的PD。

3.AE是安全性评价的重要指标，少记或漏记AE、将被受试者权益和安全得不到保障。因此GCP也对AE以及SAE的记录和报告作出了明确的规定和要求。

AE和SAE的报告程序在不同方案、临床试验机构中可能有不同要求，但这些要求应在研究开始前明确写入试验方案或标准操作程序并对相关人员进行充分培训。我国GCP第二十六条明确提出研究者的安全性报告应当符合以下要求。

除试验方案或者其他文件（如研究者手册）中规定不需立即报告的SAE外，研究者应当立即向申办者书面报告所有SAE，随后应当及时提供详尽、书面的随访报告。SAE报告和随访报告应当注明受试者在临床试验中的鉴认代码，而不是受试者的真实姓名、公民身份号码和住址等身份信息。试验方案中规定的、对安全性评价重要的AE和实验室异常值，应当按照试验方案的要求和时限向申办者报告。

涉及死亡事件的报告，研究者应当向申办者和伦理委员会提供其他所需要的资料，如尸检报告和最终医学报告。

研究者收到申办者提供的临床试验的相关安全性信息后应当及时签收阅读，并考虑受试者的治疗是否进行相应调整，必要时尽早与受试者沟通，并应当向伦理委员会报告由申办者提供的可疑且非预期严重不良反应。

4.研究者是临床试验方案的实施者，需采取有效措施，确保临床试验质量。开展药物临床试验之前，需对参加临床试验人员进行AE相关知识的培训，统一对AE的评价标准；药物临床试验中，应严格执行临床试验方案，如实、客观、准确记录和评估AE，并按要求向申办者报告方案中规定的、对安全性评价重要的AE和SAE；及时采取必要措施，对相应的AE进行处理，加强跟踪随访，切实保护受试者的权益和安全。

第三节　思考拓展

（一）某化疗药相关的肿瘤项目，试验方案中要求试验药配制需采用0.9% NaCl溶液，该临床试验机构的配剂中心对于一般治疗患者用药以及临床试验用药集中配置，由于未明确区分，故使用注射用水进行配制并为受试者使用。分析该临床试验机构发生该PD的原因并提出整改建议。

答：注射用水是灭菌的重蒸馏水，药物用作皮下注射药物时使用注射用水溶解药物。生理盐水是0.9%的氯化钠水溶液，一般在静脉点滴时使用。配剂错误可能会影响受试者的安全并影响实验数据分析的准确性以及精确度，因此，属于严重的PD。该临床试验机构发生此PD主要是由于该临床试验机构的配剂中心对于临床试验用药配制没有明确区分，配剂人员对于试验方案不熟悉，GCP的概念以及GCP意识淡薄造成。对此提出的整改措施有：

（1）提议对配剂中心一般用药以及临床试验用药配制工作进行明确划分；

（2）试验启动前要注重对相关工作人员的培训工作，针对试验实施过程中可能出现方案偏离的流程和操作应重点强调；

（3）积极推进临床试验配剂人员GCP学习工作，明确各临床试验用药配制工作，严格按照相关标准操作程序进行操作并做到多次核对。

（二）某项目中方案要求需等受试者检查化验单结果出来后入组方可用药。出于治疗需要，受试者需要在化验单出来前就给他用试验药。属于入组前就给试验药，如果用试验药不符合方案设计的流程会造成PD。但不用药的话会有很大的出血风险，可能影响受试者的健康，所以确实无法等待化验单结果出来，化验单结果对入排的判定有影响。针对患者的病情，临床中还有其他药物可以用。请问这种情况如何处理？

答：不可以用药。用药前一般会进行安全性相关检查并需要对检查结果进行安全性评估。当前化验单结果对入排标准的判定有影响，则应该待检查结果出来后显示符合标准方可用药。如果大量出现这种情况并影响入组，说明方案设计存在缺陷，需要找出原因，并根据实际情况修改方案，并递交伦理审核，伦理委员会同意后再按照新的方案执行。除非患者处于生命垂危或严重伤害状况，需要紧急医疗，有证据证明该研究治疗可能有效，而且没有其他可利用的、同样有效或更有效的疗法，否则无法确定是否筛选合格的情况下，用药就是违反伦理原则，如果确实可能存在这种情况，应该在方案中事先明确写明，并获得伦理委员会的审查和同意。

（三）新冠突发公共卫生事件的暴发对药物临床试验产生了重大的影响，在研的药物面临着重大的困难与挑战。其中，试验药物的发放成了棘手的问题，如何保证受试者能够及时、完整地服用药物，避免少服、漏用药物的PD呢？

答：首先，如果经过评估受试者仍需继续临床试验，但定期现场访视受到影响或者为了减少可避免的访视时，可能有必要变更试验药物的发放流程，需要考虑试验药物是否适合在受试者家中管理和一般存放、在运输过程中如何保证试验药物的稳定性不受影响、如何确保安全保管试验药物、如何对试验药物清点和治疗依从性评估进行管理等。对于试验药物发放的变更，首要目标是根据试验方案给受试者提供试验药物，以确保受试者安全和临床试验完整。

其次，对于通常可以自行使用的试验药物，可调整成替代的安全运送方法。可在受试者家中交付不会增加任何新的安全风险的试验药物，从而避免受试者往返临床试验现场取药。在方案变更前，应通过PD记录试验药物发放方式的变化。对于通常在医疗机构才能使用的试验药物，建议与监督管理部门沟通替代性用药计划。如无合适的替代方案，在确定停止试验药物治疗时，根据获益风险评估，继续参与研究（尽管可能延迟评估）可能是一个合适的选择。

最后，变更运输和存储安排不应违背盲法设计。研究者应关注并持续与受试者进行沟通，做好试验药物清点、储存等相关记录。

参考文献

［1］刘金华，刘敏，刘雨村，等.中国药房［J］.我院药物临床试验实施中方案偏离的回顾性研究，2017，28（25）：3474-3478.

［2］洪雪，雷雅钦，王筱宏，等.中国医学伦理学［J］.不依从/违背或偏离方案报告方法改进的总结与探讨，2020，33（10）：1199-1202，1209.

［3］卜擎燕，谢立群，熊宁宁.中国新药杂志［J］.临床试验中偏离方案的管理，2012，21（18）：2121-2125.

［4］安妮，乔田奎，许国雄，等.医学与哲学［J］.综合医院临床研究伦理审查常见问题及对策研究，2020，11（54）.

［5］阮姝楠，吴旭东.安徽医药［J］.医院生物等效性试验过程中方案偏离的分析与改进，2019，23（11）：4.

［6］胡盈盈，张菁，郁继诚，等.中国临床药理学杂志［J］.I期临床试验中生物样本管理的风险管控，2020，36（11）：3.

［7］张正付，李萌，燕娟，等.中国临床药理学杂志［J］.药物临床试验中不良事件的案例收集与评判，2020，36（23）：5

第十五章 药物临床试验机构的质量管理

第一节 基础理论

（一）定义

质量管理包含质量保证（quality assurance，QA）和质量控制（quality control，QC）两个层面。QA指在临床试验中建立的有计划的系统性措施，以保证临床试验的实施和数据的生成、记录和报告均遵守试验方案和相关法律法规。QC指在临床试验质量保证系统中，为确证临床试验所有相关活动是否符合质量要求而实施的技术和活动，是贯穿临床试验始终的发现问题、寻求问题的原因和解决方法，并最终解决问题的一个连续过程，即在具体操作层面做好质量管理。QA和QC两者内外合一，相辅相成。QC应由研究者全面负责，由参与研究人员具体实施和执行。

QC一般包括内容如下：

1.定期验证试验系统和校准仪器设备；

2.所有人员严格按照和试验方案各项SOP进行操作；

3.数据的记录应及时、准确、直接、清楚，签字并签署日期。FDA在进行检查中遵循的基本原则是："没有记录就没有发生"（not documented，not happened!）。记录既是对药品的安全性、有效性进行系统性评价的依据，也是临床试验是否严格遵照临床试验法律法规、试验方案和SOP进行的主要证据。准确、真实而完整的记录是保证临床试验质量和数据可靠的基本前提；

4.自查数据记录的准确性、完整性，更正错误时要按照规定的方法和更正程序；数据的统计处理采用经验证的、可靠的统计软件，数据的输入采用有效的质量控制措施，如数据双录入等。

（二）药物临床试验质控员的职责

质控员是临床试验质量控制的实施者，应具备一定的医学、药学、护理学背景，应了解、熟悉相关法律法规及临床试验基础知识，同时具有一定的临床试验项目经验，能够遵照相关法律法规要求进行临床试验项目的质量控制。质控员任职条件如下：①取得国家或省级临床试验理论知识GCP培训并获得GCP合格证书；②具有一定实际参与临床试验研究的经验。

1.药物临床试验机构质控员 药物临床试验机构承担着本单位内药物临床试验的组织监管责任和质量控制工作。质量控制是发现临床试验过程中不合规的问题并将相关问题呈报给研究者，最后追踪发现问题是否及时有效解决的过程。药物临床试验机构质控员独立于专业组和申办者，对临床试验项目的质量控制更为客观，其在本单位临床试验质量控制中具发挥重要作用。机构质控员应加强自身学习，熟练掌握GCP基本知识及机构相关文件系统，在质控前应了解试验方案的全过程，制定全程的质控计划，落实质量控制工作，整体把控临床试验项目的质量情况，并及时将临床试验质量情况向专业组、机构办等相关部门反映，监督整改。

2.项目组质控员 项目组质控员是处于质量管理工作中的一线尖兵。项目质控为全过程、全内容、全细节质量控制，项目组质控员应严格遵循法律法规要求，遵守试验方案规定，按质控要求，认真检查对每一例入组的病历，发现问题，及时反馈给相关研究者，并追踪问题整改情况。在各项临床试验初期阶段，研究者对试验方案未形成足够的熟悉度，出现的质量问题相对较多。为更好的避免方案违背情况的发生，专业组质控员需非常熟悉本项目方案，关注试验进度及时跟进质量控制。为保证质量控制结果的真实性及可靠性，专业组质控员应角色独立，在临床试验过程中不得担任其他角色。

（三）药物临床试验质量管理体系的建立

1.组织管理构架和人员 临床试验机构应有明晰的临床试验管理组织构架，满足法规要求，人员与工作量相匹配，如研究者是直接负责人，应建立一支具有临床试验资质的专业团队，并发挥其调配人员的权利，保证职能行使和职责落实。临床试验机构应设有机构主任、机构办公室主任、机构办公室秘书、质控员、药品管理员、档案管理员等。伦理委员会成员组成满足药物临床试验质量管理规范和NMPA指导原则的要求。

2.管理文件 国内临床试验机构管理文件主要包括临床试验机构制度、SOP和设计规范，目前部分临床试验机构存在的共性问题是不成体系、制度和SOP照搬其他临床试验机构，缺乏可操作性。

3.培训 临床试验机构培训和质量控制同样重要，培训是降低错误风险的措施之一，防患于未然。培训应作为临床试验机构日常的工作和考核内容之一，培训的内容包括对法律法规、指南、指导原则、医院管理文件以及更新的文件等，应全面且形式多样化、注重实际效果。

4.质量控制 质量控制主要包括机构办质控、专业组质控、申办方监查及稽查、政府部门检查、伦理委员会审查、医院其他部门的反馈、问卷调查等。CRA申办者委派，其专业素养和工作态度十分重要，CRA并非只向申办者汇报试验进度，而应重点汇报临床试验过程中发现的问题，并及时向研究者和机构办反馈，追踪改进问题。质控员需熟悉法律法规、医院管理文件、临床试验方案等，制定完备的质控计划，重点质控首例受试者和容易出错的地方，尽早发现和控制。质量控制应有记录、反馈、追踪、分析、总结和改正措施。机构办应加强对CRA及CRC的管理和考核，制定工作指引，CRA应及时将监查报告和项目进展数据报告上报给机构办，对于不能履行工作职责的CRA和CRC应及时采取措施，报告给上级部门或要求更换人员。

5.体系评估和持续改进 药物临床试验机构管理体系需要定期从宏观和微观两个维度进行评估。临床试验机构应预先确定体系评价指标，如质量指标和效率指标，机构办公室、伦理委员会、专业组等各个部门通过对数据进行收集、整理、分析和总结，提出质量管理体系存在的问题和原因，拟解决整改的办法和可行性，并提出行动计划。体系评估每六个月一次，至少每年一次。体系评估的问题应及时报告给研究人员，根据提出的解决方案对其进行了纠正和实施。试验用药品的管理是药物临床试验重要的环节之一，也是体系评估的重要内容之一。但很多临床试验机构试验用药品管理存在漏洞，保管条件不满足方案要求，发生超温、超有效期、丢药、发放回收错误等问题，因此有条件的临床试验机构应建立集中化管理的中心药房，加强药品管理人员培训，完善管理模式和管理程序，修订相关管理制度及管理文件，以规范试验用药品的管理流程。

（四）药物临床试验专业组质量管理体系建设

专业组应根据所承担项目的数量，结合部门特点，建立自己的质量管理体系。专业负责人应安排与试验工作量相匹配的研究人员，包括研究医生和研究助理，同时应安排一位熟悉药物临床试验的医师负责本专业的药物临床试验质量管理，其负责起草本专业的管理文件，组织有关人员学习和培训，及时获取机构办公室、申办方、药监局等检查中发现的问题，并对问题发生的原因进行分析，提出改正措施，及时将相关情况通报专业负责人。专业组应在体系内建立沟通机制，如在科室医疗例会上进行药物临床试验有关情况通报和培训，特别是发现的问题和改正措施的落实。专业负责人应定期组织有关人员对质量体系进行评估，原则上每六个月一次，至少每年一次，目的是对前期发现的问题和潜在的问题进行原因分析，修订管理文件，优化工作流程，加强人员培训，实现持续改正。

（五）参与临床试验质量管理各方职责

药物临床试验质量管理应由申办方、专业组、药物临床试验机构（包括伦理委员会）及药品监督管理部门从试验方案设计到试验结束整个过程的共同管理来实现。

1.申办者 申办者是以注册为目的的临床试验的发起、申请、组织和资助方，是质量管理的主要责任方，申办者应当意识到临床试验质量的重要性，建立规范、完备的QC/QA体系：

（1）设计规范、科学、有效的试验方案，整体考虑试验设计的伦理性和科学性，要求制定临床试验相关SOP并监督其实施；

（2）强化CRA法律法规和专业技术培训，落实其职责。CRA作为申办者与研究者之间的主要联系人，应熟悉试验方案和相关的法律法规要求，根据试验进度定期监查，确保研究人员对研究方案和相关法律法规的依从性，及时了解试验的进展和问题，与研究者对发现的质量问题及时沟通，并协助研究者共同解决整改。同时CRA也需要将发现的重要问题及时汇报给申办方和QC/QA部门和临床团队，以确保对问题的潜在风险进行及时评估并采取相应的整改和预防措施，若是严重违背GCP或相关法规的问题，还需要报告给相应的管理部门和伦理委员会；

2.研究者　研究者是临床试验的核心实施临床试验并对临床试验质量及受试者权益和安全负责的试验现场的负责人，是保证临床试验质量的首要责任者，选用对临床研究具有科学、严谨态度的合格研究者是保证试验质量的关键之一，对整个临床试验的成败起着至关重要的作用。但部分研究者在试验过程中对质量把握缺乏足够的重视，主要原因包括但不限于：

（1）法规意识淡薄，不明确自身职责，GCP基础知识了解不深入；

（2）未及时制定和更新切实可行的SOP并实施；

（3）没有充足的时间投入到试验中，记录和报告AE不及时，填写CRF不及时，评估异常的试验结果不及时，导致数据溯源性差。为了保证临床试验项目质量，研究者提高法律法规意识、依从方案开展试验。首先在思想上重视临床试验，熟悉相关政策、法律法规和指南，确保有充分的时间在方案规定的期限内负责和完成试验。研究者还需结合本专业特色，制定必要的、切实可行的管理制度及SOP。

3.药物临床试验机构　药物临床试验机构对本机构承担的临床试验有着管理和审核职责，有效的监督管理是保证试验进度和质量的关键。我国《药物临床试验机构管理规定》（2019年12月）对药物临床试验机构所需具备的药物临床试验条件，药物临床试验机构的组织管理、研究人员、设备设施、管理制度、标准操作规程等提出了框架性的要求。无论临床试验机构采取何种质量管理模式，应以药物临床试验管理规范为指导方针，结合自身情况制定临床试验管理制度、实施程序和SOP保证试验各环节的质量。同时还应负责对参与研究的人员培训，确保制订的管理制度和SOP能够有效地实施，从而确保试验的进行符合GCP和相关法律法规的要求。

4.药品监督管理部门　2017年我国加入了ICH，与国际接轨，2019年我国取消了机构资格认定，改为备案制。与发达国家对药物临床试验的监管项目检查相比，我国目前药物临床试验的监管体系相对较为复杂，包括试验前的备案、试验过程监督和试验结束后监管三大部分。各省局负责日常监管；国家药品监督管理局食品药品审核以及数据核查中心负责数据核查。

（六）临床试验质控实施

根据试验项目质量控制的侧重点、频率不同，质量控制检查可以分为常规质控和非预期质控（即触发式质控）两类；根据临床试验实施阶段不同可分为启动质控，中期质控和归档质控。

1.启动质控　启动质控指在临床试验启动阶段，临床试验机构/专业科室质控人员检查试验项目启动准许条件及合规性，该阶段质控侧重点是检查临床试验开展的相关批准性文件（包括临床试验批件、临床试验合同、伦理批件等）、物资（包括药物/医疗器械、文件资料），研究者资质材料及分工授权等，目的是确保临床试验项目顺利开展。质量控制检查应依照表15-1-1内容进行质控检查，并依照授权分工表、筛选入选表、鉴认代码表、授权分工表及过程文件表单模块的标准细则核对检查相关内容。

表 15-1-1　质控检查标准细则

项目启动质量控制
（1）项目研究资料统一采用文件夹按照归档目录顺序整理
（2）临床试验批准或许可性文件应在有效期内
（3）伦理批件（组长单位/临床试验机构）盖有红色签章，且启动日期与伦理批准日期不存在逻辑问题
（4）试验方案/研究者手册、日记卡、知情同意、病例报告表书等研究性文件应获得伦理同意，研究者签字，且为最新版本
（5）应有试验用药品/器械报告/说明书/对照品说明书等合格证明文件，且获伦理批件
（6）应有申办者资质证明文件，且获伦理审核批件
（7）收集整理有检验项目正常值范围和实验室室间质控证明文件，且为最新版本
（8）立项文件（立项接评估表、临床试验申请表、信息登记表等）
（9）研究者资质文件(简历及资质、授权分工表、签字样张等)完整
（10）签订临床试验项目合同或协议，且签署日期与启动会时间不存在逻辑问题
（11）启动会相关文件（培训记录、培训幻灯片、签到表等)符合管理要求
（12）统一合格的试验用物资交接单、筛选/入选表、鉴认代码表、药物/器械/试剂接收使用记录、药物/器械/试剂回收销毁记录等，其他根据实际情况需要的过程文件表格
（13）试验用药品/医疗器械已按要求储存于GCP中心药房
（14）试验物资（采血管、知情同意书、病例报告表等）交于研究专业组）是否符合要求

2.首期质控　首期质控是指在临床试验项目启动后，成功入组受试者后，对试验项目的研究资料和研究数据进行质控检查，检查重点是试验方案执行情况（PD/PV），确认临床试验项目严格遵照临床试验方案执行，确保后续研究正常开展。该阶段质控应依照知情同意书、原始病历和检验报告单模块的标准细则核对检查相关内容。

3.中期质控　中期质控是指在临床试验项目实施过程中，对试验项目前期的实施质量进行整体质量控制，重点应关注试验研究质量和真实性，保证临床试验项目严格遵照临床试验方案执行。中期质控过程应查看已签署的知情同意书，核实药物/医疗器械使用情况，抽查门诊病历或住院病历记录，核对CRFs，检查检验/检查报告单，并对所有检验/检查报告单进行数据溯源，保证真实性，同时应检查研究文件填写的规范性，具体依照相关模块标准细则要求执行。开展中期质控条件：①试验项目成功入组受试者例数达到合同数50%时；②试验项目3个月内未实施任何质控；③专业科室开展的首个临床试验项目，可以按照专业合理要求适时开展。

4.归档质控　归档质控是指完成合同要求研究病例数，或收到申办者的关闭/终止本中心试验的研究函件时，对研究资料和数据进行质量控制。重点关注资料完整性和研究数据真实性。该质控过程应检查研究者文件夹、知情同意书（含筛败病历）、门诊病历或住院病历记录、病例报告表、药物/器械管理文件、检验/检查报告单，并进行数据溯源，同时检查研究文件填写的规范性，具体依照相关标准细则要求执行。

5.触发式质控　触发式质控是指在临床试验开展实施过程中，出现特殊情况如：连续发生 SAE、严重PD/PV 及其他非常规、非预期情况时，保护受试者的权益，保证临床试验的质量和数据的真实性与有效性，确保受试者安全与临床试验的规范、真实、科学，进行实时质控。该质量控制侧重点，应根据触发式质控的发生情况，由质控小组讨论，确定质控方式和内容，跟踪具体事件，了解并记录质控过程，查看相关医疗文件，确定医疗风险的处理与记录措施。质控过程应检查研究者文件夹、全部已签的知情同意书（含筛败病历）、门诊病历或住院病历记录、病历报告表、药物/器械管理文件、检验/检查报告单，并进行研究数据溯源，查看其他过程文件表单填写的规范性，具体质控内容参见相关单元模块。

触发式质控发生条件：

（1）申办者/专业组向临床试验机构反映试验项目存在较大的质量问题；

（2）申办者提出质控诉求或接相关管理部门检查通知；

（3）试验连续出现SUSAR/SAE；

（4）试验短期内连续出现3例及以上方案违背事件，或/和5例及以上方案偏离；

（5）试验超过6个月未进行监查。

第二节　案例解析

（一）受试者知情不充分及受试者保护不当案例

【案例描述】某双盲对照临床试验未设计模拟用药，为保证盲态，方案中药物输注流程规定如下：非盲研究护士用注射器直接抽取西林瓶注射液即可给受试者用药，给药方式为皮下注射，注射部位可为大腿、腹部或手臂。为避免破盲，非盲护士将受试者带入独立检查室，核对受试者姓名缩写、随机号的形式及受试者确认信息。拉上帘子，为受试者带上眼罩，准备完毕后，非盲研究护士进入检查室再次与受试者核对其姓名缩写和随机号，核对无误后，受试者伸出手臂，非盲研究护士隔着不透光帘子对患者进行给药。

【解析】

1.研究人员未充分告知受试者有关临床试验的所有相关事宜，并且研究过程中研究者未给予受试者适合的医疗处理；

2.本案例中，试验药与对照药的外观不一致本可以通过双盲双模拟的设计方法避免破盲，但因方案未作该设计，且前期的药品包装申办者未进行双盲设计，故而需要在临床进行双盲操作。但注射时，拉上床帘、为受试者带上眼罩的操作，可能会造成受试者不安的情绪，明显不属于"适合的医疗处理"；

3.另外，该研究在知情同意书中，仅介绍用药剂量、周期及治疗程序等内容，并未提及此操作流程，很难保证所有受试者均被充分告知有关临床试验的所有操作等相关事宜。

整改措施为：根据以上分析，该项目中药物输注流程的设计无法执行。综合该项目在全国包括组长单位在内的多家中心已开展的情况，确实无法重新设计为双盲双模拟试验，也无法再对药物重新包装。因此，经多次与申办者沟通，申办者最终同意修改方案及知情同意书，通过静配中心抽取药液并用遮光袋遮挡药物、非盲护士执行操作的方式继续在临床中保证双盲状态。

质控员在质量控制知情同意过程中需关注以下几点问题。

1.知情同意过程的真实性：受试者和（或）其法定代理人、研究者、见证人等是否，为本人签字；知情同意过程是否在受试者参与临床试验前；知情同意书版本是否为伦理审核通过的最新版本；

2.知情同意过程的规范：知情同意书是否一式两份；受试者和（或）其法定代理人与研究者的签字日期是否一致；是否阐明代签原因；当受试者为文盲情况下是否让受试者本人仿写其名字；是否留存受试者、研究者、伦理委员会联系人的个人电话；签署不规范时，是否及时重新获取知情同意书；获取知情同意的地点是否符合保护受试者隐私的要求；

3.知情同意过程的可溯源性：知情同意过程是否在原始资料中详细记录；受试者姓名是否与受试者留存的身份证复印件上一致；受试者签名字迹是否可识别。

（二）未授权医生参与临床试验案例

【案例描述】某项药物临床试验中，受试者住院病历记录"……2周期后肠胃道反应Ⅲ级，本周期药物给予减量处理"，该病例中查房医生，开立医嘱医生、病历记录医生均非本研究授权医生。原因说明：该科室医疗分组查房，该组中未包含试验研究授权医生。

【解析】本案例中因查房医生，开立医嘱医生、病历记录医生均非本研究授权医生，研究医生是否知晓患者病情，研究用药减量是否该由这个医生决定？

研究医生授权质控要点包括如下几个方面。

授权时间问题：研究人员参与临床试验应在被研究者授权并且得到对应的培训后，才能着手所授权的研究任务，并且授权结束后，不再执行曾经被授权的研究任务。

授权范围问题：以被授权的角色，参与临床试验对应的环节且只做被授权的任务，不做超出授权职责的工作。授权人员应坚持伦理大于科学的态度，在紧急情况下，保证受试者的安全性是唯一正确的事情。

授权资质问题：被授权人员的资质应符合：

（1）匹配的职业资格　①具有与授权研究任务匹配的资格证书②具有在本临床试验机构执业的执业资格；

（2）匹配的专业知识和临床工作经验　①具有与被授权研究任务匹配的教育背景；②具有与被授权研究任务匹配的行业经验；③既往参加过其他的临床试验经验；

（3）充分的培训：①GCP/ICH-GCP知识的培训；②方案内容的培训；③被授权研究任务的特定培训；④研究过程中的补充培训；

（4）对应的证明文件：①医师/护士资格证书；②医师/护士执业证书、执业药师资格证；③GCP培训证书；④简历；⑤与试验内容相关的培训记录。

授权完整问题：遗漏授权的人员，如影像科大夫或中途加入的研究者，应提供参加临床试验培训证明，例如培训记录、考核记录等。

（三）受试者未按规定服药案例

【案例描述】在某Ⅰ期药物临床试验中，受试者K031接受空腹第2周期给药，完成采样点采血后出组。该受试者生物样本经超低温冷链转运至分析检测单位进行样本血药浓度测定，检测方告知该受试者第2周期0.75~1h时间点的浓度在定量下限附近，其余点低于定量下限。2019年11月7日申办者申请试验单位启动调查，后质控员通过查看现场录像，发现受试者K031在给药后有撅嘴动作、吐药动作，研究者与受试者K031沟通，K031承认将药含在口腔舌头下面，喝水也未吞下药物。

【解析】1.质控员进行口腔检查措施不够全面，受试者用药后有藏药的可能；

2.对受试者服药后行为要求不够严格，受试者服药后未在规定区域就坐；

3.受试者主观上对吐药行为抱有侥幸心理、炫耀心理。

整改措施：

（1）研究者与K031受试者沟通，最终K031受试者承认自己藏药吐药，并返回医院签字确认；

（2）Ⅰ期临床研究室根据K031受试者陈述的吐药经过，修改口腔检查方案，由棉枝检查喉咙深处+手检查两侧脸颊改为棉枝检查喉咙深处、舌下及牙龈脸颊间缝隙，并要求受试者给药后采血前在规定区域就坐，避免此类事件再次发生；

（3）加强对受试者思想教育和用药培训，加强对研究药师口腔检查培训以及对研究医生的培训。

（四）采血多次超窗案例

【案例描述】某项临床试验受试者第1周期早上8：00给药，8：10开始第1周期给药后生物样本采集，在采血过程中质控人员发现普遍存在采血困难，导致实际采血时间超出方案允许范围。根据临床经验，予临时增加生理盐水封管液的体积至4~5ml，本周期试验过程中共发生38次实际采血时间与计划采样时间的偏差超出方案允许偏离范围，质控人员对超窗原因进行分析。

【解析】1.该研究方案规定生理盐水封管液体积2~3ml，不足以完全冲洗肝素帽；

2.当日气温低，受试者血流缓慢，研究者未充分考虑环境温度对采血的影响；

3.部分患者的实际给药时间与预计给药时间间隔较大，导致实际采血时间窗与预计采血时间窗偏差较大，早期采血时仍按照记录表的预计采血时间，未重新计算实际采血时间窗。

整改措施包括如下内容。

1.结合临床使用生理盐水封管的经验，予增加生理盐水封管液的体积至4~5ml；

2.将Y形留置针换成直型留置针进行采血，质控人员加强对研究护士埋留置针和采血的培训，加强对采血困难应急处理的培训；

3.质控人员加强对研究药师培训，减少实际给药时间与预计给药时间的间隔；

4.质控人员加强对协调员培训，积极配合研究护士采血；

5.项目质控人员将此情况反映给临床试验机构，并建议临床试验机构在后续临床试验项目中常备暖气和暖水袋增加采血部位温度和血流速度。

第三节　思考拓展

（一）在某项肿瘤临床试验中，某受试者2017年3月28日（C1）血淀粉酶升高，研究者判断Ⅲ级AE，与试验用药可能相关，未停药；2017年3月30日（C1）脂肪酶258U/L（13~60），升高判断为Ⅲ级AE，未停药；2017年4月10日再次使用试验用药品，2017年4月28日脂肪酶129U/L，研究者判断为3级AE；质控过程发现以上均符合方案停药标准（方案归定AE达到Ⅲ级停止用药），但研究者未做停药处理。根据现有方案，患者情况达到永久停药标准，试分析该研究者是否违背试验方案？

答：充分保障受试者的安全是药物临床试验的首要条件。试验用药品具有不确定性，既可能治愈疾病，也可能会对受试者造成伤害，甚至危及生命。因此，在临床试验期间，研究者或其授权的临床医师需承担所有与临床试验有关的医学决策。当受试者出现与试验相关的不良事件，或临床意义的实验室检查值异常时，应确保受试者获得妥善的医疗处理，如降低剂量、停药或需要其他重要的伴随治疗等。同时，为避免临床试验出现更严重后果，研究者应决定是否或者终止暂停临床试验，以保护受试者的权益和安全。药物临床试验中发生大范围、非预期的严重不良反应，申办者和药物临床试验机构应当立即停止药物临床试验。必要时，药品监督管理部门依照职责可责令该临床试验方案、暂停或终止该项目药物临床试验。因此，与试验用药品是否有关的不良事件判断要谨慎，需要研究者提供充足的证据，尤其是与创新药安全性有关的不良事件。

根据国外文献，此类肿瘤患者可以继续采用试验用药品进行抗肿瘤治疗而可能治疗获益。考虑AE是否为目标适应证疾病进展的表现或伴随疾病在试验期间的择期治疗。如果AE被认为是试验用药品目标适应证的表现或症状，接受试验用药品治疗后，所治疗的疾病若出现症状加重、病情恶化、死亡等，尽管理论上属于AE的范畴，但由于上述变化是目标适应证疾病进展的一种表现，临床试验通常不收集和报告该类AE或SAE，而是作为临床试验的疗效指标来评价。患者无明显临床症状且出组后无其他有效肿瘤治疗方案，结合国外文献的此类安全性报道，因此研究者和申办者电话沟通后，并未对患者采取停药措施，同时密切关注患者AE情况。

（二）是不是研究团队的质控人员越多越好，或者越少越好？

答：并不是研究团队的质控人员越多越好，若质控员过多那么在研究过程中可能将会面对以下一系列的问题。

1.难以保证被质控人员在开展研究工作前都能得到有效的方案培训，并且确保培训效果；

2.研究过程中，如果有方案的修改、研究流程的变更、很难确保质控人员都能得到再次的培训，并且收集到合格的培训记录；

3.如果研究开展时间较长，可能会面临质控人员外出深造、外地支援，可能无法在第一时间内获知这些变动，以及无法及时收集和更新所有质控人员的简历、资质文件、GCP证书。

当然也并不是研究团队的质控人员越少越好，如果临床试验流程复杂，质控人员怎样平衡好各项临床试验的质控，确保研究质量和进度不受影响，如果同时兼管药品管理，则会出现无人复核此项工作的情况。如果质控人员休假、生病、开会、学习，所负责的临床研究进度延后等问题也会发生。

（三）QA和QC有什么区别?

答：两者目的相同，有些操作也相同，但是关注点不同，实施人员和工作方法也不同。QA关注的是整体质量管理体系，预防类似的问题再次发生；QC是在质量管理体系内所采取的具体操作和活动，以查证与临床试验相关的活动都符合质量管理要求，其关注的是具体方案实施和数据力求发现具体的问题。

药物临床试验质量管理既需要检查、核对具体操作从而发现具体问题、及时纠正和补救，又需要对体系进行评估和分析，预防风险和问题。QC与QA两手同时抓，才能标本兼治，产生良性循环，保证临床试验质量。

参考文献

［1］张文静.药物临床试验质量控制及相关因素研究［D］.山东大学，2011.

［2］田少雷.GCP对药物临床试验的质量保证［J］.中国新药杂志，2002，11（11）：825-829.

［3］任茜，马忠英，翟小虎，等.浅谈医院药物临床试验的质量管理［J］.中国药师，2018，21（08）：1453-1455.

［4］项玉霞，黄志军，刘畅，等.中国特色药物临床试验机构质量管理体系建设［J］.中国临床药理学杂志，2017，33（11）：1039-1041.

［5］谢洁琼.药物临床试验质量控制与质量保证体系探讨［J］.中国药师，2015，18（07）：1191-1194.

［6］张正付，李萌，燕娟，等.药物临床试验中不良事件的案例收集与评判［J］.中国临床药理学杂志，2020，36（23）：3957-3961.

第十六章 监 查

第一节 基础理论

（一）CRA的职责

监查的目的是为了保证临床试验中受试者的权益受到保障，试验记录与报告的数据真实、准确、完整、规范，保证试验遵循已批准的方案、SOP和相关法律法规进行，从而保证临床试验质量。获得有效、完整、真实的临床试验数据不仅需要科学严谨的试验设计，更需要对试验的执行情况实施有计划、有保障的监督。临床试验监查工作是申办者或者合同研究组织委派CRA对临床试验实施过程进行监督的途径，是临床试验质量保证体系中重要的一部分。CRA应当受过相应的培训，具备医学、药学等临床试验监查所需的知识，能够有效履行监查职责。

我国2020版GCP规定，CRA应遵循SOP开展监查工作，CRA的职责包括：

1.CRA应当熟悉试验用药品的相关知识，熟悉试验方案、知情同意书及其他提供给受试者的书面资料的内容，熟悉临床试验SOP和本规范等相关法规。

2.CRA应当按照申办者的要求认真履行监查职责，确保临床试验按照试验方案正确地实施和记录。

3.CRA是申办者和研究者之间的主要联系人。在临床试验前确认研究者具备足够的资质和资源来完成试验，临床试验机构具备完成试验的适当条件，包括人员配备与培训情况，实验室设备齐全、运转良好，具备各种与试验有关的检查条件。

4.CRA应当核实临床试验过程中试验用药品在有效期内、保存条件可接受、供应充足；试验用药品是按照试验方案规定的剂量只提供给合适的受试者；受试者收到正确使用、处理、贮存和归还试验用药品的说明；临床试验机构接收、使用和返还试验用药品有适当的管控和记录；临床试验机构对未使用的试验用药品的处置符合相关法律法规和申办者的要求。

5.CRA核实研究者在临床试验实施中对试验方案的执行情况；确认在试验前所有受试者或者其监护人均签署了知情同意书；确保研究者收到最新版的研究者手册、所有试验相关文件、试验必须用品，并按照相关法律法规的要求实施；保证研究人员对临床试验有充分的了解。

6.CRA核实研究人员履行试验方案和合同中规定的职责，以及这些职责是否委派给未经授权的人员；确认入选的受试者合格并汇报入组率及临床试验的进展情况；确认数据的记录与报告正确完整，试验记录和文件实时更新、保存完好；核实研究者提供的所有医学报告、记录和文件都是可溯源的、清晰的、同步记录的、原始的、准确的和完整的、注明日期和试验编号的。

7.CRA核对病例报告表录入的准确性和完整性，并与源文件比对。CRA应当注意核对试验方案规定的数据在病例报告表中有准确记录，并与源文件一致；确认受试者的剂量改变、治疗变更、不良事件、合并用药、并发症、失访、检查遗漏等在病例报告表中均有记录；确认研究者未能做到的随访、未实施的试验、未做的检查，以及是否对错误、遗漏做出纠正等在病例报告表中均有记录；核实入选受试者的退出与失访已在病例报告表中均有记录并说明。

8.CRA对病例报告表的填写错误、遗漏或者字迹不清楚应当通知研究者；CRA应当确保所作的更正、添加或者删除是由研究者或者被授权人操作，并且有修改人签名、注明日期，必要时说明修改理由。

9.CRA确认不良事件按照相关法律法规、试验方案、伦理委员会、申办者的要求，在规定的期限内进行了报告。

10.CRA确认研究者是否按照本规范保存了必备文件。

11.CRA对偏离试验方案、SOP、相关法律法规要求的情况，应当及时与研究者沟通，并采取适当措施防止再次发生。

（二）监查访视的流程

现场监查访视可分为五大类，分别是调研访视（筛选访视）、启动前访视、启动访视、过程访视和关闭中心访视，流程如下。

1.调研访视、启动前访视、启动访视 流程见图16-1-1。

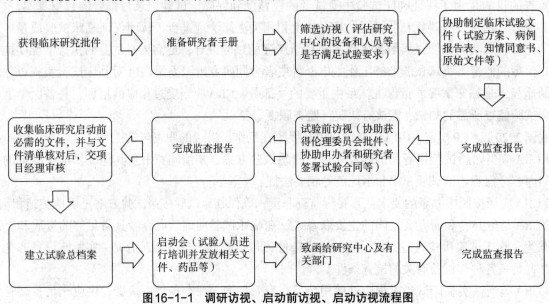

图16-1-1 调研访视、启动前访视、启动访视流程图

2.过程访视 过程访视准备工作流程见图16-1-2。

（1）准备

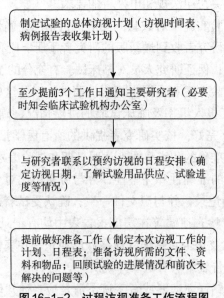

图16-1-2 过程访视准备工作流程图

（2）进行访视 访视中记录好所发现的问题和问题的处理结果。

与研究者交流其他研究单位的进展和经验，了解试验进展情况（受试者入选情况、病例报告表填写情况等），追踪以前访视所发现问题的解决情况，就发现的问题及时同研究者沟通处理；

反馈问题至研究者，必要时反馈至机构办公室；

整理和更新各种记录表格；

核对并更新研究者文件夹中相关文件；

检查并补充试验用物品；

召集研究人员开会，总结本次监查的结果和情况，重申各项管理要求，再次询问有无问题和需要，预约下次监查的时间，致谢。

（3）后续工作

更新各项试验跟踪表格；

完成监查报告；

根据实际试验进行情况协助工作项目组会议，讨论各中心具体情况，问题的预防及解读；

对发现问题的追踪和解决；

安排后续访视计划。

（4）需向伦理委员会提交的文件（若适用）：试验方案修正件、知情同意书修正件、严重不良事件报告表、方案偏离/违背报告、招募受试者广告。

3.关闭中心访视

（1）访视前准备 参与关闭中心会议，接受培训；与申办者确认剩余试验物资和试验用药品的处置方法；提前做好准备工作（回顾常规访视中遗留的问题；确认访视时间、访视工作计划、日程表等）。

（2）中心访视 确认遗留问题的解决情况（确认研究单位无数据丢失、确认严重不良事件的报告和追踪情况等）；协助研究者将全部试验资料分类整理提交临床试验机构办公室；清点并回收剩余药品、核对药品运送、发放、回收记录；收回盲码信封及其他试验相关物品；按临床试验合同要求与临床试验机构核算尾款；向主要研究者、临床试验机构办公室和伦理委员会提交结题或终止函；致谢。

（3）后续工作 完成监查报告；处理回收的剩余药品及其他用品；继续追踪和解决遗留问题；所有文件存档。

（4）试验结束后向伦理委员会提交的文件 试验结束函、试验结束后的SAE报告。

（三）监查访视的具体内容

具体内容见表16-1-1。

表16-1-1 临床试验全过程监查访视内容

访视类型	访视内容
调研访视	调研试验单位的设备和人员与试验条件的匹配情况，收集可证明临床试验机构符合项目要求的文件；
	了解试验单位参与试验的意向情况；
	了解受试者的来源及数量情况；
	了解临床试验机构运行管理和伦理委员会的工作流程。
启动前访视	按要求准备伦理审查材料并提交，协助主要研究者上会，获得伦理委员会同意试验开展的审查意见；
	协助项目经理拟定试验合同，明确委托事项，与试验机构及研究者充分协商并签署；
	确认试验用药品交接前药物管理员的资质经核实，并完成相关培训与授权，协助及监督试验用药品交接过程。
启动访视	确认研究人员的资质，并确认所有研究人员在进行临床试验相关工作前被主要研究者授权，签署研究者履历表、签名样章；

续表

访视类型	访视内容
	确认试验相关资料、试验用药品和设备等均已交接完毕、满足方案要求；
	确认试验用药品运输和存放条件符合要求、试验用药品管理流程已明确；
	评估中心调研后相关设备的任何变化，确认中心继续满足开展试验的条件；
	确定源文件规范与范围、保存位置；
	收集实验室质控证明、方案要求的检测项目的正常值范围；
	启动会培训：
	（1）确保试验全部参与人员均参加培训，并预备充足的时间以保证培训效果；
	2.向中心研究人员讲解讨论招募计划，告知研究者在试验结束后研究文件保存的要求；
	3.对未能参加中心启动会相关人员单独培训；
	4.确认被授权研究人员的IWRS、EDC等电子系统账号可用（如适用）；
	5.做好启动会培训记录，完成启动会培训相关表格，现场问答及后续跟进的问题及处理结果，均应记录在启动培训相关记录文件中。
过程访视	临床试验进度：
	核实筛选、入组等进度与计划是否存在偏差，与研究者一起分析原因和制定跟进措施；
	确认入选的受试者合格，汇报入组率及临床试验的进展情况；
	文件、资料、设备更新情况；
	确保研究者收到最新版的研究者手册、所有试验相关文件、试验必须用品；
	研究人员：
	1.确保研究者按照相关法律法规的要求实施试验操作；
	2.检查研究者对试验方案的执行情况；
	3.确认研究者按照GCP保存了必备文件；
	4.核实研究人员履行试验方案和合同中规定的职责。
	新加入临床试验中心人员：
	1.核实授权表得到及时更新；
	2.核实任何新加入临床试验中心人员已获得培训并且合格，保证研究人员对临床试验有充分的了解；
	3.确认其在临床试验的相关工作在授权范围内；
	4.确认新加入临床试验中心人员已进行试验中适用的电子系统培训且权限已获得（如适用）。
	知情同意：
	1.检查当前使用的是否是伦理委员会同意的最新版本知情同意书，确认入选的受试者合格；
	2.确认在试验前取得所有受试者的知情同意书；
	3.核实知情同意过程已在受试者病历或其他源文件中记录。
	原始数据核查/审阅：
	1.确认所有数据的记录与报告正确完整；
	2.试验记录和文件实时更新、保存完好；
	3.研究者提供的医学报告、记录和文件都是可溯源的、清晰的、同步记录的、原始的、准确的和完整的，并已注明日期和试验编号；
	病例报告表：
	1.确认所有病例报告表填写正确完整，并与原始资料一致；
	2.所有错误、遗漏或者字迹不清楚均已改正或注明，经研究者签名并注明日期，必要时说明修改理由；

续表

访视类型	访视内容
	受试者情况的记录：
	1.确认每一位受试者的试验用药、剂量改变、治疗变更、不良事件、合并用药、并发症、失访、检查遗漏等均符合方案且有对应记录；
	2.核实入选受试者的退出与失访均已在病例报告表中有记录并说明；
	3.确认研究者未能做到的随访、未实施的试验操作、未做的检查，以及对错误、遗漏作出纠正等在病例报告表中均有记录。
	实验室检查：
	1.确认所有实验室检查已按照方案执行，且得到合适的处理；
	2.确认研究者及时审核实验室报告并且已签字，所有异常结果均经过临床判定；
	3.确认所有实验室样本按照实验室手册处理。
	不良事件：
	1.确认所有不良事件、妊娠事件等均记录在案，根据相关法律法规、方案、伦理委员会和申办者的要求，在规定时间内作出报告并记录在案；
	2.关注SUSAR，确认研究者已及时向伦理委员会及机构报告；同时应将该不良反应事件向申办者报告，协助申办者向药品监督管理部门和卫生健康主管部门、其他研究单位报告。
	试验用药品：
	1.核实临床试验过程中试验用药品在有效期内、保存条件可接受、供应充足；
	2.核实试验用药品分发及回收是否符合相关要求，并确认相关的文件记录均按要求保存归档；
	3.对于盲态试验，确认盲态信息未泄露给参与试验的盲态人员；
	4.定期向研究者/Sub-I进行汇报：当前项目整体进展，讨论本中心项目进展及存在的问题，如研究方案的实施进度、质量是否偏离预定；
	5.将更新的相关文件资料提交研究者、伦理委员会和机构办公室
	6.完成监查报告，并向伦理委员会提交项目年度/跟踪审查报告。
关闭中心访视	确认常规监查访视中遗留问题已解决（包括AE的随访等）；
	协助研究者将全部试验资料分类整理提交临床试验机构办公室，确认资料；
	向PI、临床试验机构办公室和伦理委员会提交结题或终止函；
	确认关闭临床试验电子系统账户（包括EDC等）（如适用）；
	回收紧急揭盲信封（如适用）、试验用设备（如适用）；
	按规定时限保存的生物样本，再次核对储存条件是否合规；
	清点剩余试验用药品及包装，协助研究者将剩余物资邮寄申办者；
	根据确定的临床试验机构试验完成情况，按临床试验合同要求与临床试验机构核算尾款；移交尾款结算函及打款凭证，取回相关发票。

（四）生物样本分析单位监查访视

药物临床试验生物样本分析单位（以下简称分析单位）是指对生物样本中药物、药物代谢物及生物标志物等进行分析，为药品注册申请提供数据支持的机构。

生物样本分析单位一般可分为以下类型：常规实验室指标的检测分析单位、进行PD/PK/血药浓度检测的单位、进行基因检测的单位、进行影像读片评估的数据监察委员会、进行病理学检测的单位。

临床试验中分析单位负责采集标本的管理、检测、运输和储存，应当保证标本运输全过程的质量，禁止实施与伦理委员会同意的试验方案无关的生物样本检测。

临床试验准备阶段，需评估分析单位的整体情况：关注点在于分析单位的资质和风险控制能力，以分析单位是否满足特定研究方案及相应法规或指南的要求；是否有足够的预防措施来避免潜在的风险。访视内容主要包括以下几方面（但不限于），见表16-1-2：

表 16-1-2　生物样本分析单位的访视内容

生物样本分析单位	调研访视内容
资质	查看分析单位的认证和有效期
	涉及外资情况，如涉及是否有遗传办批件（如适用）
组织、人员	组织
	完善的组织管理体系（实验室负责人、项目负责人、质量保证部门、质量保证部门负责人等）
	人员
	符合条件的资质、经验、培训记录
仪器设备、计算机系统	仪器设备
	类型、数量满足分析工作要求
	有明显的状态标识：如具有安装验证、操作验证、性能验证报告
	有定期进行性能验证、校正、维护
	使用记录、维护记录、校验报告完整、规范
	设置安全员进行专人管理
	设备操作人员经过培训并考核合格，熟悉仪器操作SOP
	计算机系统
	有软件验证（初始验证、变更验证、周期性验证），软件系统有版本控制
	有相应的权限管理、系统的稽查轨迹
	有安全防范（硬件和软件防火墙）
	有应急措施（如应急数据异地备份）
物料	样本管理
	专人管理、门禁系统、独立房间、保存条件（温湿度控制、断电报警系统）
	有样本运输、接收文件记录系统，能通过LIS系统跟踪样本保存、监测；确保生物样本的管理轨迹可以进行溯源
	样本保存冰箱经过应急测试，有应急方案（备用发电机、断电报警系统）
	标准品管理
	专人管理、门禁系统、独立房间、保存条件（温湿度控制、断电报警系统）
	试剂、耗材管理
	采购、接收、储存有详细记录，且记录符合要求。
制度与SOP	建立相关SOP、SOP的定期审核机制，具有SOP审核记录
	相关的文件和记录模板受控
环境	合理划分功能区域
	有单独的生物样本、文件、实验用品的储存场所
	有相应的安全防护、应急和急救设施
	生物样本保存、样本处理室：有温湿度监控及其他必要设施，可监测生物样本保存条件
	档案室：有适宜的温度和湿度及相应记录，配备防盗、防火、防水、防虫害等必要设施

（五）过程访视内容

过程访视内容应包括但不限于以下内容。

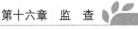

1.样本从采集/储存到寄出的时间间隔、样本寄送环节中的温度是否符合实验室手册或方案的要求；温度计等仪器是否符合存放标准；

2.方案要求的检测项目是否记录在检测报告中。

（六）监查计划的要求与内容

申办者制定监查计划，CRA需要严格按照监查计划定期对各个中心进行监查。我国GCP对监查计划有以下要求：监查计划应当特别强调保护受试者的权益，保证数据的真实性，保证应对临床试验中的各类风险；在内容方面，监查计划应当描述监查的策略、对试验各方的监查职责、监查的方法，以及应用不同监查方法的原因，应当强调对关键数据和流程的监查、遵守相关法律法规。

另外，监查计划的制定应科学严谨。监查的范围和性质应当以系统的、有优先顺序的、基于风险评估的方法，根据目标、目的、设计、复杂性、盲法、样本大小和试验终点确定。每个项目必须根据试验的具体情况制定相适应的监查计划。监查计划的具体内容可包括但不限于以下几个方面。

1.监查各方面的内容

（1）描述所采用的监查方法，并说明应用这些方法的原因（如能够降低关键风险并保证关键数据的质量）；另外确定临查方法的具体要求，包括要求使用的工具、表格和模板等。

（2）设置监查的范围并明确监查性质。明确监查过程中具体工作的优先顺序，监查性质应该是系统的、有优先顺序的、基于风险评估的；

（3）确定可用来帮助确定监查时间、频率和程度的指标（如安全性问题的发生等、严重安全性问题的报告、入组率、方案违背数、病例报告表的未完成率等）。

（4）确定监查方法的具体要求，包括要求使用的工具、表格和模板等；

（5）明确试验各方的监查职责；

（6）描述关键的数据或程序可接受的变化范围；

（7）确定不同监查（现场监查和中心化监查）的记录方法；

（8）明确报告的格式、内容、时间和归档要求。

2.监查结果的沟通，保证良好沟通的程序

（1）向（数据管理部门等）报告常规监查的结果；

（2）必要时，监查中的重要发现需要紧急报告给相关部门（例如申办者的管理部门、研究者和研究人员、伦理委员会）；

（3）各方需传达给CRA的信息。

3.对临床试验中各类风险的应对措施

（1）需考虑到项目实施过程中可能出现的特殊情况，并对可能影响监查执行的突发事件拟定应急预案；

（2）对关键问题的根源进行、汇总分析评估，并且有相应的纠正和预防措施；

（3）其他与试验项目相关的质量管理措施。

4.监查质量的保证
明确试验执行过程中须遵循的SOP或操作指南。明确对参与监查的人员进行的特殊培训，包括内部数据监查人员、统计学监查人员和其他中心化数据审核工作的人员。对CRA进行以下内容的培训：GCP、涵盖临床研究的基本原则和受试者保护等相关法律法规、试验设计的讨论、方案的要求、监查计划、相关的SOP、适当的监查技术和相关电子化管理系统。

5.《监查计划》重新审阅和修改SOP
导致《监查计划》重新审阅和修改的情况，并制定相关SOP，以保证《监查计划》在必要时得到及时更新。

（七）监查报告的规定和撰写

监查报告是指CRA根据SOP，在每次进行现场访视或者相关沟通后，及时向申办者提交的书面报告。我国GCP也对监查报告作出了规定，监查报告应当包括监查日期、地点、CRA姓名、CRA接触的研究者和其他人员的姓名等；应当包括监查工作的摘要、发现临床试验中问题和事实陈述、与试验方

案的偏离和缺陷，以及监查结论；应当说明对监查中发现的问题已采取的或者拟采用的纠正措施以及为确保试验遵守试验方案实施的建议。另外，报告应该提供足够的细节，以便审核是否符合监查计划。对于申办者，应当对监查报告中的问题审核和跟进，并形成文件保存。

1.格式

（1）调整监查模板的格式；

（2）页眉页脚信息准确；

（3）数字和日期：格式化、规范化。

2.表达方式

（1）使用陈述句，不带歧义，描述准确。如病例报告表中某号受试者第三页不良事件漏填。这样填写有利于研究者规范修改或补充数据，有利于申办者跟进问题。

（2）客观陈述。例如，将某位研究人员不好沟通或者工作态度有问题这一情况书写在监查报告中。客观描述应为：于某年某月某日发现某问题，与某临床研究协调员沟通进行整改，制定整改计划，未能如期完成，后于某年某月某日再次针对此问题沟通制定整改计划，未能如期完成。不应使用主观描述如：某年某月某日，与某协调员沟通问题后，该协调员仍然不按整改计划进行问题改进。

（3）专业的措辞和用语。避免不专业的描述如，某人写错了日期、某受试者吃药时间长、某研究者忘记在病例报告表上记录某受试者的不良事件。

（4）用语简洁，确保监查报告的可读性。

（5）用具体数字描述问题，不用大多、大部分、若干这类词作描述。

（6）规范缩写的使用。如果项目上有特殊的缩写，首次使用该缩写时应注明全称，再在后续报告中直接应用缩写。

（7）具有条理性的表达：亦可进行问题分类，采用表格或者分条的形式，更直观地展现问题。

（8）保证监查报告中内容真实，需对问题书写内容进一步确认后再写到监查报告中。

第二节　案例解析

（一）原始记录真实性案例

【案例描述】某一临床试验，CRA在对某机构进行过程访视时，发现09001受试者于2019.5.9入组，2019.5.19打印的HIS系统合并用药记录中，显示受试者入组前1个月内曾开具非那雄胺违禁药物。方案中的其中一条排除标准为："签署知情同意书前1个月内接受过5α-还原酶抑制剂（非那雄胺、度他雄胺、依立雄胺等）治疗。"研究者记录：向受试者确认其并未服用开具的非那雄胺，09001受试者在一旁签署了姓名和2019年5月9日的日期。CRA就此对研究者进行具体情况的询问，研究者回答：5月9日明确向受试者确认了其并未服用非那雄胺，但由于5月9日当天忘记记录，因此5月19日作了补充记录，并让受试者签署5月9日的日期。

【解析】该案例违反了GCP的原则。本案例中，5月9日研究者未对受试者的既往用药情况进行记录，记录不及时。另外，受试者实际于5月19日签署姓名和日期，研究者让受试者回签5月9日的日期，记录不准确。

我国GCP第十七条明确规定，研究者在临床试验期间确保临床试验数据的真实、完整和准确。本案例中，研究者让受试者回签5月9日的日期，便成为一个涉及临床试验数据真实性原则的问题。核查人员或将判定该回签日期行为涉嫌篡改数据和造假。一旦发现造假，相关试验人员要承担法律责任。《中华人民共和国药品管理法》第一百二十三条规定，提供虚假的证明、数据、资料、样本或者采取其他手段骗取药品注册等许可的，撤销相关许可，十年内不受理其相应申请，并处五十万元以上五百万元以下的罚款；情节严重的，对法定代表人、主要负责人、直接负责的主管人员和其他责任人员，处二万元以上二十万元以下的罚款，十年内禁止从事药品生产经营活动，并可以由公安机关处五日以上十五日以下的拘留。

我国GCP明确规定，研究者在临床试验过程中应当遵守试验方案，研究者应确保所有临床试验数据是准确、完整、可读和及时的。CRA应当按照申办者的要求认真履行监查职责，确保临床试验按照试验方案正确地实施和记录。CRA应确认数据的记录与报告正确完整。

CRA发现该问题后，应该在监查报告中写明问题和事实陈述、与试验方案的偏离和缺陷，对监查中发现的问题已采取的或者拟采用的纠正措施以及为确保试验遵守试验方案实施的建议。CRA对偏离试验方案、SOP、相关法律法规要求的情况，应当及时与研究者沟通，以采取适当措施防止再次发生。

本案例中，建议研究者出具说明：入组前再次对受试者的用药情况进行确认。若对于"未服用开具的非那雄胺"的说明缺乏有力的证据，则建议研究者及时做好相关记录，上报方案违背。

临床试验过程中，若发生受试者购买了违禁用药，但解释是替家属开药，实际本人并未服用的情况，CRA在试验过程中应该及时跟进该情况。对于有明确证据的代家属开药的情况，CRA应核实相应证据是否妥善在临床试验机构得到收集和保留。若无法证实受试者是替家属开药，CRA核实研究者是否及时上报方案违背。另外，CRA应该对研究者进行培训，并核实研究者对受试者是否做好教育和培训，以预防事件再次发生。若受试者开具违禁用药但未使用的情况反复发生的情况，CRA需及时向申办者反馈，使申办者应对风险进行评估，并采取相应措施。

通过本案例，应认清临床试验记录的真实性原则，临床试验中各方应严格遵守法律法规的要求。对于申办者而言，须重点培训研究人员真实、准确、规范、完整地记录源数据，可考虑建立一个相关问题与案例库，加深相关研究人员对原始记录的理解，防止因研究人员对原始记录存在不同的错误认知而出现影响临床试验质量的操作问题。

（二）受试者的中心转移案例

【案例描述】 CRA负责一项国际多中心临床试验，负责国内一家中心的监查、沟通协调工作。该试验目前入组和治疗都已经结束，受试者在随访期间。某天，CRA收到项目经理的邮件，内容为一名受试者在韩国入组，一直在韩国的中心进行临床试验和随访。而该名受试者由于工作变动，将会在国内工作，因此该名受试者将在国内进行剩下的临床试验。项目组将安排该名受试者转移到国内的中心，项目经理嘱咐CRA做好接收该名受试者的准备。

【解析】 GCP的目的是保证药物临床试验过程规范，数据和结果的科学、真实、可靠，保护受试者的权益和安全。而且我国GCP规定，监查的目的是保证临床试验中受试者的权益，保证试验记录与报告的数据准确、完整，保证试验遵守已同意的方案、本规范和相关法规。CRA在考虑如何解决问题时，首先需要关注的有两点：受试者的权利是否得到了保证？受试者转移过程中，数据和资料的可靠性及完整性是否会受到影响？

1.保护受试者的权益　首先，要征求受试者个人的意见，询问受试者是否愿意转移到另一家中心进行未完成的随访；其次，需要得到两家中心主要研究者的同意，韩国的中心同意转出受试者，国内的中心同意接收受试者；再次，两个中心的伦理委员会需同意受试者的转移。对于国内的临床试验机构，需提前告知机构转移受试者。因为受试者转移后机构的受试者数量发生改变，会影响机构最后审核分中心小结报告。对于以上受试者转移交接工作，CRA需要与韩国中心的CRA进行好沟通协调，分工合作。该过程中亦并应留下有效沟通记录，如电话录音、邮件、传真。

为充分保证受试者的权益，受试者从韩国的中心转移到国内的临床试验机构后，需要重新进行一遍知情同意，并在新的临床试验机构再签署一份知情同意书。进行该名受试者的知情同意时需注意：由于该受试者的母语是英语，研究者应该用英文做知情同意，准确全面转达受试者应该知悉的信息。另外，知情同意书应该采用国内临床试验机构伦理委员会同意的英文版本。

2.保证试验记录与报告的数据准确、完整　韩国中心的原始资料不能转移到中国中心，CRA应请韩国中心的研究者写一份病情介绍给中国中心的研究者，详细介绍病史、合并用药、不良事件等受试者相关情况。若要转移电子病例报告表数据，需要韩国的CRA把数据全部清理完成之后锁定，再把受试者在韩国中心临床试验EDC中的电子病例报告表转移到中国中心。

3.另外一种相对简单的解决办法 中国的中心可以仅承担信息收集和标本采集工作，即中国的中心负责随访的问诊、体格检查、不良事件记录、处理、报告和标本采集等工作，将实验室的报告以及病史记录提供给韩国的中心，由韩国中心负责病例报告表填写。无论两个中心如何分配工作，同样需要征求受试者的同意及两边中心的主要研究者同意、伦理同意，提前告知机构，重新知情同意并签署知情同意书。

我国加入ICH后，不断推进对ICH指导原则的转化，药物的研究和监管规范更加国际化、现代化。同时信息化技术和计算机系统的不断发展，将会有更多的中国企业作为申办者开展国际多中心临床试验，随之临床试验中遇到的非常规情况也会越来越多，这要求CRA有更高效率的协调沟通能力、处理问题能力。在任何情况下，保护受试者的权益，保证临床试验数据的真实可靠完整是CRA需要解决问题时的原则。

（三）临床试验机构筛选评估案例

【案例描述】CRA负责一项多中心临床试验，在进行某一家临床试验机构的调研访视时，中心的研究者对项目的兴趣浓厚、积极性高，中心的人员资质和配备情况良好、仪器设备条件符合项目要求。但在对药品储存条件进行调研时，研究者表示这次临床试验用药品是常温储存的，药品储存间有中央空调控制，可以满足药品储存的要求。CRA询问研究者，药品管理人员是否可以按照要求填写好试验用药品温度记录表，研究者回答中心中央空调系统有记忆功能，可以自动记录温度，不需要填写温度记录表，但只有偏离规定温度范围的记录才会被打印。CRA如实在监查报告中书写中心的实际情况。在不能记录每天的试验用药品储存温度的情况下，申办者应该如何评估药品储存条件是否满足试验的要求？该中心能否进行项目的临床试验？

【解析】1.我国GCP规定，试验用药品的贮存应当符合相应的贮存条件，其在临床试验机构的贮存应当遵守相应的规定并保存记录。临床CRA应当"核实临床试验过程中试验用药品在有效期内、保存条件可接受、供应充足。"即试验用药品在临床试验机构的贮存要符合相应的贮存条件，储存过程中的温度需符合要求，并且临床试验机构应产生原始记录来证明试验用药品的保存符合相关规定。

实际工作中，临床试验机构能提供的温度记录有各种各样的形式。如，每个临床试验项目提供一份温度记录表，由研究护士或者是药品管理人员每天读取温度计，然后完成温度记录表的填写。该温度记录表往往对于每天的读数时间、清零等，均有具体的要求。被授权的相关人员需按照试验要求，记录每天的最高/最低温度，以确保药品始终在规定的温度范围内。另外，还有以下温度记录形式：临床试验机构同时参与多个不同的临床研究，填写一份中心的温度记录。各项目通过复印临床试验机构的温度记录表，经过授权的人员签字认可，再放入各项目的文件夹中作为原始记录。这种温度记录方式不需根据不同的试验项目温度记录表多次记录温度，有效减少中心试验人员的工作量，避免误差。此外，还有将中心空调系统打印的温度记录直接作为试验的温度记录的情况，研究人员认可这种温度记录方式，亦能够保证及时地浏览和签名签日期。

2.本案例中，中心空调系统有记忆功能，虽然无法产生每日温度记录，并且仅有超出设定的温度范围之外才能打印温度记录。但是，缺失的正常温度记录亦能证明药品储存在规定的温度范围内。至以需要满足以下条件，申办者方可认为该中心的药品储存条件满足试验的要求：

（1）储存药品的房间需要安装报警器，当温度超出中心空调系统设定的范围之外报警器会报警；

（2）需要有相应的文件证明这个报警器是处于正常的工作情况下，有一定的灵敏度，并且有定期进行检查和校准的证明；

（3）有证据证明，临床试验机构具备针对药品超温的应急预案，有清晰并且反应迅速的应急操作流程。任何时候，一旦报警器报警，临床试验机构的相关人员会迅速采取行动，适当处理药品温度超出正常范围的应急事件，保证药物的有效性；

（4）临床试验机构保存一份日志，记录所有报警的情况，以及报警之后采取的相应行动；

（5）空调系统自动记录的温度数据应拷贝到光盘上，作为源数据进行保存。另外需打印纸质的药品储存室温温度记录。

3.评估一个临床试验机构提供的温度记录是否符合开展临床试验的要求，关键在于记录是否需满足相关的法律法规要求，记录是否具有真实性、有效性。

温度记录的存在，目的是保证药品的存放是在规定的温度范围内，同时保证一旦温度超标，研究人员可以及时发现并采取行动，从而保障受试者的用药安全。以该原则出发，申办者评估药品储存条件时再根据各临床试验机构的实际情况做出评估。

申办者在调研和评估研究机构某项条件时，需要根据研究机构的具体情况、工作流程、SOP进行具体分析。只要符合GCP的规定，保障好受试者的权益，保证源数据的真实性、可靠性、完整性，尽管与初定方案的具体要求略有不同，具体的情况亦可被申办者接受。

（四）关于CRA沟通的案例

【案例描述】某一临床试验，CRA在对某临床试验机构的监查访视中，对于需要复查的某些安全性指标，在原始病历上用标签纸明确标出，并在监查报告中、当天与研究者的沟通中提及。由于研究者忙于日常的医疗工作，CRC忙于入组、辅助研究者进行病历记录、病例报告表的填写等工作，CRA未就安全性指标的复查问题与研究者、CRC进行后续沟通。直到下次访视，研究者发现该受试者漏复查。

【解析】

1.案例中CRA未及时与试验人员进行沟通　CRA与研究者、CRC沟通不利，会导致监查发现的问题不能及时解决。本案例中，由于CRA未与研究者、CRC进一步沟通，研究者未对安全性指标及时复查，影响了不良事件的记录，导致临床试验中未能切实保护受试者的权益，亦有可能影响临床试验的质量。

临床试验中，由于研究者忙于日常的医疗工作，或者由于研究者对CRA提出的要求和建议缺乏认可度，依从性不高，致使研究者与CRA的沟通有限或不畅，从而会导致临床试验中出现的问题不能及时发现和纠正。

2.CRA是申办者和研究者之间的主要联系人　我国GCP中明确规定，CRA是申办者和研究者之间的主要联系人。CRA对偏离试验方案、SOP、相关法律法规要求的情况，应当及时与研究者沟通，并采取适当措施防止再次发生。

CRA需要核实筛选、入组等进度与计划是否存在偏差，与研究者一起分析原因和制定跟进措施，汇报入组率及临床试验的进展情况；在需要时为临床试验机构人员提供任何新的培训；协助研究者进行必要的通知及申请事宜，向申办者报告试验数据和结果；定期向主要研究者/助理研究者进行汇报当前项目整体进展，讨论本中心项目进展及存在的问题，如研究方案的实施进度、质量是否偏离预定计划；与主要研究者/助理研究者商定达成处理措施及计划；确认常规监查访视中遗留问题已解决（包括不良事件的跟踪）；监查过程中，CRA应就发现的问题及时同研究者进行沟通处理，并确保更正、添加或删除数据的操作符合要求；对偏离试验方案、标准操作规程、相关法律要求的情况，及时与研究者沟通，并采取适当措施防止再次发生。

CRA在试验前、试验进行过程中要多次与参加试验的有关人员进行深入的讨论和沟通，确保临床试验中受试者的权益得到保障，确保试验数据真实获得完整、准确、科学的试验资料，从而在最大程度上保证临床试验的质量。CRA应对试验的情况进行及时的实地走访，并将每次走访的详细情况报告给申办者，使申办者随时了解试验进展过程，掌握执行过程中出现的情况，及时发现和改正存在的问题。

可见，临床试验过程中，CRA需要与临床试验各方人员进行沟通协调，传达和反馈关键信息，以发现问题、解决问题、防止问题再次发生，保证临床试验的进度和质量。

3.CRA应与各方进行有效的沟通 由于研究团队中各人员的工作习惯、认知、需求等不一，CRA需要学习、掌握、运用一定的沟通技巧，从而与各方进行有效沟通。例如：

（1）与研究者进行协调沟通

①在临床试验中，CRA是申办者和研究者之间的主要联系人，是临床试验项目质量控制的重要监督者、协调者。对于CRA而言，项目的顺利推进和高质量的完成应该优先于研究者的需求。CRA应优先考虑项目的执行情况，再考虑满足研究者的要求。因此，在与研究者就相关需求等问题进行沟通的过程中，应展现敬业、专业、负责任的良好职业形象。一方面，CRA应保持不屈不挠的态度，坚持原则，坚定立场；另一方面，CRA亦应注意沟通方式和方法，保持言辞理性、语气坚定平和，时刻对研究者保持尊重。必要时，CRA可就相关问题与主要研究者进行沟通，动用主要研究者的调动权说服研究者。

②研究者若工作繁忙，CRA需要及时与CRC做好沟通协调工作，在沟通过程中应真诚、礼貌、保持尊重，展现负责、细心、专业的形象，得到研究者的认同，获取研究者的信任，促进与研究者的沟通和协调。

（2）与CRC进行协调沟通 与CRC进行有效沟通，有利于及时发现问题、跟进和解决问题。若CRC不配合工作，寻找其不配合工作的原因（工作时长不足，对项目不重视，与CRA有个人矛盾），如CRC仍然配合度差可考虑与CRC上级联系以反馈情况。

4.监查访视中的沟通内容需要规范记录。监查访视过程中，应记录发现的问题及处理结果，同时反馈问题至研究者，必要时反馈到机构办公室。如在两次访视之间存在通过电话、电子邮件、信函等形式的其他沟通，应留存原始沟通记录，并与相关人员确认。

第三节　思考拓展

（一）临床试验中应该监查知情同意书（ICF）的哪些方面？

答：

1.ICF版本情况 确认已签署的ICF版本经伦理委员会同意，版本号及版本日期与伦理意见上中显示的一致；

2.保护受试者情况 确认所有受试者（包括筛选失败受试者）签署了所有应签署版本ICF；所有受试者有保管签字后的ICF原件或有效复印件；受试者病历或其他源文件中记录的知情同意过程与ICF中的相关内容一致，而且，受试者病历或其他源文件中应该清楚记录知情过程及患者保存ICF情况；

3.ICF签名情况 确认ICF上受试者姓名与其身份证复印件上姓名一致；通过与授权表对比，确认研究者笔迹正确，以判别研究者被授权；

4.ICF签署时间逻辑情况 确认所有受试者的ICF在试验前、在任何研究和检查之前取得，即ICF签署的时间在病例报告表记录时间以前，在最早的化验单时间以前；

5.ICF的完整性 确认ICF不存在错页、缺页、破损、字迹不清晰等情况；

6.确认ICF中内容的完整性与准确性 核对所有ICF都有受试者的亲笔签名、研究医生的亲笔签名、日期和联系方式，并且信息正确；

7.若知情同意涉及法定代理人及公平见证人，法定代理人及公平见证人的启动情形和身份应该适当，签署姓名、日期、注明与受试者的关系、知情同意过程等记录应完整、准确。

（二）如何监查不良事件（AE）？

答：1.熟悉AE的定义、获知AE的途径。AE的定义为：受试者接受试验用药品后出现的所有不良医学事件，可以表现为症状体征、疾病或者实验室检查异常，但不一定与试验用药品有因果关系。获知AE的方式有：合并用药追溯（通过查询HIS）、受试者日记卡、受试者的主诉、研究者问诊、体格检查、实验室检查出现异常有临床意义的值等；

2.确认保障了受试者权益。对于受试者出现与试验相关的AE事件，确认研究者及时给予妥善的医疗处理，AE/SAE报告表不出现受试者的真实姓名、公民身份号码和住址等隐私信息；

3.确认相关AE记录和报告及时、完整、规范。确认所有不良事件、妊娠事件等均记录在案，根据相关法律法规、试验方案、伦理委员会和申办者的要求，在规定时间内作出报告并记录在案。签署知情同意书后的不良事件都应有记录；

4.通过查看相关临床试验文件进行逻辑性监查。例如，若受试者发生AE后采取一定的治疗措施，进行了临床试验合并用药，确认AE与合并用药的时间逻辑关系。如，在病例报告表中，研究者发现某受试者AE发生的时间是2019年5月19日，但该受试者治疗的合并用药开始时间是2019年5月17日，不符合发生AE后进行医学诊断再给予合并用药的医学治疗逻辑，CRA应提出质疑，向研究者、相关试验人员、受试者确认求证。又如，受试者恢复正常，合并用药仍有记录亦不符合逻辑；

5.追踪研究者对AE随访情况至结束点：确保研究者追踪受试者AE至试验方案规定的结束点为止。受试者出组后要亦需跟踪AE至有最终结局：CRA应及时跟研究者沟通，请研究者继续联系受试者，以对受试者继续进行随访；

6.及时对临床试验机构进行监查，发现问题及时解决。刚开始入组时可考虑定时召开项目交流会，对发现的问题及时反馈解决，避免其他中心存在同类问题。发现存在不规范的地方如病例报告表没有记录AE，及时对相关的研究者、试验人员进行再培训。

（三）如何做好原始数据核查（SDV）和原始数据审阅（SDR）？

答：1.SDV的首要目的是要核对原始数据与CRF完整一致，其中主要包括：

（1）核查研究中心是否准确、完整地将原始数据转录到CRF上；

（2）跟踪EDC系统上的数据，如研究项目涉及实验室检验，CRA需要跟踪至少包括检验报告的日期及实验室检查结果。

2.SDR是验证数据产生与收集的过程，重现原始临床试验过程，SDV应去和SDR互为补充。SDR主要包括：

（1）审阅研究中心的流程，确保流程按照方案、SOP、GCP的要求进行；

（2）查验研究中心如何收集数据，确认原始数据具有原始性、同时性、精确性、可读性及完整无缺漏；

（3）掌握受试者总体情况：通过查看与对比原始病历、住院病历、医嘱单等原始资料，掌握受试者的生理状况；

（4）逻辑性核查　运用医学知识，考虑受试者情况是否符合实际情况，例如伴随疾病、合并用药情况是否符合实际；

（5）一致性核查　该受试者前后各种数据是否连贯、并符合医学逻辑，尤其是主要疗效指标、不良事件。

3.SDR方法有纵向核查和横向核查法：

（1）纵向核查法是核查同一个受试者数据前后的逻辑性。例如：今年是2020年，病例报告表中记录某受试者年龄为20岁，但出生日期记录为1990年，数据不符合时间逻辑；患者第一次访视的体重为55kg，一个月后第二次访视体重变为了45kg，针对这种明显变化，需要考虑数据变化的原因，是记录错误还是测量错误，或是药物作用；病例报告表记录无高血压，伴随用药有氯沙坦（降压药物）的用药记录，需要向试验相关人员追问与确认。

每个试验基本都包括以下主要因素：问诊、体格检查、实验室检查、疾病诊断、病史、合并用药和入选/排除标准，而这几个因素互相关联。

如病例报告表中记录某受试者异常的空腹血糖11.7mmol/L，应联系以下几个问题。

①患者有没有糖尿病?(通过查看住院病历的既往史和疾病诊断解答疑问)→如果有糖尿病是否违反了入排标准?(通过查看入排标准解答疑问)

②患者有没有服用降糖药物或者使用胰岛素?查看伴随用药记录后如果发现有使用这些药物,是否违反入排,使用药物是否为禁用药物。

③若符合并用药,可联系到相关病史、化验单、不良事件的判定。

(2)横向核查指通过比较不同受试者的数据,核查受试者间医学判断的一致性、流程的可操作性或系统性的问题。

例如,在同一天内有3位受试者来院访视,由同一研究护士测量生命特征、开始测量时间皆为上午10:50,这组数据反映出实际试验执行的不可操作性,不符合实际逻辑;再在访视2中性粒细胞百分比0.66为判定正常,访视3中性粒细胞百分比0.66判定异常,不同访视其药判定标准不一致。

(四)一个优秀CRA须具备的良好素质有哪些?

答:1.熟悉试验用药品的相关知识,熟悉试验方案、知情同意书及其他提供给受试者的书面资料的内容,熟悉临床试验SOP和GCP等相关法规。

2.了解机构办和伦理委员会的人员构成和职责分工、工作流程、制度。了解临床试验机构的工作系统(HIS、LIS、PACS等)、事项流程、试验人员习惯;患者门诊随访是现场挂号还是网上预约、医生书写病历的方式、临时医嘱及长期医嘱的执行习惯、护士的护理记录里是否有与医生的病历重复或跟申办者的表格重复的现象、医疗机构的药物管理是否有中心药房、注射药物是否有配置中心、药物科室暂存时间、记录温度的模式等。

3.具备相关医学、药学背景知识　如需要充分理解方案主要内容,包括入选排除标准、伴随用药、剂量调整、疗效评估等;能够与研究者交流方案的相关内容。

4.具有良好的个人修养　如认真严谨、良好责任感、组织能力、解决问题的能力、随机应变能力、快速学习能力、时间管理技能等。

5.有良好的沟通协调能力。CRA是申办者和研究者之间的主要联系人。此外,CRA要与不同的角色沟通协调,如主要研究者、协调员、项目经理、机构办人员、伦理工作人员等。因此,需要CRA根据每种角色的诉求、不同的关注角度、工作节奏、个性进行多个角度、多种方式的沟通。掌握良好的沟通技巧有利于提高沟通效率,进一步发现临床试验各方面可能出现的问题和进一步解决问题。另外,CRA要掌握好沟通交流的时间节奏,重视一定频率的沟通,亦要避免太频繁的沟通而造成试验人员的困扰。

(五)查找相关法规和资料,结合新冠疫情突发公共卫生事件期间远程监查的实施案例,谈谈对远程中心化监查的了解。

答:1.中心化监查是相对于现场监查而言,CRA在办公室利用相关信息工具进行的监查工作。中心化监查是及时对正在实施的临床试验进行的远程评估,包括汇总不同的临床试验机构采集的数据进行远程评估。中心化监查中通过应用统计分析确定数据的趋势,包括不同的临床试验机构内部和临床试验机构间的数据范围及一致性,并能分析数据的特点和质量,有助于选择监查现场和监查程序。然而,在某些方面,远程中心化监查不能替代现场监查的作用,例如,远程中心化监查不能发现现场的错误或问题,沟通协调和问题反馈效果相对不佳。因此,中心化监查的过程有助于提高临床试验的监查效果,是对现场监查的补充。我国GCP还规定,申办者应当建立系统的、有优先顺序的、基于风险评估的方法,对临床试验实施监查,强调对关键数据和流程的监查。这种基于风险管理的监查方法可以选择现场监查、现场监查与中心化监查相结合或者有充分的理由只做中心化监查。

中心化监查应该关注的地方:

(1)缺失值、离群值、预期外的变异性数据、不一致数据、方案偏离的数据;

(2)通过关注数据的范围、一致性、中心内及中心间的变异性;可关注疑似数据造假情况,并进行评估。

（3）关注数据的系统性错误或严重错误进行评估，关注疑化人的数据造假情况，并进行评估；

（4）分析中心的特点和总体试验情况；

（5）根据恶化监查的情况选择下次现场监查的中心和监查程序，进行有因的现场监查。提高监查效率。

2.远程中心化监查的优势包括：

（1）减少现场监查的次数，节约一定的资源和成本；优货期理；

（2）使现场监查更有目的性、更科学、更有针对性，人们提高现场监查效率。另外，更易发现某些趋势或某些中心存在的质量问题，便于调配资源，及时发现和解决问题，从而保证临床试验的质量；

（3）结合中心化监查和现场监查对试验过程进行持续实时监控，视收集的特定信息结合，便于对出现多的问题及时汇总。

其中采用远程监查方式存在一定的不足：

（1）对于将原始资料用高拍仪扫描成电子方式（原始资料扫描成电子文件后），通过特定软件和互联网在研究中心以外的地方接触这些电子文件：逐页拍照或扫描效率低、会增加试验人员的工作量；加大数据的安全性风险，尤其是受试者隐私数据的安全性；

（2）对于通过软件集成系统（中心化监查）机构的HIS/LIS/PACS等系统的数据整合，脱敏，进行权限管理与网络安全信息管理，部分纸质监查过程记录；远程监查受限于协调员将源数据转录到EDC的效率；进行溯源时需要在EDC和不用系统间来回切换对系统人员、网格信息安全方面有所需求。

（4）由于远程中心化监查很大程度上依赖能够方便应用、高效完善的电子数据系统，因此存在一定：

（1）需要广泛应用国内临床试验管理系统、EDC、电子病历、临床数据管理系统等一系列电子化临床试验系统或软件工具；

（2）需保护受试者隐私信息，为避免监查过程中暴露受试者信息，电子数据系统需要有对受试者的隐私数据内容脱敏程序；

（3）需要一个功能强大的智能化信息平台系统，系统能够真正与临床临床试验机构的信息系统做好对接，根据实际情况进行权限管理；

（4）数据管理软件需适应试验项目后要求进行个性化开发及测试；

（5）电子数据系统的使用需要能稳定提供服务的互联网，用于各中心的软件、硬件、通讯均需进行全面测试。

（6）在正式使用系统前，需对研究数据管理软件的使用人员需要进行充分培训。在使用过程中，保证持续的支持至关重要。

（7）要维护数据库的安全，例如启动数据加密算法构建稳固的网络信息防火墙等。

参考文献

［1］田少雷.GCP对药物临床试验的质量保证［J］.中国新药杂志，2002，11（11）：825-829.

［2］王海学，王涛.远程智能临床试验及数字化技术应用的探讨［J］.中国食品药品监管，2020（11）：110-116.

［3］沈亮，黄倩，翟优，等.临床试验数据远程监查和稽查应用系统的构建［J］.浙江大学学报：医学版，2020，49（4）：6.

［4］吉萍.药物临床试验监查的新方式［J］.中国新药杂志，2013，22（13）：4.

第十七章 稽 查

第一节 基础理论

（一）稽查

1.稽查的定义 2020版GCP对稽查的定义：稽查，指对临床试验相关活动和文件进行系统的、独立的核查工作。

定义中"系统"是指药物临床试验系统中的各要素（流程和执行人等），比如：试验用药供应系统、试验参与人员培训系统、试验质量保证系统、SOP管理系统、不良事件报告系统、监查员监查系统、试验数据处理系统、试验资料的归档和保管存储系统等。独立是指稽查人员应该独立于被稽查单位或部门。

2.稽查的目的及意义 申办者进行项目稽查的目的是确保药物试验的各个中心能够按照法规和方案的相关要求开展临床研究，一般情况下申办者或试验机构了解到药政部门将进行项目检查时，申办者就会先进行项目稽查。一旦发现问题，申办者和试验机构将尽可能进行合理的弥补和完善，通过总结培训避免再次发生类似问题。稽查目的在于评估判定药物临床试验的实施过程和试验数据的记录、分析与报告是否与试验方案、SOP、GCP以及现行的相关法律法规的要求相符。稽查是重要的临床试验质量管理手段，通过开展稽查，能够独立评估试验质量、降低试验风险，提高方案和GCP依从性。

3.稽查要求 2020版GCP第五十二条规定药物临床试验的稽查应当符合以下要求。

（1）申办者为评估临床试验的实施和对法律法规的依从性，可以在常规监查之外开展稽查；

（2）申办者选定独立于临床试验的人员担任稽查员，不能是监查人员兼任。稽查员应当经过相应的培训和具有稽查经验，能够有效履行稽查职责；

（3）申办者应当制定临床试验和试验质量管理体系的稽查规程，确保临床试验中稽查规程的实施。该规程应当拟定稽查目的、稽查方法、稽查次数和稽查报告的格式内容。稽查员在稽查过程中观察和发现的问题均应当有书面记录；

（4）申办者制定稽查计划和规程，应当依据向药品监督管理部门提交的资料内容、临床试验中受试者的例数、临床试验的类型和复杂程度、影响受试者的风险水平和其他已知的相关问题；

（5）药品监督管理部门根据工作需要，可以要求申办者提供稽查报告；

（6）必要时申办者应当提供稽查证明。

4.项目稽查的组织管理 申办者为评估临床试验的实施质量及法律法规和方案的依从性，可以在常规监查之外开展稽查。稽查通常由申办者发起，稽查员需获得派出机构的稽查授权书或委托书，申办者应当制定符合临床试验和试验质量管理体系的稽查规程，在规程中明确稽查目的、稽查方法、稽查次数和稽查报告的格式和内容。申办者制定稽查计划和稽查规程，应当依据向药品监督管理部门提交的资料内容、临床试验中受试者的例数、临床试验的类型和复杂程度、影响受试者的风险水平和其他已知的相关问题。药品监督管理部门根据工作需要，可以要求申办者提供稽查报告。稽查员由申办者筛选和提供，在申报药品注册上市过程中，必要时申办者应当提供稽查证明。

5.项目稽查分类

根据稽查的原因，稽查可分为常规稽查和有因稽查。

（1）常规稽查 为了确保试验机构能够按照法规和方案的要求开展研究，每个项目按照一定比例选择相应的研究单位（如组长单位、入组例数较多或试验进度较快的研究单位等）来开展常规稽查工作；

（2）有因稽查　药物临床试验过程中发现重大问题、特殊情况等，或接到相关人员举报后应及时开展有因稽查工作，如筛选入选比例与其他中心相差较大、AE、SAE较多、偏离数据较多和方案违背较多等。

6.临床试验不同阶段的稽查　随着临床试验国际化程度提高，国家对临床试验的监管日益严格，临床试验各方愈发重视质量管理，因此稽查至关重要。从方案，基本文件设计到数据库建立、数据录入、数据库锁定、总结报告撰写等整个项目过程，均可对临床试验项目进行全方位稽查，以确保项目质量。

（1）项目准备阶段稽查　此阶段稽查的主要目的是评估机构的整体情况是否满足开展临床研究的需求；核查机构针对特定研究方案、GCP，以及其他法规或指南的要求是否有潜在风险；核查机构是否有足够的预防措施避免潜在风险。此阶段稽查关注点在于机构的资质和风险控制能力，硬件设施和软件环境，人员和系统的配置，确保机构进入充分准备状态，满足临床试验启动和开展的各方面条件。

（2）项目进行阶段稽查　这一阶段稽查的主要目的在于评估机构是否遵守GCP操作原则和申办者的SOP；是否严格遵守方案规定执行临床试验；是否客观记录临床试验操作；相关的试验管理是否按照既定的计划执行。此阶段稽查关注点在于机构的操作、记录和管理。

通过对同一项目的不同中心进行稽查，进而对出现问题进行分析比较，发现共性问题及流程缺陷等。被稽查的机构除了纠正问题、采取预防措施之外，整个项目组也要针对稽查过程中发现的共性问题，系统地采取纠正措施。

此阶段对试验文件的稽查也是重要环节，通过相同机构资料横向比较和不同机构资料纵向比较，各操作环节交叉比较，快速发现项目系统性问题。TMF稽查可视作对特定项目的系统性稽查，通过稽查发现操作层面、管理层面及该项目各个环节的系统性问题。

（3）项目结束阶段稽查　此阶段稽查以项目要求和临床试验现场核查要求为导向，关注项目收尾的各项工作是否符合要求。

同一项目各机构存档资料不统一、资料归档不齐全、存档资料存在错误，部分机构存在试验资料保存环境不当，导致文件无法核查；甚至提前销毁试验相关资料，直接影响官方现场核查。上述类似问题层出不穷，因此试验结束阶段的稽查也至关重要。

7.稽查参考标准　项目稽查中参考的稽查标准一般包括但不限于：《赫尔辛基宣言》《药物临床试验伦理审查工作指导原则》、GCP、ICH-E6 R2、《药物临床试验数据现场核查要点》《国家食品药品监督管理局关于药物临床试验数据核查要点的公告》《涉及人的生物医学研究伦理审查办法》《药物临床试验伦理审查工作指导原则》等。

（二）稽查员

1.稽查员资质

（1）应当具备丰富的临床医学、护理学、药学等医药相关的专业知识。

（2）经过专业化的培训，熟悉药品注册管理办法、GCP及ICH-GCP等法律法规，取得国家局和行业认可的GCP培训证书；

（3）熟悉有关试验药物的临床前和临床方面的信息以及临床试验方案及其相关的文件，熟悉试验用药品的相关知识，熟悉试验方案、知情同意书及其他提供给受试者的书面资料的内容，熟悉临床试验SOP和本规范等相关法规，能够有效履行稽查职责；

（4）具备较强的责任心，工作态度积极、细心且有耐心，具有良好的沟通能力，能与研究者、CRA和项目负责人高效交流沟通，无同行业举报并查证属实的不良记录；

（5）稽查人员应当由独立于临床试验之外、不涉及该项目临床试验的人员担任，也不能由该项目的监查人员兼任；

（6）稽查人员应当经过相应的专业培训，具有丰富的药物临床试验相关的监查、稽查经验，且能够有效地履行稽查职责；

（7）具有评估文件资料的能力和经验，能快速准确发现药物临床试验各类文件中的问题。

（8）能够制定有效的稽查计划，具有评估和解决实际问题的能力。

2.稽查员职责

稽查员职责包括但不限于：

（1）稽查员应当按照申办者的要求认真履行稽查职责，分析与报告各种已经出现或可能出现的问题，保证临床试验按照试验方案正确地实施；

（2）稽查员在稽查药物临床试验项目过程中观察和发现的有关问题均应当有详细全面的书面记录；

（3）稽查员在稽查工作中应该规范临床试验管理、提高临床试验质量，同时最大程度减少数据修补，材料发补；

（4）稽查工作要能够降低不合格病例发生率，为申办者节省时间和成本；

（5）保护受试者、完善质控系统、支持品种上市；为药品的上市提供可信度；

（6）稽查工作结束后出具全面详细的稽查报告，向申办者报告稽查结果；

（7）向研究者、CRA或公司试验人员提供建议和培训。

（三）稽查报告

1.稽查报告定义　根据2020版GCP的定义，稽查报告是指由申办者委派的稽查员撰写的，关于稽查结果的书面评估报告。

2.稽查报告问题分级　根据稽查问题的重要性或影响程度，通常稽查问题会按照三到四个级别进行分级。例如：三级分级的标准及每一级的定义如下。

（1）严重问题　适用于当稽查问题被认为对受试者权益、安全或健康或临床试验或试验数据的质量、真实性、可靠性造成不利的影响的问题；危及科学、伦理、法规或执业诚信的问题；导致申办者或监管机构拒绝接受研究或部分研究、引发监管行动的问题。

这些问题一般包括但不限于：明确影响数据的真实性、完整性、有效性或受试者权利、安全和权益的流程或操作；数据明确无法使用；有重大违法违规行为；数据有被篡改的嫌疑或事实。

即使每个稽查问题都不是"严重"问题，多个"重要"稽查问题的集合可能被归类为一个"重大"的系统性稽查问题。这些问题需要高度关注并立刻采取行动。

（2）重要问题　适用于对受试者权益、安全或健康，对临床试验或试验数据的质量、真实性、可靠性有可能造成不利的影响的问题；不予以及时处理则有可能发展成重大问题的问题。

这些问题包括但不限于：可能影响数据的真实性、完整性、有效性或受试者权利、安全和权益的流程或操作；数据可能无法使用；普通问题频发。

即使每个稽查问题都不是"重要"问题，多个"一般"稽查问题的集合可能被归类为一个"重要"的系统性问题。这些问题要求及时采取行动。

（3）一般问题指需要引起注意的问题，如果及时解决一般不会对临床试验产生重要影响。适用于对质量管理体系和（或）GCP原则的偏离，但该情况、操作或过程的偏离对受试者权益、安全或健康和（或）临床试验或试验数据的质量和真实可靠性均没有不利的影响。

这些问题包括但不限于：不直接影响数据的真实性、完整性、有效性或受试者权利、安全和权益的流程或操作；相关问题如不纠正，持续存在将导致质量下降的趋势或问题严重程度升级；不应被忽视的问题。

3.稽查报告撰写　稽查报告是稽查的总结，是在对稽查发现的统计分析基础上，提供对被稽查方相关临床试验项目运行及文件质量的总体评价的正式文件。稽查报告经批准后向相关人员发放，稽查报告的主要内容如下（包括但不限于）：

（1）被稽查单位的名称、地址，涉及项目名称以及项目范围；

（2）稽查目的、范围和稽查日期；

（3）稽查准则及核查依据；

（4）稽查组成员和被稽查单位主要成员；

（5）稽查过程记录；

（6）稽查发现问题概述；

（7）稽查结论，即对被稽查方相关项目运行及文件质量的整体评价，以及后续工作开展的建议；

（8）附件，包括不符合项报告、稽查计划、首次和末次会议记录、其他认为必需的见证资料。报告定稿后，提交委托单位，必要时监督稽查发现问题的处理情况，当有对应要求时须向药品监督管理部门提供。

4.稽查报告示例　目前针对药物临床试验的稽查报告并没有统一的格式和要求，各稽查公司出具的稽查报告也不尽相同。由于稽查的项目、项目所处阶段、发现的问题不尽相同，报告也有不同的形式。依据稽查报告撰写的一般原则，以下稽查报告可提供参考（见下方）：

稽查报告

试验名称			
申办者			
CRO			
稽查目的		稽查类型	
临床试验机构名称			
研究科室			
主要研究者			
稽查日期			
保密声明			

目录

一、项目概况

（一）稽查概况

1.稽查范围

2.稽查方法

3.参加稽查人员

4.稽查参考标准

5.稽查发现分级标准

二、稽查结果

（一）现场稽查基本情况

（二）现场稽查发现

1.知情同意书签署、筛选、入组方面的问题

2.临床试验过程记录及临床检查、化验等数据溯源方面的问题

3.方案违背方面的问题

4.安全性记录、报告方面的问题

5.试验用药物管理过程与记录方面的问题

6.试验物资及仪器设备方面的问题

7.其他

（四）项目稽查流程

1.接收委托方提供的中心相关项目资料　包括但不限于如下文件类型：①项目一般资料及试验过程中使用的表格模板、试验相关的标准操作规程；②参与试验的研究者及相关人员列表、职责分工等信息及文件；③既往的访视报告、安全性报告汇总；④方案偏离汇总表；⑤该试验的期中分析报告、总结报告以及分中心的小结报告。

2.根据稽查安排，制定稽查函　常规稽查需至少提前5个工作日向研究者和临床试验机构办公室发出稽查通知函，其内容应涵盖该次稽查的目的、范围、时间，确定现场稽查期间主要研究者或其他研究者可配合参与的相关工作。临床试验机构办公室获得稽查通知函后，应协调各相关科室、部门配合稽查工作；任何与试验或试验机构相关的特殊情况或事项，都应及时在现场稽查前通知稽查员。

3.项目概况梳理　了解项目组人员待查试验资料的准备情况，确认使用eCRF的试验项目需要向稽查员开通只读权限的账户（如适用），收集即将接受稽查的文件和设施设备的情况。熟悉项目资料，查阅文献熟悉本试验适应证以及研究产品相关的知识；结合项目资料(试验方案中直接影响试验结果的关键因素)，质量管理计划及项目组成员反馈的信息（如适用），评估该项目、该中心的重要风险点，拟定稽查重点内容，明确核查的文件类别、范围以及抽查比例等。

4.工具表制定　现场稽查前稽查员应分析本次现场稽查的操作难点及特殊点、设计相应的工具表格、准备稽查事项清单，以便更好实施现场稽查工作。

5.准备会议　稽查团队召开稽查准备会议（必要时与申办者召开讨论会），对项目组提供的方案文件进行讨论分析，明确现场稽查中应关注的特殊要求、关键点、难点以及重要内容，对稽查工作进行分工与安排。

6.稽查前会议　稽查开始前召开稽查启动会议，参加人员应包括研究者、药物管理员、辅助科室人员、CRC、CRA和机构相关人员；说明稽查内容、范围、具体时间安排等。议程一般包括：

（1）研究者对研究团队、试验进展等情况进行介绍；

（2）稽查团队介绍稽查目的、流程、时间安排以及需要配合的工作；

（3）针对稽查工作，对研究人员进行分工和部署。

7.文件审阅　文件审查的内容包括对研究者文件夹和受试者文件夹的查阅，一般包括但不限于：试验方案和研究计划及其修改是否经伦理委员会批准、知情同意过程与知情同意书、SOP及修改、原始记录、病例报告表、仪器设备校准及验证记录、计算机系统的验证文件、总结报告等。

8.现场查看　现场查看包括对制度与SOP、仪器设备、相关人员的查看，一般包括但不限于对以下内容进行稽查。

（1）机构是否有与承接的临床试验项目相适应的制度与SOP，有临床试验组织管理体系，满足承接临床试验项目的要求；

（2）机构是否设有机构负责人、机构办公室主任、秘书、质量管理员、试验用药品、医疗器械管理员、档案管理员。相关人员是否具有相应任命文件。相应的资质证明。相关人员近3年经过临床试验技术、GCP及相关法规的培训并获得培训证书。查看CRA职责的履行情况包括：在试验启动前是否对有关人员进行了充分的试验方案和GCP的培训；监查的时间、频度、程序和内容是否适当；对访视中发现问题的记录、纠正和跟踪情况；访视的文件、电话记录等资料是否保存齐全等；

（3）查看是否具备开展临床试验所需的仪器设备（包括就诊设施、实验室设施、计算机设施、仪器保养、维修、监测记录和档案等），以及是否定期校验、是否维持正常运转。同时查看相关仪器设备的使用、保养、校正、维修SOP，维修记录，核证副本等文件资料；

（4）药品的发放、使用、回收制度和记录；药品的储存条件；清点已用药、待发药、归还药和已被销毁药的数目；查看药品出入库记录，如有不符应附有说明。试验用药品的来源和检验应具有合法性，药品应由专人专柜保管，无关人员不能随意获取，所有试验用药品仅用于该试验受试者。若试验用药品实行中心化管理，应有符合要求的中心化管理的场所和团队，中心药房试验用药品管理员为药学专业背景的人员，且应有中心药房有与专业组药品交接的制度与SOP。

（5）对生物样本管理的查看　涉及人类遗传资源采集、收集、买卖、出口、出境的生物样本按照相关部委批件审批处置。有生物样本采集、处置、存储、交接、运输、保管、清理、销毁的程序文件。生物样本采集由授权的医务人员采集。有专人负责样本接收、贮存、交接、运输、清理等管理工作。配备与临床试验要求相适应的生物样本处理、贮存设备。生物样本贮存的设施设备适当，可满足方案中规定的生物样本贮存条件和要求，如贮存设备的监测及温度报警系统、备用电源，并有应急措施和相应的记录。

9. 医疗信息系统溯源　机构应当具有临床信息系统平台，包括HIS、LIS、PACS等系统，具备完善的数据管理体系和异地备份等措施以及具备床信息系统和医院信息平台使用流程或指引。临床信息系统平台支持医院医护人员的临床试验活动，并提供临床咨询、结果查询、辅助诊疗、辅助临床决策。

10. 审查核对　稽查人员要对临床试验原始记录、CRF以及HIS、LIS、PACS系统的数据进行核对，CRF中的数据和信息与检验科、影像科、心电图室、内镜室（LIS、PACS信息系统）等检查数据一致；受试者用药或使用医疗器械的原始记录应完整清晰。CRF、门诊/住院病历和总结报告中AE、SAE、SUSAR的处理、判断标准应一致，合并用药记录、访视记录应一致。CRF填写应真实完整、及时规范，修改留痕并标注说明。

11. 询问有关人员　对参加临床试验的人员进行抽查询问是非常重要的稽查手段。研究者同时承担多项医疗任务，因此稽查员需确定研究者在该项试验中的参与度，以及确认是否严格遵循GCP、SOP和试验方案。根据研究者提供的研究人员职责授权表对相关人员展开询问是一个必要流程。

12. 稽查结束会议　稽查结束后召开稽查结束会议，稽查员向研究人员通报稽查的实施情况，主要包括以下内容：

（1）对稽查所发现的主要问题、重大问题和存疑情况进行汇报和确认；

（2）获得试验执行人员对相关问题的说明和解释；

（3）与主要研究者对所发现的问题进行讨论和确认，进行部分问题的原因分析，并提出纠正和预防措施建议；

（4）说明现场稽查后流程，向被稽查单位提供稽查证明。

（五）稽查常见问题

1. 伦理委员会与伦理审查　伦理委员会成员人数和组成结构不合理；伦理审查批件信息不够全面和规范；修改方案在正式获得伦理委员会批准前已开始执行。

2. 知情同意与知情同意书　未获得受试者对最新版本知情同意书的知情同意，使用错误的知情同意书版本；未作特殊说明的情况下，受试者未亲自签署姓名或日期；受试者知情同意过程不充分，知情同意地点不合理。

3. 实验室检测　研究人员未在测验报告上签名或日期，未及时签署，签署间隔时间较长；使用印章代替手写签名；对NCS、CS的医学判定标准不准确或不一致；系统显示的采样时间和实际记录的采样时间不一致等。

4. 研究实施与方案依从性　未严格遵守入排标准，纳入不符合标准的受试者；受试者随访超窗；研究者AE与SAE不准确，SAE未上报；未按方案要求对安全性指标或疗效指标进行检查和测定。

5. 数据逻辑关系　药品领用表、药品回收表、药品库存表、配药记录、出入院记录、原始病历、CRF等无法完全一一对应，无法反映药品实际使用情况；身高、体重等患者信息在出入院记录、原始病历和CRF的记录差别较大。

6. 试验操作　知情同意过程、筛查、入组过程和给药时间有交叠，特别是入选与排除标准对应的检查结果在未完全出具的情况下，受试者已入组并给药；对于新版方案获批生效后入组的患者，研究者未按照更新的方案开展研究。

7. 数据记录　研究者和CRA未及时确认CRF数据的准确性、完整性和可读性；CRF中的遗漏项、不符项和修改项未按机构SOP要求进行处理。

8. 仪器设备的使用和维护　缺失仪器保养、维修、校验等记录文件；更换试剂盒或仪器后，未及时在机构备案。

9. 药品和血样的保存　未储存在安全可靠、只有被授权的研究人员方能进入的地方；温度记录上未见储存的冰箱号码和具体储存地点；在给药前提前将药品放置在易取不受控的地点；销毁记录缺失或不完整，或与用药记录、库存记录无法对应；温度记录仪没有经过校验；在周末和法定假日，试验药品没有温度监控和记录，也没有任何温度异常的报警措施。

10. 文件的保存　缺失GCP要求的重要文件资料；未保存在具备条件并符合要求的环境；未经许可，将文件带离机构；不同项目的文件保存在相同文件柜内；"防潮、防虫、防火、防盗"四防措施不充足，文件存放点不安全。

第二节　案例解析

（一）纳入可能符合排除标准的受试者

【案例描述】 在某项临床试验中，编号为XXX的受试者入组检查时病理检查报告单上的病理诊断为"有结核样反应，请结合病原学检测作进一步诊断"。根据该临床试验方案的排除标准，该受试者可能符合排除标准，然而研究者并没有对该受试者作出进一步的检测或补充说明该情况。

【解析】 2020版GCP第五十三条规定：申办者应当保证临床试验的依从性。当发现研究者、临床试验机构、申办者的人员在临床试验中没有遵守试验方案、SOP、相关法律法规时，申办者应当立即采取措施予以纠正，保证临床试验的良好依从性。本案例中申办者委托第三方稽查单位发现已入组参加临床试验的受试者可能符合排除标准，研究未确定该受试者是否符合入组标准的情况下即将受试者纳入试验，为严重的方案依从性问题，可能对受试者安全和权益，或者对临床试验数据可信度产生重大影响，申办者应通知研究机构采取适当的纠正和处理措施。若造成严重事故等问题，申办者可追究相关人员的责任，并及时报告药品监督管理部门。当发现研究者、临床试验机构有严重的或者劝阻不改的不依从情况时，申办者应当终止该研究者或者临床试验机构关于该项临床试验的合作，并及时书面报告药品监督管理部门。与此同时，申办者和临床试验机构应当采取相应的紧急安全性措施，以保护受试者的安全和权益。

在此案例中，研究者对试验方案或试验流程理解不到位，这类情况尤其易出现在项目刚启动的时候，或者有新的研究者加入时。在药物临床试验过程中，违背试验方案的情况时有发生，提高研究者对试验方案的理解，加强研究者对试验方案执行的准确性来保证临床试验数据的可信度是十分必要的，一般可以从下面几个方面来提高研究者对试验方案或试验流程理解，以此保证临床试验方案的执行度。

1. 加强对药物临床试验的监查稽查，提高质控质保　临床试验质控体系中监查稽查是把控临床试验质量的主要方法，监查稽查计划制定的合理性也关乎试验质量的水平，包括监查稽查的频次、内容、方式、质量控制计划等，CRA、稽查员需要严格按照监查稽查计划执行，定期到各个临床试验中心进行质量控制。而且监查稽查的内容要全面多维、准确，需覆盖临床试验的各个细节，如研究者文件夹、受试者文件夹、溯源、药品管理和试验资料等文件。在此案例中，研究者将可能不符合入组标准的受试者纳入临床试验中，导致该例受试者可能被剔除，对试验造成了严重影响，而且也严重损害了受试者的人身权益、安全健康。因此在药物临床试验监查稽查的过程中CRA和稽查员，对受试者入组的相

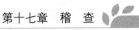

关环节和文件一定要严格把控，仔细检查，并及时将发现的各种问题反馈汇报给申办者和主要研究者和临床试验机构，从而保证临床试验的顺利进行。

2.加强培训，提高研究者对方案的理解和认识　在此案例中，临床试验过程中出现了操作不符合方案规定或相关法规、偏离该项临床试验标准操作规程（SOP），这种情况是由于研究者的态度和对临床试验方案认识偏差导致的。因此CRA在启动培训会等会议中要加强对研究者的培训，对方案中重要的注意事项同研究者进行全方面的解读。强调药物临床试验中三个角色的转换，包括从医生到研究者的转变，从患者到受试者的转变，以及从治病就医到做临床试验的转变。在临床试验开始前要确认参与临床试验研究者具备足够的资质来完成试验，有积极负责的态度来进行试验，确认临床试验机构具备完成试验的适当条件，包括人员配备与培训情况，实验室设备齐全、运转良好，具备各种与试验有关的检查条件。在临床试验过程中要确保研究者收到最新版的研究者手册、所有与该项临床试验相关文件、试验必须用品，并按照相关法律法规的要求实施，保证研究人员对临床试验有充分的了解。

（二）伦理委员会同意的知情同意书版本与实际使用版本不符

【案例描述】某项研究中伦理委员会同意的知情同意书版本为《知情同意书》V.1.1，实际使用的知情同意书版本为《知情同意书》V1.0。伦理委员会同意的知情同意书版本与临床试验中实际使用的知情同意书版本不一致。

【解析】GCP第十二条规定伦理委员会的职责是保护受试者的权益和安全，应当特别关注弱势受试者。伦理委员会应当审查的文件包括：试验方案和试验方案修订版；知情同意书及其更新件；招募受试者的方式和信息；提供给受试者的其他书面资料；研究者手册；现有的安全性资料；包含受试者补偿信息的文件；研究者资格的证明文件；伦理委员会履行其职责所需的其他文件。本案例中伦理委员会已经审批通过的知情同意书版本为《知情同意书》V.1.1，但试验使用的知情同意书版本为《知情同意书》V1.0，不符合临床试验方案和相关法规的要求。

（三）试验用药品回收遗漏

【案例描述】某项研究中，受试者编号XXX，根据日记卡C5-6记录，2018年7月11日至2018年7月24日该受试者一共使用药物卡培他滨78片。但是发药表显示2018年7月11日发放84片，2018年8月1日回收84片药品包装空盒，与日记卡记录数据不一致。EDC录入回收84片空片，卡培他滨治疗页录入的是13天的用药量。药物管理员介绍药物回收一般由CRC将药物拿到中心药房并和药物管理员清点回收数量，根据清点信息记录药物归还信息，根据回收表该批次药物未见药片回收。日记卡记录药物使用量与回收数目不一致，药物回收表未见该批次药品有药片回收，未见有相关说明文件。

【解析】临床试验用药品指各期临床试验或BE试验的试验药物、对照药品或安慰剂。试验用药品作为试验的重要物品，临床试验用药的其管理规范与否直接影响受试者的安全及试验结果的可靠性，任何的小失误都可能对临床试验的整体质量造成影响，因此做好临床试验用药品规范化管理对临床试验研究有着重大意义。

试验用药品的发放应该在CRC仔细核对研究医生开具的"药物临床试验专用处方并凭处方到GCP药房领取试验用药；药品管理员仔细核对试验用药品名称、编号、规格以及用法用量还要核对受试者筛选号/随机号，核对无误后发放试验用药品。在临床试验用药品发放过程中应注意核对处方中是否有被授权该项目研究者签名，处方上的药品编号是否与随机表一致，药品用法用量是否与试验方案规定的用法用量一致，然后根据处方发放正确名称、编号和数量的试验用药品，并仔细填写"试验用药品发放、回收登记表"和"药品出入库登记表"，登记受信息包括试者随机号、姓名缩写、访视日期、药品名称、编号、数量、规格。发药人、核对人和接收人签名确认并签署日期。发药时如药品不慎掉落、破损则不得丢弃，试验用药品应保留至回收。试验用药品仅用于入组受试者，不得挪作他用，门诊受试者按照临床试验项目要求如实填写受试者日记卡记录药品使用情况；住院受试者由应该有专业科室的研究护士记录试验用药品使用回收情况。临床试验机构应核对受试者用药记录及回收情况无误后返还试验用药品，并填写"试验用药品退回登记表"。本案例中，一共发放试验用药品卡培他滨84片给某受试者，该受试者13天一共服用78片卡培他滨，还有6片药物未使用，应当归还未使用的6片试验用药片。但是发药表显示2018年8月1日回收84片已使用的药物空包装，EDC系统记录回收了84片空片，这与日记卡记录只使用了78片不一致，药物回收表未见有未使用的药片回收，未见有相关说明文件。临床试验用药品是贯穿整项临床试验的物品。各临床试验机构应结合自身情况制定出具有可操作性的试验用药品的管理模式，提升硬件设备，完善药品管理流程。药品管理员应该提升自身业务能力，及时预警超温，及时检验设备，减少药品收发差错。

（四）文件无法核对及溯源

【案例描述】某项研究中，受试者文件夹保存有2019年4月27日开始住院的两张纸质护理记录，一张记录仅有2019年4月28日，另一张有2019年4月28日和4月29日两日。HIS系统当次住院的仅有2019年4月28日记录，并无2019年4月29日记录。

【解析】药物临床试验机构各类文件资料纷繁复杂，包括机构管理文件、临床试验项目文件等，这些文件真实记录和体现了药物临床试验全过程，这些文件也是药品监督管理部门及对临床试验机构进行认证检查的重要内容。临床试验机构只有对各项工作进行及时完整的记录，并对各类产生的文件进行认真归档、整理，才能更加客观评估药物临床试验执行GCP的情况，分析临床试验机构执行GCP方面存在的问题在临床试验过程中存在的各种安全隐患问题。很多机构虽然制定了全面细致的各项制度和标准操作规程，实际工作也做了，但是没有相应的记录或者有记录没有及时规范整理按照"没有记录就是没有发生"的原则，那么检查时专家组仍然会认为机构的管理工作不符合GCP要求。

本案例中稽查发现研究者文件夹与受试者文件夹都有不同程度的文件缺失，存在文件不能溯源，文件准确性和完整性、可读性，以及遗漏问题。此类问题也是稽查工作中较为普遍的问题。这说明实际工作中，机构各类文件档案管理存在诸多问题。

因此，要提高临床试验文件的管理水平，减少文件的缺失和错误的可能性。临床试验机构及各专业科室应当建立相应的有效的文件资料管理制度，从制度上对试验归档资料进行有效的质量控制。包括制定文件管理制度、档案管理制度，相应的保密制度，这些制度应当明确资料收集和资料整理人及其责任分工；明确文件整理内容；明确项目编码规则；文件接规则；明确纸质文件或档案与电子文件档案并行，确保电子档案的安全。同时还要建立制约机制，从而提高文件和档案收集整理的质量，促进管理的标准化、规范化。

药物临床试验文件管理是一个动态的过程，涉及到文件档案管理的方方面面。做好临床试验文件档案管理工作，建立科学的文件管理体系，健全文件管理制度，增强机构相关人员的管理意识和业务水平，加强档案的业务建设和规范化管理，为药物临床试验提供科学、真实、准确、完整、可靠的依据。

第三节　思考拓展

（一）稽查与监查有哪些相同点和不同点？两者之间的关系是什么？

答：监查是指申办者为保证开展的临床试验能够遵循临床试验方案、SOP和有关适用的管理要求，选派专门人员对临床试验机构、研究者进行评价调查，对临床试验过程中的数据进行验证并记录和报告的活动。稽查是指对试验相关活动及文件进行系统的、独立的检查，以确定被评估试验的相关活动是否被执行，试验数据是否按照试验方案、申办者标准操作规程、GCP及现行管理法规被记录、分析和准确报告。

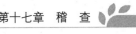

　　监查员是申办者选派的，与申办者存在雇佣关系，参与临床试验，监查是临床试验的组成部分。而稽查与监查最主要的区别是稽查的独立性和系统性。监查是临床试验质量的第一道保障，监查员应严格按照GCP、临床试验方案、SOP的相关要求，实时监查临床试验过程中研究者操作是否按照方案进行、核对临床试验数据、确保临床试验合规进行。稽查应该是临床试验质量的第二道保障，在临床试验进行的各个阶段，分类型对临床试验进行全面稽查，通过对所有发现问题的分析和归纳，从而识别出临床试验系统性问题，从而降低系统性风险，防范系统性错误的发生。申办者选定独立于临床试验的人员担任稽查员，不能是监查人员兼任。药物临床试验中应该协调好监查和稽查两把利剑，完善临床试验质量管理体系，为高质量的临床试验提供强有力的保障。

（二）目前药物临床试验稽查中，申办者面临着稽查困难多、稽查费用高等问题，如何在一项临床试验中减少稽查频次，改善稽查质量？

　　答：作为药物临床试验质量保证体系中的重要环节，稽查是重要的临床试验质量管理手段，稽查能够独立评估试验质量、降低风险，提高方案依从性和GCP依从性。稽查要对临床试验相关活动及文件进行系统的、独立的检查，因此对稽查人员和稽查团队的要求都较高。在多中心的临床试验项目中，申办者无法保证对每个中心的各个时期都进行稽查，为降低系统性风险、节约成本，可以从以下建议中合理安排稽查工作。

　　（1）针对某些中心发现的重大问题及特殊情况，或接到相关人员举报时应该对该中心开展有因稽查工作，如筛选入选比例与其他中心相差较大、AE或SAE发生率较高、PD/PV出现较多等；

　　（2）根据临床试验的不同时期来安排对不同中心的稽查工作，也可以根据入组例数、地理位置等信息来合理选取有关中心进行稽查；

　　对稽查中所发现的问题要及时整理归纳，及时反馈给申办者，申办者应尽早整理归纳稽查中的问题，并通报下发到各中心，要求各中心自查有关问题并进行整改；或安排CRA对其他中心的临床试验工作进行监查，规避稽查中发现的类似问题，保证临床试验的质量。

参考文献

［1］田少雷.GCP对药物临床试验的质量保证［J］.中国新药杂志，2002，11（11）：825-829.

［2］刘勇.关于当前药物临床试验档案的几点思考［J］.中国医院，2010，14（05）：18-19.

第十八章　药物临床试验数据现场核查

第一节　基础理论

（一）背景

2015年7月22日，CFDA发布《关于开展药物临床试验数据自查核查工作的公告》（2015年第117号），要求已提交注册申请的1622个项目进行自查，发现存在问题可以申请撤回。为了规范药物临床试验数据现场核查，CFDA组织制定了《药物临床试验数据现场核查要点》（2015年第228号），对完成自查资料填报的药物注册申请逐一进行临床试验数据现场核查。未撤回的将开展飞行检查，一旦查出问题，"3年内不受理其申请""吊销药物临床试验机构资格""列入黑名单"等。2015年8月28日，原CFDA发布了《关于药物临床试验数据自查情况的公告》（2015年第169号），根据发布情况，共有1094个品种提交了自查资料，其中317个产品撤回，193个产品申请临床试验豁免。

2015年8月之后，原CFDA先后发布了多个不予批准的公告，即《关于8家企业11个药注册申请不予批准的公告》（2015年第229号）《关于14家企业13个药品注册申请不予批准的公告》（2015年第260号）及《关于7家企业6个药品注册申请不予批准的公告》（2016年第92号），共包含30个不予批准的注册申请。最高人民法院及最高人民检察院公布的《关于办理药品、医疗器械注册申请材料造假刑事案件适用法律若干问题的解释》（2017年9月）指出，为依法惩治药品、医疗器械注册申请材料造假的犯罪行为，维护人民群众生命健康权益，根据《中华人民共和国刑法》《中华人民共和国刑事诉讼法》的有关规定，其中关于药物非临床研究机构、药物临床试验机构、合同研究组织的研究人员，故意提供虚假的药物非临床研究报告、药物临床试验报告及相关材料的，应当认定为刑法第二百二十九条规定的"故意提供虚假证明文件""情节严重"，以提供虚假证明文件罪处五年以下有期徒刑或者拘役，并处罚金。

（二）药品监督管理部门检查类型

1.监督检查　随着新修订的《中华人民共和国药品管理法》（2020年7月）的颁布实施，药物临床试验机构由资质认定改为备案管理，不再对临床试验机构进行资格认定或复核检查。国家药品监督管理局负责制定试验机构监督检查制度，指导省级药品监督管理部门开展试验机构监督检查，根据需要组织对试验机构进行监督检查。日常监督检查应当基于风险，结合试验机构在研临床试验项目情况开展。对于备案后首次监督检查，重点核实试验机构或者试验专业的备案条件。省级药品监督管理部门、省级卫生健康主管部门根据药物临床试验机构自我评估情况、开展药物临床试验情况、既往监督检查情况等，依据职责组织对本行政区域内药物临床试验机构开展日常监督检查。

2.有因检查　有因检查是对试验机构可能存在质量安全风险的具体问题或者投诉举报等涉嫌违法违规重要问题线索的针对性检查。有因检查可以不提前通知被检查机构，直接进入检查现场，针对可能存在的问题开展检查。国家药品监督管理局负责组织对药品审评过程中出现的问题进行现场核查和涉及药品注册重大案件的进行有因检查；另外省、自治区、直辖市药品监督管理部门负责本行政区域内的有因检查。

3.药品注册临床试验现场核查　药品注册临床试验现场核查是指药品监督管理部门依据《药品注

册现场核查管理规定》，对所受理药品注册申请的药物临床试验项目进行现场确证、对原始记录进行审查、确认申报资料真实性、准确性和完整性的过程，是一种溯源性检查。

4.药物临床试验数据现场核查依据　数据现场核查依据法规见表18-1-1。

表18-1-1　数据现场核查依据法规

法规名称	实施日期
《赫尔辛基宣言》	2016年10月
GCP	2020年7月
《药品注册管理办法》	2020年7月
《疫苗管理法》	2019年12月
《药物临床试验机构管理规定》	2019年12月
《中华人民共和国遗传资源管理条例》	2019年7月
《涉及人的生物医学研究伦理审查办法》	2016年12月
《药物临床试验伦理审查工作指导原则》	2010年11月
《中华人民共和国药典》（2020版）附录《9012生物样本定量分析方法验证指导原则》	2020年12月
《药物临床试验生物样本分析实验室管理指南（试行）》	2011年12月
《药物临床试验机构监督检查办法（试行）》	2024年3月
《人类遗传资源管理条例实施细则》	2023年7月
《涉及人的生命科学和医学研究伦理审查办法》	2023年2月

（三）药物临床试验数据现场核查程序

数据现场核查程序见图18-1-1。

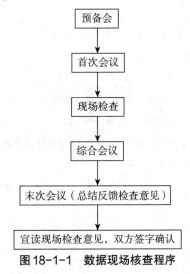

图18-1-1　数据现场核查程序

（四）药物临床试验数据现场核查要点

数据现场核查要点见表18-1-2。

表18-1-2　数据现场核查要点

序号	现场核查要点
（一）Ⅱ、Ⅲ期临床试验、BE试验/人体PK试验、疫苗临床试验数据现场核查要点——通用内容	
临床试验条件与合规性（含各方在临床试验项目中职责落实）	

序号	现场核查要点
1.1	临床试验单位承担药物临床试验的条件与合规性:
	1.1.1临床试验须在具有药物临床试验机构资格的医院内进行（含具有一次性临床试验机构资格认定的批件），落实临床试验条件是否支持试验项目实际的实施过程
	1.1.2具有合法的《药物临床试验批件》
	1.1.3核对项目开始实施时间与原CFDA《药物临床试验批件》时间相符性
1.2	伦理审查批件及记录的原始性及完整性:
	1.2.1有出席伦理审查会议的签到表和委员讨论的原始记录
	1.2.2委员表决票及审查结论保存完整且与伦理审批件一致
1.3	临床试验合同经费必须覆盖临床试验所有开支（含检测、受试者营养/交通费补贴、研究者观察费等）。
1.4	申办者/CRO公司按照GCP原则、方案及合同承担相应职责的文件和记录（如合同或方案中规定的项目质量管理责任及监查、稽查相关记录等）。
临床试验部分（以研究数据的真实完整性为关注点）	
2.1	受试者的筛选/入组相关数据链的完整性:
	2.1.1申报资料的总结报告中筛选、入选和完成临床试验的例数与分中心小结表及实际临床试验例数一致，若不一致须追查例数修改的环节。
	2.1.2方案执行的入选、排除标准符合技术规范（如实记录体检、血尿常规、血生化、心电图等详细内容），其筛选成功率为多少？（含有证据的初筛受试者例数）。
	2.1.3受试者代码确认表或筛选、体检等原始记录涵盖受试者身份鉴别信息（如姓名、住院号/门诊就诊号、身份证号、联系地址和联系方式等），由此核查参加临床试验受试者的真实性。
	2.1.4对受试者的相关医学判断和处理必须由本机构具有执业资格的医护人员执行并记录，核查医护人员执业许可证及其参与临床试验的实际情况。
	2.1.5受试者在方案规定的时间内不得重复参加临床试验。
2.2	知情同意书的签署与试验过程的真实完整性:
	2.2.1已签署的知情同意书数量与总结报告中的筛选和入选病例数一致。
	2.2.2所有知情同意书签署的内容完整、规范（含研究者电话号码、签署日期等）。
	2.2.3知情同意签署时间不得早于伦理同意时间，记录违规例数。
	2.2.4知情同意书按规定由受试者本人或其法定代理人签署（必要时，多方核实受试者参加该项试验的实际情况）。
2.3	临床试验过程记录及临床检查、化验等数据的溯源:
	2.3.1临床试验的原始记录，如执行方案、CRF、采血记录、接种记录、观察记录、受试者日记卡等保存完整；核查任何一项不完整、不真实的数据。
	2.3.2核查CRF记录的临床试验过程（如访视点、接种时间、采血点、观察时间等）与执行方案的一致性；核查任何一项不一致、不真实的数据。
	2.3.3核查CRF中的检查数据与检验科、影像科、心电图室、内镜室（LIS、PACS等信息系统）等检查数据一致；核实任何一项不一致/不能溯源的数据。
	2.3.4核查CRF中的数据和信息与门诊/住院病历中入组、知情同意、用药医嘱、访视、病情记录等关联性记录；核实完全不能关联的受试者临床试验的实际过程。
	2.3.5核查门诊受试者的CRF中入组、访视、病情记录等信息与门诊病历（研究病历）的关联性（必要时，可通过HIS系统核查门诊就诊信息）。
	2.3.6受试者用药应有原始记录，如受试者日记卡或医嘱或原始病历（住院/门诊/研究病历）等；核查记录的完整性（用药时间、用药量等）及其原始性。
	2.3.7 CRF/研究病历中的临床检查数据与总结报告一致；落实任何一项不一致数据发生的原因。
	2.3.8核查CRF中的AE的记录及判断与原始病历/总结报告一致，核实并记录漏填的AE例数。

续表

序号	现场核查要点
2.4	CRF中PD/PV和SAE例数等关键数据：
	2.4.1核查CRF中合并用药记录与门诊/住院病历记载是否一致，核实并记录漏填的合并用药例数；若一致则核实其与总结报告是否一致。
	2.4.2核查CRF中违背方案的合并禁用药的记录与门诊/住院病历记载是否一致，核实并记录漏填合并方案禁用药的例数；若一致则核实其与总结报告是否一致。
	2.4.3 CRF中偏离和（或）违背方案相关记录和处理与实际发生例数（门诊/住院病历）及总结报告一致；核实并记录漏填的例数。
	2.4.4CRF中发生的SAE处理和报告记录，与原始病历（门诊/住院病历）、总结报告一致；核实并记录瞒填的例数。
2.5	试验用药品/疫苗的管理过程与记录：
	2.5.1试验用药品/疫苗的来源和药检具有合法性（参比制剂的合法来源证明为药检报告、药品说明书等）。
	2.5.2试验用药品/疫苗的接收、保存、发放、使用和回收有原始记录；核实原始记录各环节的完整性和原始性。
	2.5.3试验用药品/疫苗接收、保存、发放、使用、回收原始记录的数量一致，核实并记录各环节数量的误差。
	2.5.4试验用药品/疫苗运输和储存过程中的温度均符合要求。
	2.5.5试验用药品/疫苗批号与药检报告、总结报告等资料一致。
2.6	临床试验的生物样本采集、保存、运送与交接记录：
	2.6.1生物样本采集、预处理、保存、转运过程的各环节均有原始记录；追溯各环节记录的完整性和原始性。
	2.6.2血样采集时间与计划时间的变化与总结报告一致。
	2.6.3根据化学药品性质需进行特殊处理的生物样本采集、预处理应在方案中有规定，且原始记录与方案要求一致。
委托研究	
3.1	其他部门或单位进行的研究、检测等工作，是否有委托证明材料。委托证明材料反映的委托单位、时间、项目及方案等是否与申报资料记载一致。被委托机构出具的报告书或图谱是否为加盖其公章的原件。对被委托机构进行现场核查，以确证其研究条件和研究情况。
其他	
4.1	出现下列情况，视为拒绝或逃避检查：
	4.1.1拖延、限制、拒绝检查人员进入被检查场所或者区域的，或者限制检查时间的；
	4.1.2无正当理由不提供或者规定时间内未提供与检查相关的文件、记录、票据、凭证、电子数据等材料的；
	4.1.3以声称相关人员不在、故意停止经营等方式欺骗、误导、逃避检查的；
	4.1.4拒绝或者限制拍摄、复印、抽样等取证工作的；
	4.1.5其他不配合检查的情形。
（二）BE试验/人体PK试验数据现场核查要点——专有内容	
BE试验、PK生物样本检测部分（检测数据的真实完整性为重点）	
5.1	具备与试验项目相适应实验室检测设备与条件：
	5.1.1分析测试的关键实验设备、仪器应有相关维护记录。
	5.1.2遵循《药物Ⅰ期临床试验管理指导原则》（试行），2011年12月2日以后的试验项目须开启源计算机（采集原始数据的计算机）和工作站的稽查系统。
5.2	生物样本检测实验过程记录的真实完整性：
	5.2.1生物样本检测实验须有完整的原始记录（包括实验单位、人员、日期、条件及实验结果等）；核实记录的完整和原始性。
	5.2.2生物样本分析方法学确证的原始数据与总结报告一致。
	5.2.3核查血药浓度数据与对应标准曲线计算的一致性；现场重新计算用以核实试验数据的真实性。

序号	现场核查要点
5.3	生物样本的管理轨迹可溯源：
	5.3.1生物样本有接收、入库、存放的原始记录，且记录完整（含样本标识、数量、来源、转运方式和条件、到达日期和到达时样本状态等信息）
	5.3.2贮存的生物样本有领取、存入的原始记录。
	5.3.3在规定期限内，该项目保存的生物样本留样及其原始记录；核查留存生物样本的实际数量及记录的原始性。
5.4	分析测试图谱的可溯源性：
	5.4.1图谱上的文件编码/测试样本编码与受试者生物样本编码的对应关系能够追溯；核实和记录不可追溯的环节。
	5.4.2所有纸质图谱包含完整的信息（进样时间、峰高/峰面积、血药浓度等）；核实和记录不完整的信息。
	5.4.3核查未知样本、方法学验证样本及随行标准曲线、QC样本的图谱，并在源计算机溯源，核对其与工作站电子图谱的一致性；记录检查数量以及不一致和不可溯源的数量。
	5.4.4核查未知样本、随行标曲、QC样本图谱其进样/采集时间与文件编码顺序、试验时间顺序的对应一致性；追踪和记录所有不一致的数据。
	5.4.5纸质图谱数据与总结报告一致性，记录不一致数量。
5.5	核查并记录影响C_{max}、AUC等BE试验评价数据手动积分。
5.6	复测生物样本应有复测数量、复测原因、采用数据的说明。
5.7	血药浓度/药代动力学/生物等效性的分析计算数据及结果在相应的软件上可重现，且与总结报告一致。
（三）Ⅱ、Ⅲ期临床试验数据和疫苗临床试验数据现场核查要点——专有内容	
Ⅱ、Ⅲ期临床试验/疫苗临床试验部分（以数据库的真实性为重点）	
6.1	核查原始数据、统计分析和总结报告与锁定的数据库一致性：
	6.1.1数据库锁定后是否有修改及修改说明；核实和记录无说明擅自修改的数据。
	6.1.2锁定数据库的入组、完成例数与实际发生的入组、完成例数对应一致；核实和记录不一致的例数。
	6.1.3核查锁定数据库与CRF和原始病历记录的主要疗效指标及安全性指标一致性（如有修改需进一步核查疑问表的修改记录）；记录检查例数和擅自修改的数据。
	6.1.4核对统计报告例数与锁定数据库的一致性。
	6.1.5核对总结报告例数与锁定数据库的一致性。

第二节　案例解析

（一）记录回签案例

【案例描述】在某项临床试验中，2020年12月12日的常规监查访视随访信中发现问题的描述中记录：筛选号为02017受试者AE记录为尿蛋白升高（2020年9月16日—2020年10月14日），未记录AE严重程度及与药物的关系。经查阅门诊病历，发现研究者对原有记录做出补充"AE可能与研究药物无关"，而签署的修改时间为2020年9月16日。

【解析】该案例存在时间逻辑问题，怀疑有记录回签的可能，不能确保原始记录的真实性。

监查员在2020年12月12日时发现门诊病历未记录该AE与药物相关性的关系，研究者补充记录签署的时间应在2020年12月12日之后，研究者签署时间不符合时间逻辑。研究者应及时的、完整的记录AE，若无法确定与药物相关性关系，可在门诊病历补充记录并签署当天的时间，以确保原始记录的真实性。

（二）病程记录不规范案例

【案例描述】某临床试验项目受试者2021年1月29日病程记录合并用药：1.受试者失眠AE仍持续。无AE发生。2021年1月30日/1月31日均记录无AE发生，无合并用药产生。EDC中AE失眠的记录为2021年1月27日-2021年2月2日，合并用药A药记录服用时间为2021年1月30日-2021年1月31日。医嘱开具A药时间为2021年1月30日-2021年1月31日。

【解析】该案例病程记录不规范，受试者2021年1月29日病程记录AE仍持续，却记录无AE发生，应该记录为无合并用药产生。2021年1月30日/1月31日有AE及合并用药仍记录为无AE发生，无合并用药产生。研究者病程记录不规范，不认真，可能直接复制之前的病程记录，不符合GCP的要求。

根据2020版GCP第十七条研究者在临床试验期间确保临床试验数据的真实、完整和准确。为确保临床试验的顺利开展，研究者应保证临床试验原始病历记录完整，受试者病史及现病史、既往用药史及现用药史知情同意、疗效指标评价、给药、随访、AE及合并用药等记录完整，试验过程遵循方案要求。

（三）临床试验病史收集不足案例

【案例描述】某肿瘤临床试验项目溯源受试者的住院病历，受试者2016年7月12日进行左侧乳腺癌保乳术联合美兰前哨淋巴结探查术，筛选期病程记录及EDC中既往抗肿瘤手术史未见该记录。

【解析】该项目进行核查时发现受试者的抗肿瘤病史收集不足，该项目为肿瘤试验，抗肿瘤病史对受试者的药物治疗以及疗效评估可能产生影响。

根据2020版GCP第二十五条以患者为受试者的临床试验，相关的医疗记录应当载入门诊或者住院病历系统。肿瘤患者的医疗记录可能包括既往抗肿瘤相关手术史、抗肿瘤药物治疗史、非肿瘤病史、非肿瘤手术史等。临床试验过程CRA以及机构质控员应该及时检查病程记录，督促研究者进行补充及修改等，确保临床试验受试者资料的完整性。

申办者承担药物临床试验质量的主体责任，必须建立全过程的质量管理体系和管理团队，制定、实施和及时更新有关临床试验质量保证和质量控制系统的SOP，确保临床试验的进行、数据的产生、记录和报告均遵守试验方案、GCP和相关法律法规的要求。

第三节　思考拓展

（一）某临床试验项目方案规定"受试者筛选前已接受稳定剂量A药连续治疗至少8周后经筛选合格后进入随机"，但未见A药连续治疗至少8周的购买记录。该案例存在哪些问题？应该如何避免此类问题的发生？

答：此案例A药随机前稳定剂量的用药证据收集不足，无法确定受试者符合入组的要求。关于该案例A药稳定剂量8周属于入组的必备条件，必须收集A药稳定的证据确保入组的受试者符合方案要求。2020版GCP规定申办者应当建立临床试验的质量管理体系，应当涵盖临床试验的全过程，包括临床试验的设计、实施、记录、疗效、评估、分析总结报告等文件归档。质量管理包括有效的临床试验方案设计、试验数据收集的方法及流程、对于临床试验结果有影响的信息采集。在临床试验实施过程中，应严格按照范按照方案以及SOP的规定进行，试验开展前应收集受试者病史、用药史等。

（二）监查、稽查、检查三者有何区别？

答：监查的目的是为了确保临床试验中受试者的权益得到保护，临床试验记录数据与总结报告的准确、完整并与原始记录保持一致，确保临床试验遵循试验方案、SOP、GCP及现行相关法律法规、试验制定的SOP等。CRA是由申办者任命并对申办者负责的具备相关知识的人员（护士、医师、药师或相关专业的人员），是申办者与研究者之间的主要联系人，其主要任务是监查和报告试验的进行情况，核实试验数据是否与源文件一致。其人数取决于临床试验的复杂程度和参与试验的医疗机构的数目。CRA可以是申办者的内部雇员，也可以是合同研究组织委派的人员。

稽查是指对临床试验活动和文件进行的系统独立的检查，以评估确定临床试验相关活动的实施、试验数据的收集、记录、分析和报告是否符合试验方案、标准操作规程和相关法律法规的要求。稽查内容包括原始记录文件、受试者文件夹、试验用药品的相关记录、病例报告表、申办者按GCP保存的文件、临床试验中心等、试验设备、数据库、统计系统等。临床试验的稽查必须由独立的稽查员进行，并形成一项系统性和制度性的程序。

检查是药品监督管理部门对临床试验的有关文件、设施、记录和其他方面进行审核检查的行为，是药品监督管理部门进行的一种现场考核方式。接受药物临床试验检查的对象一般包括参加临床试验的研究者、申办者、CRO组织以及其他承担临床试验有关工作的中心试验室，例如承担试验检验工作的实验室、承担数据统计工作的统计公司等。

（三）假如您是一名CRA，核查公示后应该做什么准备？

答：1.首先与项目组进行沟通是否撤回项目，确认预计的检查时间；

2.告知试验机构管理人员、伦理委员会及专业组人员，并协作制订自查计划，根据《药物临床试验数据现场核查要点》内容开展自查，尤其注意影响药物安全性、有效性的评价数据；

3.确认公司自查的安排与专业组人员协调各项工作的安排；

4.提前与中心沟通好检查的各项工作，如：文件夹与病历借阅流程、HIS系统查询流程、实验室血样采集流程、辅助科室检查流程、试验用药品的发药流程、系统溯源流程等；

5.检查用到的物资准备：核查中可能用到的打印机、电脑等设备，提前协调或购买并联系科室相关人员进行安排；

6.对项目中文件夹内容非常熟悉，提前做好应答准备。

（四）现场核查常见问题有哪几方面？

答：1.受试者筛选数据完整性方面问题；

2.知情同意书签署及试验过程记录完整性方面；

3.试验过程记录、化验相关数据溯源方面问题；

4.试验用药管理过程及记录方面问题；

5.生物样本采集、保存等方面问题。

（五）临床试验机构应该如何进行质量控制以应对核查？

答：1.药物临床试验机构办公室应加强对承接的意向审查，选择有专业资质、具有责任心的研究者承接临床试验，提前考核CRA的综合素质。CRA及CRC对于临床试验方案相关法律法规、SOP的培训；

2.加强临床试验过程中质量控制，包括加强项目组、专业组和机构办公室三级质量控制，全程监管临床试验数据记录进行及录入工作，做到及时发现、解决问题，甚至预防问题的发生；

3.建立药物临床试验信息系统进行电子化采集试验数据、试验记录等，并及时采集、记录临床试验数据，减少人为因素对试验数据收集和处理的干扰，保证药物临床试验实施过程中规范化，便于数据能够通过溯源性检查，还可对其进行实时监控。

参考文献

［1］刘百川.药物临床试验质量管理的研究［D］.暨南大学，2014.

［2］王金花，丘容，田少雷.监查员在药品临床试验中的作用和职责［J］.中国医药导刊，2001(2)：155-156.

第十九章 药物临床试验机构备案管理

第一节 基础理论

（一）背景

自2004年2月，原国家食品药品监督管理局（原SFDA）与原卫生部共同颁布的《药物临床试验机构资格认定办法（试行）》，于2004年3月1日起开始实施。自2004年8月原"国家药品临床研究基地"经过复核认定后，其正式更名为"国家药物临床试验机构"。2009年5月，原SFDA和原卫生部共同启动机构资格认定复核检查工作，随后颁发《药物临床试验资格认定复核检查标准》认定办法，进一步完善GCP机构的自我管理。2013年12月，原国家食品药品监督管理总局（原CFDA）发布了《关于印发一次性疫苗临床试验机构资格认定管理规定的通知》。直至2017年6月，原CFDA正式加入ICH，即国际人用药品注册技术协调会，成为ICH的监管机构的一员。同年10月随后，中共中央办公厅、国务院办公厅于2017年10月发布《关于深化审评审批制度改革鼓励药品医疗器械创新的意见》其中首条意见就指出了改革，提出要进行临床试验改革管理，临床试验机构资格认定实行备案管理，具备条件的机构需在指定网站登记备案。

根据2019年8月第十三届全国人大常务委员会表决通过新修订的《中华人民共和国药品管理法》第十九条的规定：药物临床试验机构由资格认定改为实行备案管理。2019年12月，NMPA与国家卫生健康委员会联合实施了《药物临床试验机构管理规定》（以下简称为《机构管理规定》），要求在中华人民共和国境内开展的已经过NMPA批准的临床试验均应在临床试验机构中进行，且机构应当符合文件的该规定，并且将临床试验机构由资格认定改为备案制。

新《药品管理法》颁布后，临床试验机构由申请资格认定制变更为备案制，并且《机构管理规定》在《药物临床试验机构资格认定办法（试行）》（2004年3月）规定的机构应当具备的基本条件基础上，增加了研究者应具有高级职称、参与过3个以上药物临床试验的要求；新药 I 期临床试验或者临床风险较高需要临床密切监测的药物临床试验，应当由三级临床试验机构实施；疫苗临床试验应当由三级临床试验机构或者省级以上疾病预防控制机构实施或者组织实施，以更好地保护受试者的安全。

目前，国家三级公立医院绩效考核（2020修订版）将GCP临床试验的收入纳入绩效考核指标。对于还未备案三级公立医院而言，完成药物临床试验机构备案并开展药物临床试验已成为提高绩效考核的重要途径。据不完全统计，目前全国有2/3的三级医院还未完成药物临床试验机构备案管理工作，相信未来将有更多三级临床试验机构开展药物临床试验机构备案工作中。

（二）备案过程要点

1.机构备案前准备

（1）备案条件及资格　计划开展临床试验或申请新专业的机构在备案前需认真筹备备案需具备的资格条件，确保各项环节均满足备案的要求，主要包括了机构、伦理、专业以及人员、制度与SOP、场地与设施设备等需筹备的模块，以保证对备案工作各模块内容的全面覆盖。

①临床试验机构资格条件包括但不限于以下内容：

a.应具有临床试验机构执业许可证，具有二级甲等以上资质，其试验场地应当符合所在区域卫生健康主管部门对院区（场地）管理规定。开展以患者为受试者的药物临床试验的专业应当与临床试验

171

机构执业许可的诊疗科目相一致。开展健康受试者的Ⅰ期药物临床试验、BE试验应当为Ⅰ期临床试验研究室专业；

　　b.具有与开展药物临床试验相适应的诊疗技术能力；

　　c.具有与药物临床试验相适应的独立的工作场所、独立的临床试验用药房、独立的资料室，以及必要的设备设施；

　　d.具有掌握药物临床试验技术与相关法规，能承担药物临床试验的研究人员；其中研究者应当具有高级职称并参加过3个以上药物临床试验，已通过评估并备案；

　　e.开展药物临床试验的专业具有与承担药物临床试验相适应的床位数、门急诊量；

　　f.具有急危重病症抢救的设施设备、人员与处置能力；

　　g.具有承担药物临床试验组织管理的专门部门；

　　h.具有与开展药物临床试验相适应的医技科室，委托医学检测的承担机构应当具备相应资质；

　　i.具有负责药物临床试验伦理审查的伦理委员会；

　　j.具有药物临床试验管理制度和标准操作规程；

　　k.具有防范和处理药物临床试验中突发事件的管理机制与措施；

　　l.卫生健康主管部门规定的医务人员管理、财务管理等其他条件。

　　若部分备案的临床试验机构不具有二级甲等以上资质，但此前已通过机构资格认定检查，已有机构资格认定证书且在有效期内的，可按照其机构资格认定证书上认可的专业备案。药物临床试验机构为疾病预防控制机构的，应当为省级以上疾病预防控制机构，不要求本条前款第a项、第e项、第f项条件。

　　②机构办公室资格条件包括但不限于以下内容：

　　a.机构人员应掌握药物临床试验技术与GCP相关法规、经过GCP相关培训并且能承担相应业务量；

　　b.具有与药物临床试验相适应的独立的机构办公室；

　　c.若为中心化管理，应具有独立的临床试验用药房；

　　d.具有独立的档案、资料管理室，以及必要的办公设备设施；

　　e.设专人进行文件管理，储存场地符合各项资料保存条件；

　　f.应当具有相关章程、制度、SOP等文件，文件的制定内容应符合相关法律规定等政策且具备可操作性。

　　具体资格细则包括但不限于表19-1-1。

表19-1-1　机构办资格细则

机构办资格细则

人员组织	
1	组织结构、机构管理人员应遵守相应的岗位职责要求，职责分工明确，人员变更及时备案；
2	应具备完善的人员培训体系，均需要经过GCP培训，且人员培训记录完备。

场所设施	
1	机构办公室具有独立且固定的办公场地以及必要的办公设备；有专门的资料档案室，档案室面积和资料柜数量与项目数量相匹配；档案保存设施有防虫鼠、防火、防潮、防盗等安全措施；
2	应有专门的试验用药品储藏室，且满足储存条件，有相应的温湿度监测与记录，并设有防火、防潮、防盗等安全措施。

制度规范与管理	
1	标准文件与表格的处理情况内容完善，标准文件（工作章程、制度、职责及SOP等）和记录表格等相关文件制定/修订及执行情况其内容至少应包括文件起草、修订、审核、批准、发放、保存、归档及销毁等；
2	标准文件的格式合理，标准文件（制度、职责及SOP等）的格式应至少包括：便于识别其文本类别的编码、制定人及制定日期、审核人及审核日期、批准人及批准日期、生效日期、清楚地说明文件性质的标题、正文及相应附属表格；
3	管理文件应覆盖药物临床试验全过程，按照GCP的要求建立管理文件（包括制度/SOP及记录，机构层面与专业组层面可相互融合）；

续表

	机构办资格细则
4	文件及时更新，分发与使用的文件均需采用已经审核过批准的最新版本。之前版本文件需及时更换并归档保存，不得在工作区域进行出现和实施；
5	制定药物临床试验资料归档、保存、查阅等管理制度/SOP；
6	制定质控管理相关制度/SOP及执行情况；临床试验质控计划、检查记录、检查意见以及整改情况的记录。

	试验用药品的管理
1	制定试验用药品管理制度/SOP及执行情况，应至少包括药品接收、保存、发放、使用、回收、返还或销毁等试验用药品管理各环节；
2	机构配备试验用药品管理员，药品管理员熟悉药品管理的整个流程；
3	制定试验用药品管理过程相关应急预案（如停电、超温、药物破损、过期、发药差错等）。

③伦理委员会资格条件包括但不限于以下内容：

a.伦理委员会相关信息已备案，且具有符合卫生健康主管部门要求的备案管理能力；

b.伦理委员会的组成与人员资质应当符合卫生健康主管部门的要求：伦理委员会的委员应当从生物医学领域和伦理学、法学、社会学等领域的专家和非本机构的社会人士中遴选产生，人数不得少于7人，并且应当有不同性别的委员，少数民族地区应当考虑少数民族委员；

c.伦理委员会有独立的办公场所，具备必需的硬件设施设备；

d.伦理委员会应当制定章程、制度、SOP等文件，文件的制定内容应符合相关法律规定等政策且具备可操作性，伦理委员会对文件的处理应符合本单位文件管理要求并根据文件管理要求保存文件和相关记录。

部分不满足内部伦理审查条件的机构或药品注册申请人可以选择委托当地设立的区域伦理委员会对试验方案进行伦理审查，并对临床试验开展情况进行监督审查。

具体资格细则包括但不限于表19-1-2的内容。

表19-1-2 伦理委员会资格细则

	伦理委员会资格细则
	人员组织
1	伦理委员会的工作具有独立性，不受任何组织和个人的影响；
2	伦理委员会人员配备专（兼）职秘书，组成符合要求并根据人员变更及时调整；
3	文件齐全，应有伦理委员会的组织构架、伦理委员会的职责、成员的资质要求、聘任条件和任期等文件；
4	资质齐全，伦理委员会委员均经过SOP的培训，药物临床试验伦理审查技术培训和GCP培训；
5	保护受试者权益，伦理委员会委员需签署利益冲突声明以及相关的审查项目、受试者信息和其他事宜的保密协议。
	场所设施
1	硬件设施完备，设有独立的办公室，有专用的试验资料保管室，档案室面积和资料柜数量应能满足相应开展项目的需要；
2	有防火、防盗、防潮、防虫鼠等安全措施。
	制度规范与管理
1	标准文件与表格的处理情况内容完善，标准文件（工作章程、制度、职责及SOP等）和记录表格等相关文件制定/修订及执行情况其内容至少应包括文件起草、修订、审核、批准、发放、保存、归档及销毁等；
2	标准文件的格式合理，标准文件（制度、职责及SOP等）的格式应至少包括：便于识别其文本类别的编码、制定人及制定日期、审核人及审核日期、批准人及批准日期、生效日期、清楚地说明文件性质的标题、正文及相应附属表格；
3	伦理审查管理文件完备，按照伦理委员会审查工作流程制定相关管理文件，至少包括伦理审查申请指引、伦理委员会的组织与管理、伦理审查的方式、伦理审查的流程、会议管理等；
4	文件及时更新，分发与使用的文件均需采用已经审核批准的最新版本。旧版本文件需及时更换并归档保存，不得在工作区域进行出现和实施。

④专业组资格条件包括但不限于以下内容：

a.专业已在平台备案，且开展药物临床试验专业与备案信息一致；

b.疫苗临床试验应在三级临床试验机构或者省级以上疾病预防控制机构实施，开展单位具备疫苗预防接种资质且已备案；

c.专业组织机构与人员安排、资质合理，研究者应当具有高级职称并参加过3个以上药物临床试验，具有专业知识能力、经验等；

d.研究人员需经过药物临床试验相关的法律规定及相关知识的培训，且考核通过并建立档案；

e.专业具有与承担药物临床试验相适应的条件及设备设施，包括受试者接待室、就诊数、病床数、医疗设备及药品储存设施、资料储保管设备等；

f.专业组具有与其开展药物临床试验质量管理体系、管理制度和SOP且具备可操作性；

g.专业对文件的处理应符合本机构和专业文件管理的要求。

具体资格细则包括但不限于表19-1-3的内容。

表19-1-3　专业组资格细则

专业组资格细则	
人员组织	
1	专业组负责人及研究者需具备资格及资质；
2	应具备完善的人员培训体系，均需要经过GCP培训，且人员培训记录完备。
场所设施	
1	具有专用受试者接待室，具备药物临床试验急救设施设备；
2	具有资料档案储存设施及试验用药品储存设施（若试验用药品需在专业组保存或暂存）。
场所设施	
1	按照机构文件管理规定制定或修订标准文件及记录；
2	按照GCP的要求建立具有专业组特色且覆盖药物临床试验全过程的管理文件（包括制度/SOP及记录，机构层面与专业组层面可相互融合）；
3	分发、使用的文件应为批准的现行文本；历史版本应归档保存，不得在工作现场出现；
4	文件培训情况。
试验用药品的管理	
1	各专业试验用药品接收、保存、发放、使用、回收、返还或销毁等环节的试验用药品管理的各个环节的管理情况；
2	试验用药品若为专业科室管理，应建立专业组层面的用药管理应急预案（如停电、超温、药物破损、过期、发药差错等）。

⑤Ⅰ期试验研究室资格条件包括但不限于以下内容。

a.Ⅰ期临床试验研究室专业开展Ⅰ期药物临床试验与BE试验，开展BE试验的场所建设标准与Ⅰ期临床试验研究室相同；

b.具有合理的组织管理与满足专业资质的人员，并且经过培训，考核通过并建立档案；

c.具有开展Ⅰ期试验所需的场所与设施设备，包括相对独立的病房区域、抢救及转诊措施、生物样本处理设备、相对独立且实验性良好的病房区域；

d.具有本专业药物临床试验质量管理体系、管理制度和SOP且具备可操作性；

e.Ⅰ期研究室对文件的处理应符合本机构和专业文件管理的要求；

f.Ⅰ期试验研究室应建立或采用相对独立的且完整的质量保证体系，质量管理工作应指派不直接涉及该临床试验的人员。溯源所发现的问题及时记录并进行整改。

具体资格细则包括但不限于表19-1-4的内容。

表 19-1-4 I 期试验研究室资格细则

I 期试验研究室资格细则	
人员组织	
1	应具备完善的人员培训体系，均需要经过 GCP 培训，且人员培训记录完备
2	所有人员均应具备与负责工作所需要的专业特长、资质和能力
场所设施	
1	以健康人为受试者的 I 期药物临床试验、BE 试验应当为 I 期临床试验研究室专业，开展 BE 试验的场所建设标准参照 I 期临床试验研究室标准
2	具有开展 I 期试验的病房区域应相对独立；具有急救设施设备、生物样本处理设施及试验用药品储存设施
制度规范与管理	
1	按照本机构文件管理规定制定或修订标准文件及记录
2	应建立符合本专业药物临床试验的管理文件（包括制度 /SOP 及记录，机构层面与专业组层面可相互融合）
3	分发、使用的文件应为批准的现行文本；历史版本应归档保存，不得在工作现场出现
4	应建立或被纳入相对独立的、完整的质量保证体系，质量管理工作应指派不直接涉及该临床试验的人员

（2）评估　依据《机构管理规定》第七条：药物临床试验机构应当自行或者聘请第三方对其临床试验机构及专业的技术水平、设施条件及特点进行评估，评估符合本规定要求后备案。对本机构备案的评估，可采用两种方式，分别是自评估和第三方评估。自评估由机构内组织建立自评估小组，第三方评估则是来自机构外的专家进行指导完成或将评估工作外包给 CRO 公司、评估机构完成。

①自评估　实施自评需要机构内成立的自评团队，采用填写答卷、现场考核或查阅相关数据资料、文件等并根据评估标准内容进行评估。

a. 自评估团队　自评估团队由机构内部人员组成，团队需要对申请备案的专业进行评定，通常由机构主任担任小组组长，机构副主任或伦理委员会主任委员担任副组长，同时安排数名自评小组成员。

b. 自评估方式　评估参考自评标准实施，自评团队采用现场考核，分别对药物临床试验机构、伦理委员会、备案专业组的相关文件和材料进行核查，并可通过现场提问研究团队成员现场提问的方式，评估，以考查其对于 GCP、药物临床试验基本知识和本专业临床试验管理制度、标准操作规程的熟悉程度。

c. 自评估流程见图 19-1-1。

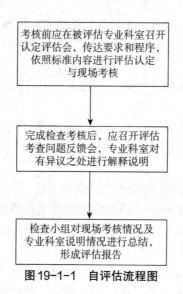

图 19-1-1 自评估流程图

d. 评估报告　通过评估报告的形式展示申请备案的临床试验机构的机构基本情况、现场考核情况、发现的问题以及现场检查评估结论，评估报告模板可通过备案平台系统下载获得。评估报告的内容包括了临床试验组织管理机构情况、临床试验伦理委员会情况、分别评估各专业的情况、评估结论、评估日期、评估机构及评估人等。各专业的评估内容应包括病原病种情况、设施情况、设备情况、SOP制定情况与研究人员资质、技能和培训等情况。

报告中的评估内容中，需详细记录评估过程中机构人员汇报内容、查阅相关资料、实地查看硬件设施条件和面对面访谈的情况。发现的问题包括人员及培训、场地设施、文件体系等方面，需分别详细记录出现问题的内容。

最终的评估结果包括有"符合要求/良好"、"基本符合要求/合格"、"改进/再评"、"不符合GCP的基本要求"四种情况。若评估结果为"不符合GCP的基本要求"或"待改进、再评"，在评估报告中需要补充此次评估所存在的不足以及需要改进之处，并提出整改意见；若评估结果为"基本符合要求"、"符合要求"时，报告中应阐述尚存在的不足以及需要改进之处。

②第三方评估　第三方评估与自评估最大的不同在于完成评估工作的一方来自于机构外，可保证评估的公正性，具有独立性、自愿性、非行政许可的特点，在评估前委托评估方需与被评估方签署无利益关系声明。

a.第三方评估团队　评估专家人员通常是有CFDI检查的经验、参与过机构资格认定或复核的检查专家或其他有临床试验相关评估经验的人，所有评估专家均需要签署承诺函，以保证评估人员对所评估内容都保持公正、没有偏倚的态度并出具客观合理的评估意见。

b.第三方评估方式　委托评估方团队采用现场考核，分别对药物临床试验机构、GCP药房、伦理委员会、专业组的相关文件材料和硬件设施进行现场检查，并通过现场提问研究团队成员，以监查员对于药物临床试验基本知识和本专业临床试验管理制度、以及标准操作规程的熟悉程度，现场提问过程可采用录音记录。

c.评估流程　委托方向评估组提出申请委托评估，评估组确定小组成员后，发出评估通知函，被评估单位在接收评估通知函后协调各部门配合工作，在正式现场评估前需现场评估，召开评估启动会，现场评估后开展反馈会议，形成的评估报告提交委托方，并交给被评估单位参考改进。被评估方选择具备评估能力且无利益关系的第三方进行评估，应配合第三方评估工作的开展，对敷衍应付评估活动，或者各种主、客观因素导致评估无法开展的，评估小组要及时终止评估工作。

d.第三方评估报告　在评估工作完成后形成第三方报告，该评估报告所有权归委托方所有，第三方将给出评估结论与改进意见。第三方评估小组应严格履行保密义务，未经委托方许可，不得将评估报告公开、转让或对外引用。

第三方报告的内容需包括：两个声明（无利益关系声明和保密声明）、评估对象、评估组成员、评估范围及目标、评估标准、评估内容以及机构基本情况、现场评估情况、评估结果及建议和评估结论。

现场评估情况的内容包括专业基本情况、人员及培训情况、设备设施情况、制度建设情况和现场考核提问情况等。发现的问题包括人员及培训、制度及SOP方面、硬件方面等，需分别详细记录出现问题的详细内容。

为满足《机构管理规定》的备案要求，药物临床试验机构需通过备案平台提交评估报告。同时，对于在评估中发现的问题与不足，该被评估机构应该进行改进和不断完善，以保证临床试验质量。

2.机构备案操作

（1）平台　所有可开展临床试验的临床试验机构均需在"药物临床试验机构备案管理信息平台"（简称备案平台）备案，机构备案平台用于药物临床试验机构登记备案和运行管理，以及药品监督管理部门和卫生健康主管部门监督检查的信息录入、共享和公开，其中包括注册登录、备案填报、监管和备案变更等4大部分。

①注册登录部分　备案申请人需先在国家药品监督管理局网上办事大厅进行机构用户的注册，包括机构法人账号和个人账号，均与备案平台进行授权绑定，操作完成后即可在备案平台进行资料的填写，填写包括基本信息表，提交临床试验机构执业许可证等备案条件的资质证明文件。

资料补充完毕后需将《资料符合性声明》邮寄至国家药品监督管理局食品药品审核查验中心并存

档，邮寄声明之后待经过核查中心审核资料，审核通过后，可得到用于填报备案资料的填报账号和机构内部审核的内审账号。若经核查审核不通过的，需根据审核意见进行重新申请。

备案的机构注册登录时根据其机构性质可分为临床试验机构和非临床试验机构，两者所需提供的资料不同，例如非临床试验机构可不用提供临床试验机构执业资格证书等。备案的机构注册登录时会根据其机构性质对两者进行分类。

②备案填报部分　该部分共包含基本情况部分、组织管理机构部分、伦理委员会部分、专业部分、年度总结部分和接受境外药监部门检查情况报告表部分等六个方面。

a.基本情况模块部分　机构备案申请人需要填写的基本信息包括：包括临床试验机构名称、组织机构代码或社会信用代码、隶属地、地址、临床试验机构类型、机构级别、法定代表人、诊疗科目、床位数、上年门诊量、上年出/入院量、联系人信息、机构级别、法定代表人、诊疗科目、床位数和职工人数等。若备案的机构是非临床试验机构，临床试验机构类型、机构级别、诊疗科目、床位数、上年门诊量和上年出/入院量等信息不用填写信息。

b.组织管理机构模块部分　机构备案申请人需填写组织管理机构的信息，包括组织管理机构成员、设备设施和文件体系等。该部分内容参照机构资格认定对机构非专业的公共部分的要求进行设置。填报过程中需仔细对照实际情况进行选择。

c.伦理委员会模块部分　机构备案申请人需填写伦理委员会的信息，包括伦理委员会基本信息、组织架构和文件体系等。伦理委员会的人员组成和审查程序等，应符合应符合《涉及人的生命科学和医学研究伦理审查办法》（2023年2月）涉及人的临床伦理审查委员会建设指南（2020版）等相关法规。

d.专业模块部分　机构备案申请人需填写的信息包括：需备案专业的名称、研究人员的基本信息、专业门诊/住院人数、床位数和病源病种等。若备案机构为非临床试验机构，则该部分应填写试验现场的信息。

e.年度总结模块部分　备案机构每年1月31日前应将上一年度开展药物临床试验工作总结报告上传至备案平台系统。若备案机构未按时上传，将导致机构违反《机构管理规定》，可能对机构药品安全信用产生影响。

f.接受境外药监部门检查情况报告表模块部分　此处要求备案机构在接到境外药品监督管理部门检查药物临床试验要求时，在接受检查前将相关信息提交备案平台，并在接到检查结果后5个工作日内将检查结果信息录入备案平台。

（2）备案查询　机构完成备案后，可登录药物和医疗器械临床试验机构备案管理信息系统查询临床试验机构备案情况。进入系统后选择"药物临床试验机构备案管理信息平台"选项，输入机构名称，即可点击查询。已于系统公示，可查询出的内容包括机构基本信息、备案专业和研究者信息、监督检查信息。

（3）备案变更　机构需对填写的备案资料真实性负责，若备案资料出现虚假或不可靠的情况，机构将承担相应的责任。若药物临床试验机构信息如有变更，需及时在备案平台中更新。省级药品监督管理部门、省级卫生健康主管部门对于本行政区域内地址变更的药物临床试验机构，将在60个工作日内开展首次监督检查，机构应注意在备案变更后做好监督检查准备。

3.机构备案后管理　机构备案后的监管责任卫生健康主管部门负责属地，组织做好药物临床试验机构备案后的监督检查，组织制定并开展监督检查计划，加强对共管辖行政区域内药物临床试验机构的监督检查；对过程中发现的违法违规行为，按照《中华人民共和国药品管理法》、《中华人民共和国疫苗管理法》及其他相关规定组织进行查处。

对《机构管理规定》执行过程中遇到的情况和问题，由各省级药品监督管理局进行收集、及时沟通，重大问题及时向上报给NMPA药品注册管理司报告。每一轮药物临床试验机构监督检查结果及处理情况，均将录入备案平台同时向社会公布，结果信息可通过系统查询。

（1）首次监督检查　对于本行政区域新备案的药物临床试验机构，省级药品监督管理部门、省级卫生健康主管部门将在60个工作日内开展对本行政区域的机构首次监督检查。

备案检查标准包括了机构、伦理委员会、专业、Ⅰ期临床试验研究室四个部分，其中根据风险程度分为两级包括关键项目和一般项目。关键项目包括机构、伦理、专业的资格资质及应急与抢救等方面，其余检查项目为一般项目。

具体备案检查环节如表19-1-5所示。

表19-1-5 首次监督备案检查环节

备案检查标准	检查环节	备案检查标准	检查环节
临床试验机构	资质条件	专业组	专业资质
	组织机构与人员		组织机构与人员
	场所与设备设施		专业条件与设备设施
	质量体系文件管理		质量体系文件管理
	质量管理	Ⅰ期临床试验研究室	资质与条件
	应急与抢救		组织管理与人员
伦理委员会	伦理委员会备案		场所与设施设备
	组成与人员		质量体系文件管理
	场所与设施设备		质量管理
	制度文件与文档管理		

（2）日常监督检查　日常监督检查标准包括机构、伦理委员会、专业三个部分，其中根据风险程度分为两级包括关键项目和一般项目。日常监督检查以飞行检查的形式进行，因此省局监管部门不会提前告知机构何时进行监督监查，而采取的是即时检查的形式，以了解该机构的日常运行中的真实情况。关键项目包括了机构、伦理、专业的资格资质、应急与抢救、数据真实性等方面，其余检查项目为一般项目。

具体备案检查环节如表19-1-6所示。

表19-1-6 日常监督备案检查环节

备案检查标准	检查环节	备案检查标准	检查环节
临床试验机构	备案管理	专业组	资质与备案管理
	组织机构与人员		组织机构与人员管理
	场所与设备设施		专业条件与设备设施
	质量体系文件管理		质量体系文件管理
	质量管理		质量管理
	应急与抢救		临床试验许可与条件
	其他		伦理审查
伦理委员会	伦理委员会备案		知情同意
	组成与人员		受试者筛选与入组
	场所与设施设备		方案执行
	制度文件与文档管理		临床试验数据管理及溯源
	伦理审查		药物管理
	安全性信息的处理		安全性信息管理
	其他		委托研究及其他检查环节

第二节 案例解析

（一）硬件设备不完善案例

【案例描述】 在某临床试验机构消化专业组现场未见自动体外除颤仪，该专业组位于4楼，按照该机构内部规定除颤仪为分区使用，属于该专业组的区域自动体外除颤仪其放置在3楼。

【解析】 该案例中，专业组试验现场缺少除颤仪，并且除颤仪安置距离现场较远的位置，无法保证出现受试者心脏骤停或者其他严重情况时得到及时抢救。心脏骤停最有效的救治措施就是心肺复苏和电除颤。

除颤仪是利用较强的脉冲电流通过心脏，以消除心律失常，使受试者恢复窦性心律的医疗器械，属于临床试验现场的急救设备。除颤是心肺复苏的重要一步，当试验现场出现受试者神志突然丧失，叹息样呼吸甚至呼吸停止，颈动脉、股动脉搏动消失，心音消失、瞳孔散大等现象，需要立即对受试者进行心肺复苏，并告知第二施救者将自动体外除颤仪转移至现场。

当心脏发生骤停时，心脏停止供血，导致组织缺血缺氧，人体的脑组织对氧气的需求将异常敏感，严重缺血缺氧会导致脑细胞损伤甚至死亡，每拖延急救1分钟，患者的存活率降低10%。因此除颤仪的配备与否以及除颤仪能否及时抢救受试者对受试者保护极为重要。

1. 2020版GCP中指出申办者基于风险进行质量管理，应当识别影响到临床试验关键环节和数据的风险。其中，设施设备属于影响临床试验关键环节和数据的系统层面风险。

引起设施设备风险的原因可能为：

（1）设施设备未经校准或不合格 试验相关人员在试验前准备阶段未考虑到试验所需仪器、设施设备的资质及准确度，监查员在试验开展前未确认该机构试验用的设施设备以及所需的医疗耗材的资质，进行自评估或第三方评估中没有发现存在"未有与开展的药物临床试验相适应的仪器设备"的情况；

（2）仪器设备故障 任何仪器设备的故障都可能影响数据的真实性与准确度，例如离心机故障，可能导致离心时间超窗，间接影响数据的有效性；超低温冰箱故障，可能会导致血样的储存与方案不符合，从而直接影响数据的有效性；

（3）停电 由于停电而导致仪器设备全部停止工作。

2. 降低设施设备风险对试验影响的措施：

（1）所有试验仪器设备以及试验用物资均需出示相应合格证书或校准证书（如冰箱、采血管、医院取血用血液运输箱等）后才能使用；

（2）在试验开展前，CRA对研究机构试验用的仪器设备以及所需的医疗耗材的资质进行反复核对与校准检查；

（3）在自评估或第三方评估中及时发现本试验中所需仪器的缺少或设施设备的资质及准确度不合格，并及时整改；

（4）建立完善的仪器设备管理体系制度和SOP，保证每台设备均有制订相对应的SOP。

（二）伦理委员会人员组成不合理案例

【案例描述】 在某临床试验机构备案后经首次监督检查，该机构医学伦理委员会共有成员7人，其中主任委员1名，副主任委员1名，委员5名，男：女为6：1，设兼职秘书1名，均经过了GCP和伦理审查培训。经查该伦理委员会成员中无伦理学领域人员，伦理委员会主任委员同时担任该机构法人代表。

【解析】 本案例中，该医学伦理委员会缺少伦理学领域人员，人员组成不合理。

1. 2016年原国家卫生和计划生育委员会通过的《涉及人的生物医学研究伦理审查办法》及《涉及

人的临床研究伦理审查委员会建设指南》（2020版）均有明确要求：伦理审查委员会应该由多学科专业背景的委员组成，可以包括医药领域和研究方法学、伦理学、法学等多种学科领域的专家学者，应该有一名不属于本机构且与项目研究人员并无密切关系的委员，同一委员可同时符合后两项要求；人数不少于7名；必要时可聘请特殊领域专家作为独立顾问。

伦理学家经过了专业的伦理训练，以伦理作为制定决策时考量的关键，能够帮助伦理委员会的其他委员们理清思路，为临床试验中的伦理决策提供重要的方向指引。

伦理委员会缺少伦理学人员或法律专家时，可采取的措施如下。

（1）聘请独立顾问。伦理审查会并不只是伦理委员会成员参加，缺少伦理学人员或法律专家时可聘请伦理学专家或法学专家作为独立顾问给予审查意见，不过独立顾问不属于正式委员会，无法参与投票，但他们的专业意见能很大程度上影响委员会的决定；

（2）送至具备条件的其他单位伦理委员会审查；

（3）送至区域伦理委员会审查。区域伦理委员会，是指在该区域范围内成立的伦理委员会，目前上海、广东、北京等地区均设有区域伦理委员会。

2.法人代表也可称为法人的授权代表，这个代表可以是甲、也可以是乙，这不是固定的，而是取决于法人的授权，这个授权可以是对一件事项授权，也可以是一系列事项的授权。临床试验机构法人代表需代表医院参与民事活动，对医院的经营活动和管理全面负责。

本案例中担任法人代表的是主任委员，为保证伦理委员会独立行政，应作适当调整。伦理委员会主任委员由法人代表担任，在进行伦理审查决策时可能不够客观，对于项目的审查或许会倾向于对于医院长远发展更有利的方向。

（三）影响伦理委员会独立运行案例

【案例描述】（一）《伦理委员会工作章程》规定"伦理委员会重大事项须经委员会会议讨论决定并经院办公会会审议"；SOP中规定"伦理审查费需经机构主任签批发放"。

（二）医学伦理委员会工作原则表述有："贯彻民主运行原则，实行主任委员领导下的分工负责制，重大事项须经委员会会议讨论决定并经院办公会审议"。

【解析】以上两种案例情况，均属于影响伦理委员会运行的独立性。

1.《涉及人的临床研究伦理审查委员会建设指南》（2020版）中明确指出其监管责任包括了临床试验机构或授权的监管部门应避免对审查工作的行政干预，确保伦理审查工作和道德判断上的独立性；临床试验机构应当设立独立行政建制的伦理审查委员会办公室，确保伦理委员会能够独立开展伦理审查工作。伦理审查委员会的宗旨是保护临床研究受试者的权利和福祉以及监督临床研究的科学、伦理和规范方面是否符合国际和国内相关规范和指南，因此保障其独立性对于保护受试者权益也十分重要。需要注意的是伦理委员会是由临床试验机构组建的，属于机构内部组织，不过其运行需独立于机构之外，以上两个情境展现了两种未处理好伦理委员会与机构之间关系的情况。

伦理委员会与机构的关系的处理方法包括但不限于以下内容：

（1）存在实质性利益关系时提前申请回避；

（2）建立并实施第三方回避制度、利益冲突协议；

（3）若为重要项目而无法避免时，外送至区域伦理委员会。

2.机构可通过制度建设，建立独立完善的伦理审查管理体系，为提高伦理审查独立性，可设立的内容包括：

（1）在伦理审查委员会章程中，明确规定出为保证独立性而采取的具体措施，同时评估措施的实际有效性；

（2）明确在具体伦理审查程序中影响独立性的程序，并给出具体规避方式；

（3）对于聘请独立顾问的管理制度规章以及工作程序；

（4）建立出现利益冲突的回避程序。

（四）现场考核提问案例

【案例描述】在对某临床试验机构进行首次监督检查时，检查员查看2020年度培训记录：该年度机构组织GCP培训39人次，其中39人次均已获得培训证书。

对研究者E、M与文件管理员F等人进行了现场考核，提问情况例如：

对研究者E、M：

现场提问1：筛选、知情、入组的时间先后关系？

回答1：先筛选、再知情、再入组。

现场提问2：什么情况下紧急破盲？

回答2：发生SAE时。

研究者E、研究者M不了解筛选、知情、入组的时间先后关系以及流程等；对紧急破盲的具体实施情况不清楚等。

对文件管理员F：

现场提问：CRA要求查看相关文件，有哪些文件不能出示？

回答：泄露受试者信息的文件不能出示。

文件管理员对于哪些文件可以出示的程序以及出示文件的对象不清楚。

【解析】经现场考核该专业组部分研究人员对GCP法规、临床试验流程等知识掌握不充分；对临床研究具体措施不熟悉；文件管理员对文件管理流程欠清晰。本案例中，该专业研究人员对基本知识的不了解或不清楚，侧面反映了该机构专业组及成员对临床试验不够重视。

可采取的措施包括但不限于：

1.制定完善的人员培训体系；

2.定期组织专业组研究人员进行新版GCP法规、临床试验技术和本机构制订的制度、SOP的培训，每次培训后都需进行考核，要求所有专业组研究人员均考核成功，以期更新相关知识和法律法规；

3.建立合理的奖励制度，提高研究人员重视程度；

4.邀请临床试验的专家交流经验。

日常定期的培训能保证人员能更好的履行职责、深入了解临床试验项目。据不完全统计，由于研究团队以及相关人员对GCP知识认识不足导致机构现场考核未通过的比例高达80%。若专业组负责人或3名以上成员现场考核基本答不出问题或团队成员不经过GCP、相关法规、试验技术及相关SOP培训将被判定为团队成员不熟悉GCP基本知识。

（五）仪器管理未遵守SOP案例

【案例描述】某临床试验机构接受日常监督检查中，现场检查发现抢救车存在以下问题：型号为METROLifelineC05-990A的①号抢救车封条完整挂于抢救车上，非粘贴状态；《抢救车药品一览表》中记录的规格为编号①盐酸肾上腺素注射液（每支1mg/ml）共10支，批号为1909041，而抢救车第1层抽屉实际存放的药品批号为2002043。

【解析】本案例中，抢救车上封条处于非粘贴状态且记录错误，说明未认真履行抢救车日常维护和管理的SOP，未及时更新药物或未针对台账进行及时的整理和清点。

1.为保证抢救药物、物品完好齐全且处于备用状态，凡抢救车内药品与物品均应固定于抢救车，采用一次性锁扣或封条封闭抢救车，以保证抢救药物与物品完好齐全且处于备用状态，封条需经操作者签名与注明日期，一旦发现封条或一次性锁有损坏应重新进行封存操作；

2.为保证抢救车管理规范，应严格执行"五定制度"，以保证抢救车的规范管理，保证定数量品种、定点放置、定人管理、定期消毒灭菌、定期检查维护；

3.《机构管理规定》中明确规定，药物临床试验机构应具有急危重病症抢救的设施设备、人员与处置能力。抢救车作为各科室进行急危重病症原地抢救必备的硬件设施，日常中其按区域定点放置于治疗室或诊疗室，在试验进行时应确保抢救车停放在试验场地靠近病床的地方，可保证危重患者得到及时救治、降低患者风险。

（六）原资格认定机构不满足备案条件案例

【案例描述】某临床试验机构2019年10月份接受NMPA派组进行了机构资格认定检查并获得资质，2019年12月1日起施行的新政策要求备案，但由于无法满足研究者参与过"三个药物临床试验"的要求，未备案成功。

【解析】原SFDA与原卫生部共同颁布《药物临床试验机构资格认定办法（试行）》（2004年3月）规定原SFDA对通过资格认定的临床试验机构，予以公告并颁发证书。并且原SFDA会同原卫生部对已取得药物临床试验机构资格的机构每三年进行一次资格认定复核检查。但《机构管理规定》自2019年12月1日实施起，以上规定就同时废止，之前取得的药物临床试验机构资格认定证书在过期后将不再有效。

本案例中，该机构于备案制正式开始实施前已通过资格认定，可在资格认定证书有效期内按照证书上指定的专业备案，开展药物临床试验，但该临床试验机构也应尽快完成平台备案。若该机构资格认定证书过期后依然未完成备案，则在证书过期前的项目可继续开展，但不可再开展新的药物临床试验项目。

原经认定并获资质的机构应注意的备案条件包括：

（1）临床试验机构应具有二级甲等以上资质；

（2）研究者须具有高级职称及参与过三个以上药物临床试验。

（七）备案专业与科室人员不符案例

【案例描述】某临床试验机构的胃肠外科已完成专业备案，而该机构的神经外科专业并未完成备案。在该机构开展的某项多中心、随机化、双盲的某药品治疗脑梗死早期患者的Ⅱ期药物临床试验项目中，神经外科专业组仅一个牵头研究者为神经外科专业科室的，其余均为胃肠外科科室的研究人员。

【解析】本案例中，药物临床试验项目为神经外科，但该开展项目的科室未完成专业备案，开展药物临床试验专业与备案信息不一致。

1.该专业组未备案仅仅是挂名了一位非本专业科室的研究者，不满足开展这项临床试验的资格条件。仅一个牵头研究者为专业科室，且该牵头研究者与其他人员并非同一专业，不符合《机构管理规定》规定：药物临床试验机构备案后，应当按照相关法律法规和GCP要求，在相应备案专业内开展药物临床试验。

2.开展药物临床试验项目的专业与研究人员科室不一致时，非本专业项目的研究人员可能对于具有专业特色的情况处理没有经验或者不熟悉，例如神经外科头部引流管脱落的处理流程、口腔护理窒息应急预案等。

第三节　思考拓展

（一）某临床试验机构在备案平台完成备案并备案完成后立即开展药物临床试验，但经首次监督检查后被判定撤销备案资格，如何避免此类事件发生？

答：为避免资源浪费，一般建议无资格认定经验的机构备案成功后，在经过首次监督检查通过后再开展该机构的药物临床试验。以研究者角度来看，研究者更倾向于备案成功后马上开始接项目，因此为保证试验的顺利开展还委托已有资质认可的、质量可靠的检查团队或有能力的第三方机构来进行检查，采取符合国家规定的检查，检查通过后再开始开展临床试验。

（二）某临床试验机构委托第三方评估，评估结果为不满足备案条件，是否应该重新评估？如何提高评估质量节约资源？

答：该机构应根据评估报告整改，再重新评估。非三甲医院或无原临床试验资格认证经验的临床试验机构在委托第三方评估前，也可自行进行预评估或模拟第三方评估，模拟评估流程，对评估的内容进行预演，并且在预评估的过程中了解不足之处并对机构不完善的地方进行查漏补缺。

各个机构评估水平不同，可保证评估的质量的措施包括：

①选择该地区具有权威的评估机构；

②评估参考行业协会管理办法进行。

可提高评估质量的措施包括：

①根据相关法规或指南规定机构需具备的各项备案资格条件进行逐项核实校对；

②临床试验机构应该对临床试验备案与评估具备应有的重视；

③同已备案并通过首次监督检查的兄弟医院学习参观；

④请GCP相关专家对本机构的备案条件情况进行指点，予以建议。

（三）伦理委员会中非医药学背景的委员需要对研究方案进行审查吗？

答：伦理委员会委员对所有上交伦理的材料均需进行审查，但非医药学历背景委员主要负责的审查方向在于对知情同意书的审查，确保知情同意书不能采用使受试者或其监护人放弃其合法权益的内容、补偿信息，保证知情同意书采用通俗易懂的语言和表达方式，受试者或其监护人、见证人对知情同意书不存在理解障碍。为更好的保证伦理审查对受试者权益的保护，非医药学历背景的委员可选择街道办事处的工作人员以更接近于受试者的状态审查知情同意等。

（四）《机构管理规定》中规定研究者需参与过三个及以上药物临床试验，而《医疗器械临床试验机构条件和备案管理办法》第二章第八条仅规定了其中的开展创新医疗器械产品或需进行临床试验审批的第三类医疗器械产品临床试验的研究者应参加过3个以上医疗器械或药物临床试验，未要求3个以上均为药物临床试验，医疗器械临床试验是否也需要按3个以上均为药物临床试验的经验对研究者做出新的要求？

答：《机构管理规定》中仅对药物临床试验提出了具体要求，而目前国家对医疗器械临床试验的研究者是否需要具备参与过3个药物临床试验并未做出明确的硬性要求。其中只要求开展创新医疗器械产品或需进行临床试验审批的第三类医疗器械产品临床试验的研究者应参加过3个以上医疗器械或药物临床试验。医疗器械临床试验机构可根据机构自身的状况进行调整，有条件的医疗器械临床试验机构可选择参与过3个以上药物临床试验、拥有高级职称的人员作为研究者。

（五）《机构管理规定》中规定研究者需参与过三个以上药物临床试验的范围是什么？

答：1.根据《药物注册管理办法》第二十条，该办法中药物临床试验是指以药品上市注册为目的，为确定药物安全性与有效性在人体开展的药物研究；

2.北京市药品监督管理局、北京市卫生健康委员会关于进一步加强药物临床试验机构管理的实施意见中明确指出药物临床试验机构研究者应当具有高级职称并参加过三个以上经国家药品监管部门批准或备案的药物临床试验；

3.根据CDE关于发布《药物临床试验登记与信息公示管理规范（试行）》的通告（2020年第9号），其中需要进行信息平台登记的临床试验包括了已获得NMPA药物临床试验许可文件并在我国进行的临床试验；依据药品注册证书或者药品监督管理部门发布的通知要求进行的Ⅳ期临床试验及上市后研究。

根据上述相关法规规定可明确出药物临床试验的范围包括了：

（1）以药品上市注册为目的的药物临床试验；

（2）经国家药品监管部门批准或备案的药物临床试验；

（3）已获得NMPA药物临床试验许可文件并在我国进行的药物临床试验；

（4）注册类Ⅳ期临床试验及上市后研究。

由以上范围可知，IIT、RWS或上市后研究均为非注册类研究，不属于规定的三个药物临床试验。

《机构管理规定》增加了三个以上药物临床试验的要求的意义在于：规定参加临床试验项目的核心目的是要求研究者在已参加过的项目中学习Ⅰ~Ⅲ期临床试验项目的运营、质控、管理等规范，以达到在实践中学习的效果。保证有经验的研究者在未来作为研究者去管理项目时，切实保障受试者权益与安全，保证试验科学、实施规范，达到国家GCP规范要求。

（六）张某于某项药物临床试验出组的前一天，联系研究者重新授权，将其列在该临床试验项目的Sub-I名单中，但张某在该临床试验项目中未接触过患者、未参与发药或者揭盲的环节并且未进行过院内外的培训。以上情况是否合规？

答：张某该行为只是为了获得3个以上药物临床试验的参与经历，其关键在于他在这个项目里面没有进行任何的操作就直接挂名，不符合相关规定。

NMPA发布的《机构管理规定》对研究者提出更高的要求，目的在于让研究者能经历过3个以上药物临床试验经验之后，从中学习并提高开展临床试验的能力。张某加入到实际未参与的药物临床试验项目中的做法是不合规的，并且研究者对张某重新授权的许可行为也是不合规的。

在张某表面上满足备案资质条件以后，开始实施其担任研究者的专科药物临床试验时，可能会由于对药物临床试验的经验不足导致受试者权益未得到保障以及其他更严重的后果。

参考文献

［1］武小军.我国GCP与药物临床试验监管研究［D］.天津大学，2009.

［2］高荣，李见明.我国药物临床试验机构的发展、定位和职责探讨［J］.中国临床药理学杂志，2012，28（9）：714-717.

［3］刘泽干，唐莉，马俊龙，等.药物临床试验新专业备案自评标准制定及备案实施管理［J］.中国药物评价，2020，37（5）：394-399.

［4］宁靖，吴昊，高荣.药物临床试验机构备案a要求及常见问题分析［J］.中国临床药理学杂志，2021，37（1）：3-7.

第二十章　药物临床试验机构人员职责

第一节　基础理论

（一）药物临床试验机构的人员组成

药物临床试验机构一般设主任1名，实行主任负责制，负责机构工作的日常管理和具体运行。必要时设副主任1~2名，在主任因故无法履行职责时，由副主任代行使其职能。机构办公室根据业务量设置相关人员，至少达到以下要求：主任1名，秘书1~2名，质量管理人员若干，药物管理人员至少2名（A、B角），档案管理人员1名。另外，在临床试验机构中，机构办公室主要负责管理，而具体的执行则是专业组的研究人员，本章节专业组人员方面将围绕研究人员展开。

（二）药物临床试验机构各岗位人员资质与职责

药物临床试验机构管理人员严格履行分内职责是机构顺利运行的重要前提。为提高工作质量与效率，需依据相关法律法规并结合机构药物临床试验工作特点，对涉及临床试验工作的有关人员制订应完成的工作内容及承担的责任范围，包括但不限于：

1.机构主任/副主任

（1）熟悉《中华人民共和国药品管理法》（2019年12月）、《药品注册管理办法》（2020年7月）、2020版GCP、《药物临床试验机构管理规定》（2019年12月）等指导性法律法规，经过GCP培训，并获得证书；

（2）指导机构的全面工作；

（3）重视机构建设，组织对机构的发展远景、人才培养、管理方案、科研方向等进行规划。积极支持药物临床试验机构的临床研究管理工作，对临床研究中出现的困难，比如人员、仪器设备等问题，及时给予解决，保证临床研究的顺利进行；

（4）对机构人员的功能定位、岗位与人员配置、分工与职责提出意见并组织讨论与审议；

（5）组织制定各项制度及SOP，对其批准、生效、废止进行签署并监督执行；

（6）主持机构会议或核心小组会议，布置、监督各项工作的开展与实施，对存在的问题进行协调与处理；

（7）有严谨的科学态度和良好的职业道德，把好临床试验质量关，组织做好各项质量管理工作，对存在的问题督促整改；

（8）对临床试验项目进行行政评估，审批项目及经费，接受医院法人的授权委托工作，如临床试验合同签订等；

（9）对试验项目的结题报告进行审核、签署或盖章；

（10）负责临床试验劳务费使用的审核、签署；

（11）组织参加学术交流和学术活动，加强与国内外的科学与技术合作和交流；

（12）完成上级部门布置的工作；

（13）机构主任不在时，副主任若被授权可代行主任的职责。

2.机构办公室主任

（1）熟悉《中华人民共和国药品管理法》（2019年12月）、《药品注册管理办法》（2020年7月）、

2020版GCP、《药物临床试验机构管理规定》（2019年12月）等指导性法律法规，经过GCP培训，并获得证书；

（2）在机构主任及副主任领导下，负责管理办公室日常事务。协助机构主任、机构副主任对机构进行管理，处理机构的日常事务，完成机构主任授权及委派的各项工作；

（3）负责组织机构制度及SOP的制定、修改、颁发、废止等，并及时做好培训；

（4）负责接待申办者、研究者代表，介绍和解释临床试验程序、相关政策法规和管理制度；

（5）在机构主任及副主任领导下，召集机构工作会议，对会议提出的相关决议进行跟踪处理；

（6）负责项目洽谈、评估、协议审核、立项与启动，并对项目的进展进行跟踪，及时协调解决试验中发生的问题，进行GCP质量控制以及项目结题审核等；

（7）协调各专业科室的临床研究工作，保持与各临床试验小组的沟通，对临床试验项目的进度及合同履行进行监控，对正在开展的临床试验进行督促检查并及时总结汇报，保证临床试验的顺利完成。组织机构质量管理员按照试验过程的质控要点，深入项目检查临床试验任务的实施过程是否符合GCP及方案要求；

（8）临床试验结束后，审阅临床试验总结报告，了解临床试验的质量和完成情况，参加临床试验总结大会；

（9）在机构主任领导下，协助管理临床试验项目经费，对项目的财务收支进行监管，负责组织、协调临床试验经费的宏观分配及监督管理。负责机构经费管理、资产管理和经济类合同的监督；

（10）负责组织机构年度总结报告及工作计划的撰写；

（11）制定机构年度院内及外送培训计划，组织安排GCP、制度及SOP等各类临床研究相关的培训；

（12）组织接待行政管理部门的检查及各种来访交流等；

（13）协助机构主任及副主任拓展机构业务；

（14）组织人员应对并处理突发事件。

3. 机构办公室秘书

（1）熟悉《中华人民共和国药品管理法》（2019年12月）、《药品注册管理办法》（2020年7月）、2020版GCP、《药物临床试验机构管理规定》（2019年12月）等指导性法律法规，经过GCP培训，并获得证书；

（2）在机构办公室主任的领导下，协助处理办公室日常事务；

（3）协助起草、讨论机构办公室相关制度及SOP等；

（4）协助接待申办者、研究者代表，介绍和解释临床试验程序、相关政策法规和管理制度，配合调研、审计等工作；

（5）受理申办者提供的临床试验相关资料，进行形式审查，登记在案后递交办公室主任审查，及时将审批意见反馈给申办者；

（6）负责与伦理委员会秘书的沟通和协调，做好各类文件的交接工作；

（7）负责接收临床试验合同，递交机构办主任审查，合同审批通过后呈机构主任/副主任签署、盖章、存档；

（8）负责与申办者、财务确认临床试验经费到账情况，协助处理临床试验相关费用报销申请；

（9）协助组织院内GCP培训、机构会议，做好会议记录；

（10）研究过程中接收申办者及研究者递交的资料、与申办单位的书信、电话、Email和人员来访登记或存档，负责项目的登记和项目信息的更新；

（11）试验结束后，项目原始资料和研究资料，清点齐备后归档；

（12）协助做好机构办其他事务性工作；

（13）协助各专业科室进行临床试验专用制度及SOP的制定、更新、发布、废止等工作。

4.机构质量管理员

（1）熟悉临床方案，熟悉GCP等相关法律法规，以严谨的态度进行临床研究质量管理工作。质量管理员需要具备耐心细致的特点，不徇私舞弊，客观直接地报告检查结果；

（2）制定临床试验质量管理制度/SOP、"机构质控检查记录表"等，确保有可操作性；

（3）参加临床试验项目启动会，创建"在研项目登记表"，熟悉临床试验方案，按照《机构对各专业药物临床试验质量控制的SOP》进行质量检查；

（4）填写"机构质控检查记录表"，督促研究者在规定时间内提交"临床试验质量检查反馈报告"并进行复核，必要时进行现场核实；

（5）机构质量管理员发现临床试验中出现违背法规、SOP以及试验方案情况时，应及时向研究者和机构办公室反映；

（6）临床试验项目结束时，机构质量管理员负责完成质量检查相关程序，并在"结题签认表"上签字确认；

（7）配合监管部门的检查、新药注册现场核查、申办者监查和第三方的稽查。

5.机构文件管理员

（1）熟悉《药品注册管理办法》（2020年7月）、2020版GCP、《药物临床试验必备文件保存指导原则》（2020年7月）等指导性法律法规，经过GCP培训，并获得证书，有高度的责任心，工作细心认真；

（2）严格遵守GCP等各项规章制度；

（3）严格遵守国家保密法规，对于方案涉及的有关新处方、制剂工艺、受试者信息、实验数据等内容均应保密，不得擅自对外泄露；

（4）根据《临床试验文件资料管理制度》《临床试验资料保存与文件管理的SOP》的规定，做好药物临床试验文件资料的接受、分类、装订、编号、归档和保管等工作：

①在研的项目做好资料建档工作，给档案文件进行分类、装订、编号，并分类摆放；

②在项目进行中，及时接收和发放临床试验项目的相关资料，做好记录并及时归档；

③项目结题时，做好相关资料的回收、清点、检查工作，与CRA当面清点所有资料，确定完整无误后进行接收，并将其进行整理、分类、编目、登记归档，并妥善保管。对临床试验资料不全的资料可拒绝归档，待完整后重新归档。

（5）研究资料应保存在本机构专用资料档案室，研究人员需要查阅档案资料时，机构档案管理员要严格执行档案管理制度并做好登记，查阅完毕后将档案资料及时复位。如果查阅的档案资料有保密要求，应符合《临床试验保密制度》要求。

6.机构药品管理员

（1）熟悉《中华人民共和国药品管理法》（2019年12月）、《药品注册管理办法》（2020年7月）、2020版GCP以及药物临床试验的各种指导性文件，保证试验用药物的管理符合GCP，经过GCP培训，并获得证书；

（2）熟悉本院药物临床试验运行管理模式，熟悉临床试验方案中对试验用药物管理的要求和注意事项，并参加项目启动会，接受相关培训；

（3）负责临床试验用药物的接收工作，接收药物时应核对以下项目：

①核查运货单和试验用药物的质量检查报告；

②检查药物在运送过程中是否符合保存条件以及药物包装是否完好；

③查验临床试验用药物，清点计数，保证名称、数量、批号、编号等信息的一致。做好临床试验药物接收登记以及项目药物库存更新的记录，签名并注明时间。

（4）负责临床试验用药物的保管工作。

①按照现行法规和方案的要求储存试验用药物，专柜加锁存放；

②每个工作日记录储存药物的环境温度、湿度和冷藏柜温度，节假日由医院温湿度监控管理系统

监控温湿度，监控员发现超温超湿报警情况，查看超温原因及时转移，同时通知药物管理员并记录。药物管理员及时告知机构办公室秘书以及研究者作相应处理；出现严重影响试验药物的质量情况，应及时告知机构办公室主任；

（5）负责临床试验用药的发放、回收与返还工作。

①根据研究者开具的药物临床试验专用处方进行试验用药物的发放，及时做好药物库存记录及受试者发药记录；

②回收剩余的药物及空包装，及时做好药物回收记录，做到账物相符；

③项目结束时，及时做好剩余药品及空包装的清点，返还至申办者，双方签字确认记录存档。

（6）临床试验药物仅用于该临床试验的受试者，不得另作他用，不得转交、转卖试验用药物，不得向受试者收取任何费用；

（7）熟悉每个临床试验项目用药情况，当发现药物库存不足时，应及时通知项目CRA、研究者和申办者，并按要求及时补充药物。

（8）管理医院药物临床试验机构的试验用药物储藏室的储藏柜、冰箱钥匙等；

（9）定期检查临床试验专用药房储存药物的有效期，并作登记，近效期的试验用药物及时通知申办者进行处理；

（10）每月对试验用药物进行盘点，清点品种数目，并与对应库存进行核对，若有不一致，应立即向研究者和机构办公室报告，并做好相应的记录；

（11）协助CRA的监查工作，接受申办者、研究者或有关部门的不定期检查；

（12）根据法规和机构要求，适时对相关制度及SOP进行更新和修订；

（13）做好药房内安全、防火、防盗、防潮、防虫工作，定期检查药房的冰箱、电源是否安全和正常工作；

（14）协助做好机构办公室其他相关工作。

7. 研究者

（1）具有高级职称并参加过三个以上以注册为目的的药物临床试验；

（2）熟悉《中华人民共和国药品管理法》（2019年12月）、《药品注册管理办法》（2020年7月）、2020版GCP以及药物临床试验的各种指导性文件，保证试验用药物的管理符合GCP，经过GCP培训获得证书；

（3）制定、熟悉试验方案并予以签字、试验的监查、稽查和标准操作规程等，熟悉试验用药的性质、作用、疗效及安全性，包括该药品临床前研究的有关资料，同时也应掌握临床试验进行期间发现的所有与该药品有关的新信息；

（4）全面负责临床试验的项目研究工作日常运作，签署合同、负责组建研究团队，包括SubI、研究护士、药品管理员、生物样本管理员、档案管理员、CRC等研究人员，组织对其培训，并进行责任授权，确保参与项目的人员熟悉试验方案、明确职责；

（5）向参加临床试验的所有工作人员说明有关试验的资料、规定和职责，确保有足够数量并符合试验方案入选标准的受试者进入临床试验，向受试者说明经伦理委员会同意有关试验的详细情况，并获取所有受试者的知情同意书，在临床试验过程中有义务采取必要的措施以保障受试者的安全，并记录在案，如发生SAE时应立即对受试者采取适当的治疗措施；

（6）在临床试验完成后，应写出总结报告，保证所有有关受试者的情况以及申办者提供的资料得到所有参加试验人员的保密和尊重，临床试验中的资料均须按规定保存及管理。

8. SubI

（1）熟悉《中华人民共和国药品管理法》（2019年12月）、《药品注册管理办法》（2020年7月）、2020版GCP以及药物临床试验的各种指导性文件，保证试验用药物的管理符合GCP，经过GCP培训，并获得证书；

（2）了解并熟悉试验药物的性质、作用、用法、用量、疗效及安全性（包括该药品临床前研究及前期临床研究的有关资料），同时也应掌握临床试验进行期间发现的所有与该药物有关的新信息；

（3）负责做出与临床试验相关的医疗决定，保证受试者在试验期间出现不良事件时得到适当而及时的治疗。确保将任何观察与发现均正确而完整地进行记录，并将试验数据准确、完整、及时、清晰地填写到病例报告表中，确保病例报告表数据的准确性、完整性、可读性和及时性；

（4）严格按照方案及标准操作规程进行试验，并对临床试验进行质量控制和质量保证，确保临床试验的质量，还应接受申办者派遣的监查员的监查和稽查员的稽查及药品监督管理部门的检查；

（5）保证所有有关受试者的情况以及申办者提供的资料得到所有参加试验人员的保密和尊重。

（三）人员培训

为了不断提高研究者的研究水平和临床试验相关法规政策水平，确保药物临床试验质量和研究水平不断提高，需制定临床试验机构相关人员培训管理制度（适用于临床试验机构在临床试验中参加工作的所有研究人员）。

1.法规的学习 以国家最新版本的GCP为依据，结合相关法律法规及指导性文件，每个岗前人员均应认真学习所有的条款，保留学习记录。每个参加学习和培训的工作人员或相关人员应认真填写相关学习记录登记表格，此表格交与专人保存、归档。临床试验机构内研究人员在适当的时候组织参加国家各级GCP培训学习班，并应获得相关的培训、学习证书。获得的证书须留档保存。

2.机构内部和项目SOP的学习 严格遵守和执行机构和专业科室的SOP是研究者各项研究工作顺利开展的基础。对所有专业科室相关SOP的熟悉和了解是严格遵守和执行SOP的保障。目前的SOP众多，需要研究人员不断地熟悉、了解。因此所有的试验研究人员应定期地、有计划地学习及复习相关的SOP条款。SOP的学习有线下及线上等多种形式。

3.项目培训 项目培训包括方案的培训、研究病历/CRF的记录要求、破盲紧急操作、SAE处理、IWRS操作、试验整体流程及各环节的职责和SOP，尤其在Ⅰ期临床试验中，各部门的沟通衔接、实验室的质控、主要观察指标/终点尤为重要。

（四）人员授权

1.授权 2020版GCP规定：研究者和临床试验机构授权个人或者单位承担临床试验相关的职责和功能，应当确保其具备相应资质，应当建立完整的程序以确保其执行临床试验相关职责和功能，产生可靠的数据。为了提高临床试验管理水平，保证试验安全、有序、及时、高质量地完成，研究者需对相关人员进行授权分工，以保证临床试验的质量。

（1）合格的人员

①匹配的职业资格：具有与授权研究任务匹配的资格证书；具有在本临床试验机构执业的执业资格；

②匹配的专业知识和临床工作经验：具有与被授权研究任务匹配的教育背景；具有与被授权研究任务匹配的行业经验；具有其他临床试验经验；

③充分的培训：GCP/ICH-GCP知识的培训；方案内容的培训；被授权研究任务的特定培训；研究过程中的补充培训；

④对应的证明文件：医师/护士资格证书；医师/护士执业证书；药师资格证；GCP培训证书；简历；和试验内容相关的培训记录。

（2）正确的时间

①明确的授权开始时间（先培训后授权，才能着手所授权的研究任务）；

②明确的授权结束时间（授权结束后，不再执行曾经被授权的研究任务）；

（3）已授权的任务

①以被授权的角色，参与临床试验对应的环节；

②只做被授权的任务，不做超出授权职责的工作；

③坚持伦理大于科学的态度，在紧急情况下，保证受试者的安全性是唯一正确的事情。

（4）规范的授权表　规范的授权表，需符合以下几点：

①是否与SOP的版本对应？

②是否清晰全面地体现临床试验需要的角色？

③是否正确地授权每个角色对应任务？

④是否明确体现是由研究者签署的授权？

⑤是否明确了授权开始时间和结束时间？

⑥是否及时更新了新加入研究的人员的授权？

2.授权表的注意事项　2020版GCP规定机构需保存一份由研究者签署的职责分工授权表。其中关于授权表需要注意的事项有以下几点。

（1）由研究者授权的研究人员进行的操作需记录在授权表中；

（2）确保授权表上被授权的研究人员有足够的资质和时间精力从事研究相关内容；

（3）新成员信息要在授权表上更新；

（4）确认任何授权的职责；

（5）必须明确授权开始和结束的时间；

（6）如果研究者决定为临床试验机构现有人员增加新的任务授权，这需要在他们承担任何有关研究特殊的流程前完成，并且还要确保该人员已经接受过必要的培训。

第二节　案例解析

（一）授权分工不合理案例

【案例描述】 在某临床试验的临床试验机构，CRA在和研究者讨论授权问题时，研究者决定授权研究护士负责知情同意，研究者的研究生负责判断，CRA觉得这样授权不妥，建议研究者重新授权，但研究者不予理会，继续坚持自己的授权分工。

【解析】 2020版GCP第十六条规定：研究者和临床试验机构授权个人或者单位承担临床试验相关的职责和功能，应当确保其具备相应资质，应当建立完整的程序以确保其执行临床试验相关职责和功能，产生可靠的数据。

2020版GCP第二十三条明确规定：必须由研究者实施知情同意。研究者具有专业的知识，了解临床试验的过程和内容，可以清晰地把知情同意书里的内容向受试者及其家属讲解并能正确回答受试者的相关问题。研究护士并不具备该资质，让她实施知情同意是不符合要求的。

2020版GCP第六条规定：研究者在临床试验过程中应当遵守试验方案，凡涉及医学判断或临床决策应当由临床医生做出。在此情形中，如果研究者的研究生具有正式的医师执照并且在医院中完成注册（即属于一个合格的医生），同时也属于该临床试验研究团队的一员，那么他被研究者授权后是可以进行医学判断的。如果该研究生并不是合格的医生，则无法保证数据的准确以及患者的安全，那么由他进行医学判断是不合适的，也不符合伦理要求。

（二）研究人员职责分配不明确案例

【案例描述】 在一项治疗中度忧郁症的临床研究中，药物临床试验机构让机构内没有行医资格的工作人员做抑郁焦虑量表评估。量表评估后的分值，在入选和排除标准中有相应的规定。

【解析】 如果做抑郁焦虑量表评估的老师只是在填表前向填写者交代清楚该量表填写方法及每题的含义，然后由评定对象（即患者）独立自行填写完成，患者完成填写之后，再由老师根据相应的公式进行计算分值，且不涉及具体的医学判断，那么并不需要行医资格，只要老师被研究者授权，并且经过了方案要求的抑郁焦虑量表评估培训和GCP培训，就可以让患者填写该表格并计算分值。但是老师最好要将受试者日记卡与患者自行评估的内容相对应（即日记卡中的内容与自行评估的内容没有矛盾）并询问清楚。既然入排标准里面规定了分值的范围，那么需要有行医资格的研究者根据该表格计算的分值判定是否符合入排标准。

如果该量表涉及医学判断，比如需要医生采用交谈与观察的方式，待检查结束后基于患者的情况填写诊断量表，然后根据相应的公式计算分数，这种情况就需要老师具有精神专业的行医资格，被研究者授权并且经过了方案要求的抑郁焦虑量表评估培训和GCP培训，才可以进行该抑郁焦虑量表评估。最好有两位或者两位以上研究人员对此进行评估，且研究人员之间评估的内容具有一致性，得出相应分值后，然后由被研究者授权了入排标准判定的研究者基于该分值进行入排标准判定。

以上情况，方案中应该要明确写明是否需要有行医资格的人员来进行，如果没有写，需要根据量表的具体情况，由研究者和申办者一起讨论，制定一个可行的操作方案进行规定，如具体由谁来完成，怎样完成，需要经过怎样的资质和培训等。

（三）研究者计划外培训案例

【案例描述】 CRA在对某机构进行监查时发现，该临床试验项目运行过程中发生了三项PD，但研究者并没有上报申办者/伦理委员会。为此，CRA决定对研究者进行计划外培训。

【解析】 2020版GCP第二十条规定：为了消除对受试者的紧急危害，在未获得伦理委员会同意的情况下，研究者修改或者偏离试验方案，应当及时向伦理委员会、申办者报告，并说明理由，必要时报告药品监督管理部门。如果一项研究发生过多的PD，或同一偏离方案的情况反复发生，特别是发生严重的PD，就极有可能违背医学研究伦理道德或破坏研究的科学性和研究结论的可信度与可靠性。因此，对研究者进行PD培训是很有必要的。

该研究发生PD但未上报，很明显是因为研究者的GCP意识以及培训不够充分。针对于此，CRA应让该研究者认真学习最新版GCP的所有条款并保留学习记录。另外，还应对发生PD如何处理，记录及报告进行培训，比如如实记录PD，上报申办者/伦理委员会，及时采取纠正措施以避免同类型的PD再次出现等。学习不是目的，关键在于掌握，在研究者学习完之后，可以对研究者进行相应的考核以考察其是否理解充分，确保研究者能够按照GCP和方案执行。

第三节　思考拓展

（一）如何实现由医生向研究者的转变？

答：《中华人民共和国执业医师法》所限定的"医师"是指"依法取得执业医师资格或者执业助理医师资格，经注册在医疗、预防、保健机构中执业的专业医务人员"，即要求临床医生具有医师资格证书和医师执业证书，两者分别提供了医疗技术和行政方面的保障。因此，具备一定的医疗执业水平、良好的职业道德和身体素质是对临床医生的基本要求。

GCP也对临床研究者的资质提出了具体要求：除具备上述医师资质外，一般还应具有相应的专业知识和经验、GCP及医学伦理等相关培训经历，以确保临床研究者具备研究相关的专业能力、熟悉并遵守国家有关法律法规与道德规范、具备受试者保护意识。上述要求是由临床医生向临床试验研究者角色转化的基本资质要求，是成为临床研究者的"准入门槛"。简单来说，研究者可以是临床医生，但临床医生不一定是研究者。临床医生应该清楚他们成为临床试验研究者之后的职责以及其中的差异，准确地做好角色转换，履行好自己的职责。

（二）研究团队中的项目组质控员可以被授权参与临床试验中受试者的筛选吗？

答：若某项目有且只设置一名质控员，为确保能从第三方角度审视该项目、考核项目的质量、把控项目的风险，该质控员不适合被授权其他职责。质控员的定位应独立于项目之外，如果让唯一的质控员直接参与受试者的筛选，在进行质量控制的过程中容易产生主观判断，从而影响质控的把控。

如果临床试验机构遵循"三级质控"的设置原则即有多名质控员，作为一级质控的"项目组质控员"则可以同时被授权其他职责。总之，一项临床试验项目应至少有一名独立于项目之外的质控人员从第三方角度考核把控项目质量，以减少主观偏倚，保证项目质量。

（三）某I期肿瘤药物临床试验在肿瘤科开展，该科室的研究者能否对受试者进行心电图检查并出具心电图报告？

答：不可以。肿瘤科的研究者不是心电图室的医技人员，不具备出具心电图报告并进行判断的资质。大多数情况下，应该由心电图室医技人员对受试者进行心电图检查，并对该图谱结果作出初步评估形成心电图报告，可作为诊断依据辅助临床医学判断。

参考文献

［1］胡伟，刘丽萍，张茜，等.我院药物临床试验机构管理体系的构建［J］.安徽医药，2012，16（6）：852-854.

［2］万斯斯.药物临床试验用药物管理规范化的探讨［J］.海峡药学，2018，30（4）：284-285.

［3］王晓霞，李育民，陈民民，等.明确研究者职责是做好临床试验重要的一环［J］.中国药物与临床，2011，11（1）：116-117.

第二十一章　伦理委员会建设及伦理审查

第一节　基础理论

（一）伦理委员会相关定义

《药物临床试验伦理审查工作指导原则》（2010年11月）规定，伦理委员会（EC）指由医学、药学及其他背景人员组成的委员会，其职责是通过独立地审查、同意、跟踪审查试验方案及相关文件、获得和记录受试者知情同意所用的方法和材料等，确保受试者的权益、安全受到保护。

（二）伦理委员会的组织与管理

《药物临床试验伦理审查工作指导原则》（2010年11月）规定：伦理委员会应由多学科背景的人员组成，包括从事医药相关专业人员、非医药专业人员、法律专家，以及独立于研究/试验单位之外的人员，至少5人，且性别均衡。

《涉及人的生命科学和医学研究伦理审查办法》（2023年2月）规定：伦理审查委员会的委员应当从生命科学、医学、生命伦理学、法学等领域的专家和非本机构的社会人士中遴选产生，人数不得少于7人，并且应当有不同性别的委员，民族地区应当考虑少数民族委员。

伦理委员会应有书面文件说明伦理委员会的组织构架、主管部门、伦理委员会的职责、成员的资质要求、任职条件和任期、办公室工作职责，建立选择与任命伦理委员会委员与秘书的程序等。

伦理委员会应制定标准操作规程和制度，以确保伦理审查工作的规范性与一致性。内容至少包括以下几个方面：

1.标准操作规程与伦理审查申请指南的制定；

2.伦理委员会的组织与管理：伦理委员会的组建，伦理审查的保密措施，利益冲突的管理，委员与工作人员的培训，独立顾问的选聘；

3.伦理审查的方式：会议审查与紧急会议审查，快速审查；

4.伦理审查的流程：审查申请的受理与处理，初始审查，跟踪审查，审查决定的传达；

5.会议管理：会议准备，会议程序，会议记录；

6.文件与档案管理：建档，保存，查阅与复印。

（三）伦理委员会的职责

伦理委员会的职责是保护受试者的权益和安全，监督临床研究的科学、伦理和规范方面是否符合国际和国内相关规范和指南，提升生物医学研究的科学和伦理标准。应当特别关注弱势受试者。伦理委员会的职责是保护受试者的权益和安全，监督临床研究的科学、伦理和规范方面是否符合国际和国内相关规范和指南，提升生物医学研究的科学和伦理标准。应当特别关注弱势受试者。

根据2020版GCP，伦理委员会的职责要求包括但不限于以下内容：

1.伦理委员会应根据伦理审查工作的需要不断完善组织管理和制度建设，履行保护受试者的安全和权益的职责；

2.伦理委员会应对申请人提交的临床试验项目的伦理问题进行独立、公正、公平和及时的审查。伦理委员会除对本机构所承担实施的所有临床试验项目进行审查监督外，也可对其他机构委托的临床试验项目进行审查；

3.伦理委员会对临床试验进行审查监督可以行使以下权利：

（1）同意/不同意一项药物临床试验。

（2）对已经同意的临床试验进行年度/定期跟踪、修正案审查、严重不良事件审查、违背/偏离方案等跟踪审查；

（3）暂停/终止已经同意的临床试验。

4.伦理委员会成立后应及时向国家药品监督管理局、所在地省级药品监督管理部门、卫生部门备案。备案时应提交如下资料：伦理委员会主任委员和委员名单（附简历）、伦理委员会的章程、伦理委员会相关工作程序和制度；

5.伦理委员会应向国家药品监督管理局和所在地省级药品监督管理部门报告年度伦理审查工作情况；

6.伦理委员会备案核查要点（见下表）。

序号	核查要点
1	有独立伦理委员会，下设伦理办公室，并配备专/全职伦理秘书
2	伦理委员会人员组成符合GCP要求，委员应具有较强的科研伦理意识和伦理审查能力，应定期参加相关培训，以不断提高审查能力
3	有伦理委员会章程。伦理委员会组成及章程应在卫生行政部门备案，并公开其委员的姓名、职业和隶属关系
4	有独立的伦理资料档案室，资料归档应分类定位、标识清楚，并符合档案管理要求
5	有机构伦理审查（会议审查、快速审查等）的相关规定和管理制度
6	伦理审查申请与受理符合SOP规定
7	伦理审查过程符合SOP要求
8	伦理委员审查方式的选择符合章程要求
9	主审委员安排合理
10	审查会议满足法定到会人数要求
11	审查会议应遵守利益冲突管理规定
12	应审查临床试验方案的科学性、伦理性与合规性；审查受试者参加临床试验的风险与受益
13	审查受试者的招募、知情同意书告知的信息、知情同意的过程、受试者的医疗和保护、隐私和保密，特别是涉及弱势群体、特殊疾患者群、特定地区人群/族群的知情同意是否符合GCP要求
14	豁免知情同意与豁免再次征得知情同意应经伦理委员会审查同意
15	快速审查、跟踪审查标准及程序符合SOP要求
16	根据复审决定，向申请人发出伦理审查决定文件
17	审查决定与传达符合SOP要求
18	伦理必备文件管理
19	伦理必备文件资料保存完整，与资料目录一致，符合GCP要求 保存主要研究者履历，研究者履历内容完整
20	伦理委员会意见、签到表、会议记录、委员表决票等保存完整
21	所有SUSAR、重大方案偏离/违背、中期或年度报告均应递交伦理委员会备案

（四）伦理审查相关内容及要求

1.伦理审查的主要内容如下（包括但不限于）

（1）研究是否符合法律法规、规章及有关规定的要求；

（2）研究者的资格、经验、技术能力等是否符合研究要求；

（3）研究方案是否科学，并符合伦理原则的要求；中医药项目研究方案的审查，还应当考虑其传统实践经验；

（4）受试者可能遭受的风险程度与研究预期的受益相比是否在合理范围之内，包括社会受益与风险的权衡与审核；

（5）知情同意书提供的有关信息是否充分、完整、易懂，获得知情同意的过程是否合规、恰当；

（6）受试者个人信息及相关资料的保密措施是否充分；

（7）受试者招募方式、途径、纳入和排除标准是否恰当、公平；

（8）是否向受试者明确告知其应当享有的权益，包括在研究过程中可以随时无理由退出且不受歧视的权利，告知退出研究后的其他治疗方法等；

（9）受试者参加研究的合理支出是否得到了适当补偿；受试者参加研究受到损害时，给予的治疗、补偿或赔偿是否合理、合法；

（10）是否有具备资格或者经培训后的研究者负责获取知情同意，并随时接受有关安全问题的咨询；

（11）对受试者在研究中可能承受的风险是否有预防和应对措施；

（12）研究是否涉及利益冲突；

（13）研究是否涉及社会敏感的伦理问题；

（14）研究结果是否发布，方式、时间是否恰当；

（15）需要审查的其他重点内容。

2.申请伦理审查和受理的要求，包括但不限于

（1）伦理委员会应为伦理审查申请人提供涉及伦理审查事项的咨询服务，提供审查申请所需要的申请表格、知情同意书及其他文件的范本；伦理委员会应就受理伦理审查申请的相关事宜作出明确规定：

①应明确提交伦理审查必须的文件目录和审查所需的文件份数；

②应明确受理审查申请的基本要求、形式、标准、时限和程序；

③应明确提交和受理更改申请、补充申请的基本要求、时限、程序、文件资料的条件与要求等。

（2）伦理委员会在收到伦理审查申请人的申请后，对于提交的审查文件资料不齐全或不符合规定要求的，应当一次性告知伦理审查申请人需要补正的内容；

（3）伦理委员会受理伦理审查申请后应告知申请人召开伦理审查会议的预期时间；

（4）伦理审查申请人须按伦理委员会的规定和要求向伦理委员会提交伦理审查申请。伦理委员会应当审查的文件包括但不限于：

①伦理审查申请表（签名并注明日期）；

②临床试验方案（注明版本号和日期）；

③知情同意书（注明版本号和日期）；

④招募受试者的相关材料；

⑤病例报告表；

⑥研究者手册；

⑦主要研究者履历；

⑧国家药品监督管理局《药物临床试验批件》或备案号；

⑨其他伦理委员会对申请研究项目的重要决定的说明，应提供以前否定结论的理由；

⑩试验药物的合格检验报告。

（5）伦理委员会决定受理项目的审查方式，选择主审委员，必要时聘请独立顾问。伦理委员会应为伦理审查申请人提供涉及伦理审查事项的咨询服务，提供审查申请所需要的申请表格、ICF及其他文件的范本；伦理委员会应就受理伦理审查申请的相关事宜作出明确规定。

3.伦理审查的要求，包括但不限于

（1）伦理委员会到会委员要求　伦理委员会应规定召开审查会议所需的法定到会人数。最少到会委员人数应超过半数成员，且不少于五人。到会委员应包括医药专业、非医药专业，独立于研究/试验单位之外的人员、不同性别的人员；

（2）会议记录的要求　主任委员（或被授权者）主持伦理委员会会议。必要时可邀请独立顾问参会提供咨询意见；主要研究者/申办者可参加会议阐述方案或就特定问题作详细说明。伦理委员会秘书应归纳会议讨论内容和审查决定，形成会议记录。会议记录应有批准程序；

（3）伦理审查方式的要求　伦理委员会可建立"主审制"：伦理委员会根据专业相关以及伦理问题相关的原则，可以为每个项目指定一至两名主审委员；

（4）伦理委员会审查以会议审查为主要审查方式。如有下列情形之一，可实施快速审查：

①对伦理委员会已同意的临床试验方案的较小修正，不影响试验的风险受益比；

②尚未纳入受试者，或已完成干预措施的试验项目的年度/定期跟踪审查；

③预期的严重不良事件审查。

对伦理审查质量进行管理和控制的要求是：为保证伦理审查和审查会议的质量，伦理委员会应对伦理审查质量进行管理和控制，伦理审查会议应按规定的程序和议程进行，应对审查文件进行充分讨论，确保委员对讨论的问题能充分发表各自的不同意见。

伦理审查会议应特别关注的重点问题是：伦理审查会议应特别关注试验的科学性、安全性、公平性、受试者保护、知情同意文书及知情同意过程、利益冲突等问题。

（五）伦理审查的决定与送达

1.伦理审查会议以投票表决的方式作出决定，以超过全体委员半数意见作为伦理委员会审查决定。

2.伦理委员会在作审查决定时，应符合以下条件

（1）申请文件齐全；

（2）到会委员符合法定人数的规定；

（3）遵循审查程序，对审查要点进行全面审查和充分讨论；

（4）讨论和投票时，申请人和存在利益冲突的委员离场；

（5）未参加审查会议的委员不得由其他委员代替投票。

3.同意临床试验项目必须至少符合以下标准

（1）对预期的试验风险采取了相应的风险控制管理措施；

（2）受试者的风险相对于预期受益来说是合理的；

（3）受试者的选择是公平和公正的；

（4）知情同意书告知信息充分，获取知情同意过程符合规定；

（5）如有需要，试验方案应有充分的数据与安全监察计划，以保证受试者的安全；

（6）保护受试者的隐私和保证数据的保密性；

（7）涉及弱势群体的研究，具有相应的特殊保护措施。

4.伦理委员会的审查意见有的几种情形

（1）同意；

（2）作必要的修正后同意；

（3）不同意；

（4）终止或暂停已同意的临床试验。

（六）跟踪审查

伦理委员会应对所有已同意的临床试验进行跟踪审查，直至试验结束。

1.修正案审查是指对试验过程中试验方案的任何修改的审查。试验过程中对试验方案的任何修改均应提交伦理委员会审查同意后方可实施。伦理委员会应要求申办者和（或）研究者就修正案审查提交相关信息，包括但不限于：

（1）修改的内容及修改原因；

（2）修改方案对预期风险和受益的影响；

（3）修改方案对受试者权益与安全的影响。

2.年度/定期跟踪审查。伦理委员会初始审查时应根据试验的风险程度，决定年度/定期跟踪审查的频率，至少每年一次。伦理委员会应要求研究者按时提交报告，年度/定期跟踪审查报告信息包括但不限于：

（1）试验的进展；

（2）受试者纳入例数、完成例数、退出例数等；

（3）确认致死的SAE及SUSAR及时上报，妥善处理；

（4）可能影响研究风险受益的任何事件或新信息。

3. SUSAR的审查是指对申办者和（或）研究者报告的SUSAR的审查，包括SUSAR的程度与范围，对试验风险受益的影响，以及受试者的医疗保护措施。

4.不依从/违背方案的审查是指对临床试验进行中发生的不依从/违背方案事件的审查。伦理委员会应要求申办者和（或）研究者就事件的原因、影响及处理措施予以说明，审查该事件是否影响受试者的安全和权益、是否影响试验的风险受益。

5.提前终止试验的审查是指对申办者和（或）研究者提前终止试验的审查。伦理委员会应要求申办者和（或）研究者报告提前终止试验的原因，以及对受试者的后续处理，审查受试者的安全和权益是否得到保证。

6.结题审查是指对临床试验结题报告的审查。伦理委员会应要求申办者和（或）研究者报告试验的完成情况，审查受试者安全和权益的保护。

7.对伦理审查后的跟踪审查要求，包括但不限于：

（1）伦理委员会应对所有同意的临床试验进行跟踪审查，直至试验结束；

（2）初始审查时应根据试验的风险程度，决定年度/定期跟踪审查的频率，至少每年1次；

（3）对申办者和（或）研究者报告的SUSAR进行审查；

（4）对不依从/违背方案、提前终止试验和临床试验结题报告进行审查等。

第二节　案例解析

（一）伦理意见/利益回避案例

【案例描述】某公司申请的Ⅲ期临床试验项目，医院伦理委员会于2020年11月12日会议审查了肿瘤内科某教授递交的试验方案及知情同意书等研究资料。

会议应到人数20人，实到9人，且未见女性委员。审查结果：方案：同意；知情同意书：作必要修正后同意。后发现该教授为伦理委员会委员且参与项目投票。

2021年2月1日，研究者递交致伦理委员会意见的回复及修改后的知情同意书，经审查符合伦理修改意见。伦理委员会通过该方案及知情同意书。

【解析】《药物临床试验伦理审查工作指导原则》（2010年11月）第五章第二十二条伦理委员会应规定召开审查会议所需的法定到会人数。最少到会委员人数应超过半数成员，并不少于五人。到会委员应包括医药专业、非医药专业，独立于研究/试验单位之外的人员、不同性别的人员。

《药物临床试验伦理审查工作指导原则》（2010年11月）第六章第三十三条规定伦理委员会在作审查决定时，应符合以下条件：

1.申请文件齐全；

2.到会委员符合法定人数的规定；

3.遵循审查程序，对审查要点进行全面审查和充分讨论；

4.讨论和投票时，申请人和存在利益冲突的委员离场；

5.未参加审查会议的委员不得由其他委员代替投票。

本次案例中，伦理会议到会人数不足全体人数的一半，且无女性委员，该次会议不符合《药物临床试验伦理审查工作指导原则》，是一次无效的伦理审查会议。并且在本次临床试验伦理会议中，项目主要研究者为伦理委员会委员时，应回避该项目伦理审查决议讨论，参与会议时也不能进行投票。

（二）弱势群体保护案例

【案例描述】某公司在某医院开展Ⅰ期临床试验项目，受试者招募之后，2018年7月6日受试者筛选时，发现数十位年轻相熟受试者，询问之后得知其全部为申办者员工，声称自愿参加该临床试验项目。

【解析】2020版GCP第二章第十条规定：弱势受试者，指维护自身意愿和权利的能力不足或者丧失的受试者，其自愿参加临床试验的意愿，有可能被试验的预期获益或者拒绝参加可能被报复而受到不正当影响。弱势受试者包括：研究者的学生和下级、申办者的员工、军人、犯人、无药可救疾病的患者、处于危急状况的患者，入住福利院的人、流浪者、未成年人和无能力知情同意的人等。伦理委员会的职责是保护受试者的权益和安全，应当特别关注弱势受试者。

（三）知情不充分案例

【案例描述】某公司在某医院开展Ⅲ期临床试验项目，部分受试者涉及PK采血，方案中需要对受试者采血进行血常规、血生化等安全性指标检测。在生物样本采集记录发现，受试者每次被采集3管血样，其中有一份被送某中心实验室进行PK检测。而在受试者文件夹中，受试者同意参与本临床试验项目的知情同意书上未涉及PK检测。

【解析】《涉及人的生命科学和医学研究伦理审查办法》（2023年2月）在知情同意获取过程中，研究者应当按照知情同意书内容向研究参与者逐项说明。

研究者应当给予研究参与者充分的时间理解知情同意书的内容，由研究参与者作出是否同意参加研究的决定并签署知情同意书。

在心理学研究中，因知情同意可能影响研究参与者对问题的回答，而影响研究结果准确性的，在确保研究参与者不受伤害的前提下经伦理审查委员会审查批准，研究者可以在研究完成后充分告知研究参与者并征得其同意，否则不得纳入研究数据。

对于此案例中项目，进行额外的PK采血检测需要设计单独的知情同意书，对受试者进行额外的知情，在取得受试者的知情同意之后才可以进行PK采血。并且需要对受试者进行额外的营养交通补贴。

（四）临床试验方案设计相关案例

【案例描述】某公司在某家医院开展医疗器械康复训练仪临床试验项目，其临床试验方案中规定：受试者每周连续训练5天，连续训练4周。

【解析】首先此方案设计上存在以下问题：

1.综合性医院有住院天数要求，无法完成连续28天住院时长；

2.医保报销问题：医保对于受试者在同一医院再次住院有间隔要求，受试者如无法进行医保报销，容易造成脱落率高；

3.访视时间窗问题：受试者若非周一入组，就无法完成连续5次训练（医院周六日研究者或不上班），或者遇到五一、国庆等小长假期时也很难按照方案实施。

《药物临床试验伦理审查工作指导原则》（2010年11月）第五章第二十八条规定：伦理审查的主要内容，第一条是研究方案的设计与实施。伦理委员会在对该项目进行会议审查过程时，应该结合医疗常规以及本院实际情况，对方案提出修改意见。

第三节　思考拓展

（一）请探讨区域伦理委员会与中心伦理的关系。

答：区域伦理委员会是一个跨越医疗机构、不同地区、在某个特定的区域范围内成立的伦理委员会。区域伦理委员会的成功建立可以解决目前国内以分中心伦理审查为核心模式的一些问题：

1.缺乏独立性。从形式上或实质上，国内绝大部分伦理委员会均从属于临床试验研究机构，由于先天的因素，分中心伦理委员会的审查独立性或多或少受到影响，无法保证伦理审查结果的公信力。

2.审查效率低下。部分分中心伦理委员会在人员配备和资源配置上，无法跟上机构承接试验项目的速度。在这种情况下，不说数量上承接不来，另一方面，药物、器械、不同专业，不同科室的所有临床项目都经由该中心伦理委员会审批，质量上也难以保证。

但是结合我国目前的实际情况，区域伦理委员会仍存在一定的不足，例如：

1.没有清晰的法律依据。区域伦理委员会还未主导各地区的伦理审查，毕竟各地还都有分中心伦理委员会，各自有各自的审查形式和文件格式，侧重点不一，分中心的差异无法协调，无法形成伦理审查结果互认；区域伦理委员会的上下层级和组织设置没有确切规定，无法保证各地机构以区域伦理委员会的意见为最终意见；

2.没有足够的资金扶持。在执行初期，为了主导某一区域的伦理审查，同时又没有足够的专项资金扶持，一样会导致人员配备和资源配置不足；

3.缺少完善的信息化伦理审查平台。区域伦理委员会如果想高效地支持各地区的伦理审查工作，那么信息化平台是必不可少的。很难想象，面对区域内那么多机构和项目，通过纸质的文件，通过打印复印的方式记录、保存、下放审查结果，如何能够保证区域伦理审查的高效；

4.缺少专门的监管机构。伦理委员会的一个本质作用就是监督，但这并不代表委员会的运作不需要其他机构的监督。委员会成员的组成、运作流程、审批标准、审批效率等等，如果没有其他部门的监督，一样会产生问题。当然目前还是存在一些针对伦理委员会的审查，比如同行审查，获得国际认证，但是这些审查结论能够改进其工作水平的作用比较有限。

我们可以从实际情况出发，具体项目具体分析，例如安全性风险相对较低的医疗器械项目及体外诊断试剂项目等，可以先尝试区域伦理互认，加快临床试验进度，但对于风险较高的药物类临床试验项目，则需要慎重考虑、仔细分析。总的来说区域伦理委员会在我国还不成熟，还需我们不断探索和建设。

（二）临床试验伦理部分应关注什么问题？

答：1.组织建设方面的问题

（1）伦理委员会组成方面　伦理委员会组成不符合法规要求，如外单位委员/非医药专业委员/女性委员/法律专家委员过少，或以上几类委员集中为一人；

（2）组织独立性　伦理委员会主任委员由医院任命，委员由主任委员聘任；机构负责人兼任伦理委员会主任委员，多名机构管理人员兼任伦理委员会委员；伦理审查批件盖机构公章；

（3）文件体系　伦理委员会的管理制度和 SOP 未覆盖伦理审查全过程；未设计伦理审查会议签到表、表决票；会议签到表和表决票合二为一，所有到会委员均在一张表格上签字和表决；表决票仅设计"同意"和"不同意"选项，无"进行必要的修正后同意"选项；

（4）申请和受理方面　此类问题主要表现为伦理委员会未对伦理审查申请相关事宜作出明确规定，导致伦理审查申请人多次补正审查申请文件，从而影响审查时限。

2. 伦理审查方面的问题

（1）到会委员组成的问题　到会委员组成不符合法规要求，如外单位委员/非医药专业委员/女性委员/法律专家委员缺乏，或以上几类委员均为一人；到会委员不足全体委员的半数；

（2）审查独立性的问题　到会委员未签署无利益冲突声明；研究者审查表决时未回避，以委员身份参与投票；

（3）未尽审查监督义务　伦理委员会对该中心作为参加单位的试验未做伦理审查或备案；未审查或备案病例报告表、预试验方案、患者日记卡、受试者招募广告、变更的方案和 ICF；数例受试者的 ICF 签署时间早于伦理备案时间；试验开放给药期受试者签署"某药物慈善用药免责声明"替代 ICF；主审委员在主审意见中提到受试者补偿事宜，但会议审查记录中未提及，修改意见也未体现；

（4）未按 SOP 审查　未按照 SOP 要求对试验进行会议审查或快速审查，而采用伦理备案。

3. 审查记录方面的问题

（1）审查会议原始记录的问题　未保留审查会议原始记录或录音，仅有整理后的审查会议纪要；审查会议原始记录过于简单，未体现委员讨论过程；审查会议原始记录无主任委员签字，仅伦理秘书签字；

（2）表决票的问题　无表决票，以举手方式表决；表决票计数有误，实际投票数与汇总投票数不一致，或实际投票数与到会委员数不一致；"进行必要修正后同意"的表决票未提出修改意见。

4. 伦理审查决定方面的问题

（1）伦理审查批件的内容问题　伦理审查批件未列明审查的方案和 ICF 版本号、版本日期；伦理审查批件由未经主任委员授权的委员签发；伦理审查批件中伦理委员会印章与同期其他批件不同；

（2）伦理审查决定的逻辑问题　所有表决票的意见均为"同意"，伦理审查批件的意见为"进行必要修正后同意"；伦理审查批件的日期早于审查会议原始记录的日期；主任委员签署接受中心伦理声明的日期早于申办者伦理申请提交的日期。

5. 跟踪审查方面的问题

（1）受试者安全审查问题　未对上报的 SUSAR 进行审查；审查传染性疾病（肺结核）的 SAE 报告时，未对受试者接触人群的感染可能性及处理措施进行讨论；未对受试者发生与试验相关的伤害（相关部位出血 1000ml 以上）进行审查或备案；

（2）方案违背审查问题　未按照 SOP 要求对上报的重大方案违背进行审查或备案；

（3）其他跟踪审查问题　未对年度报告进行审查；未对结题报告进行审查；未按伦理审查批件中的跟踪审查频率进行跟踪审查；跟踪审查报告中主审委员未签名，审查结果为空白。

6. 文件管理方面的问题

（1）文件管理条件问题　伦理委员会和其他部门合用档案室，文件档案未单独分区存放；档案室无"防盗、防火、防潮、防虫"等设备设施；无项目审查文件保存时限、查阅和复印的相关规定；

（2）文件保存问题　未保存备案的方案、ICF、研究者履历表、受试者招募材料；保存的伦理审查会议签到表和表决票（该中心为组长单位）为复印件，原件已被销毁（有销毁记录）；伦理审查批件的意见为"进行必要修改后同意"，未保存修改后备案的相关资料；存档的 ICF 与受试者实际签署的不一致；存档 2 份版本号相同而内容有差异的 ICF。

（三）伦理委员会制定的 SOP 应包括哪些内容？

答：伦理委员会应制定标准操作规程和制度，以确保伦理审查工作的规范性与一致性。内容至少包括以下几个方面。

1. 标准操作规程与伦理审查申请指南的制定；

2. 伦理委员会的组织与管理：伦理委员会的组建，伦理审查的保密措施，利益冲突的管理，委员与工作人员的培训，独立顾问的选聘；

3. 伦理审查的方式：会议审查与紧急会议审查，快速审查；

4.伦理审查的流程：审查申请的受理与处理，初始审查，跟踪审查，审查决定的传达；

5.会议管理：会议准备，会议程序，会议记录；

6.文件与档案管理：建档，保存，查阅与复印。

（四）伦理委员会审查以会议审查为主要审查方式，什么情况下可以实施快速审查?

答：有下列情形之一的，可实施快速审查。

1.对伦理委员会已同意的临床试验方案的较小修正，不影响试验的风险受益比；

2.尚未纳入受试者，或已完成干预措施的试验项目的年度/定期跟踪审查；

3.预期的严重不良事件审查。

（五）伦理委员会在作审查决定时，应符合什么条件?

答：1.申请文件齐全；

2.到会委员符合法定人数的规定；

3.遵循审查程序，对审查要点进行全面审查和充分讨论；

4.讨论和投票时，申请人和存在利益冲突的委员离场；

5.未参加审查会议的委员不得由其他委员代替投票。

（六）同意临床试验项目必须至少符合哪些标准?

答：1.对预期的试验风险采取了相应的风险控制管理措施；

2.受试者的风险相对于预期受益来说是合理的；

3.受试者的选择是公平和公正的；

4.知情同意书告知信息充分，获取知情同意过程符合规定；

5.如有需要，试验方案应有充分的数据与安全监察计划，以保证受试者的安全；

6.保护受试者的隐私和保证数据的保密性；

7.涉及弱势群体的研究，具有相应的特殊保护措施。

参考文献

［1］王少华，王征旭，王豪，等.临床试验通用稽查标准［J］.药物评价研究，2019，42（6）：1061-1068.

［2］白胜，李媛媛，李晓彦，等.药物临床试验伦理审查［J］.今日药学，2020，30（12）：802-806.

［3］高荣，唐静，方翔，等.从药物临床试验数据核查看伦理委员会的职责履行情况［J］.中国新药杂志，2019，28（20）：2513-2517.

［4］张金钟.生物医药研究伦理审查的体制机制建设［J］.医学与哲学，2013，34（5）：17-21.

［5］王欣，冯宝华.浅谈学习《药物临床试验伦理审查工作指导原则》的启示和思考［J］.中日友好医院学报，2011，25（2）：122-123.

［6］漆璐，王瑜，王兴河.抗肿瘤药物临床试验中风险评估与应对措施的探讨［J］.中国临床药理学杂志，2019，35（10）：1058-1060.

第二十二章　遗传资源审查审批

第一节　基础理论

自2003年人类基因组测序完成后，生物技术呈现爆发式增长，尤其是随着与基因突变相关联的靶向药物开发热潮开启，产业界普遍认为要弄清楚疾病（尤其是癌症）的发生发展机制，必须对人类的基因组进行全部测序。实际上，现如今进行的药品开发与疾病追本溯源，几乎都离不开利用人类遗传资源展开研究。

人类遗传资源包括人类遗传资源材料和人类遗传资源信息。人类遗传资源材料是指含有人体基因组、基因等遗传物质的器官、组织、细胞等遗传材料。人类遗传资源信息是指利用人类遗传资源材料产生的数据等信息资料。通过对人类遗传资源的定义我们就可以知道，人类遗传资源的获取非常简单，而且其蕴含的价值具有一次性转移的特点，因此，国家颁布了一系列法律法规来加强对我国人类遗传资源的保护力度。

2020年10月17日全国人大表决通过了《生物安全法》（2021年4月），该法第六章指出：为了取得相关药品和医疗器械在我国上市许可，在临床试验机构利用我国人类遗传资源开展国际合作临床试验、不涉及人类遗传资源出境的，不需要批准；但是，在开展临床试验前应当将拟使用的人类遗传资源种类、数量及用途向国务院科学技术主管部门备案。境外组织、个人及其设立或者实际控制的机构不得在我国境内采集、保藏我国人类遗传资源，不得向境外提供我国人类遗传资源。这是继《人类遗传资源管理暂行办法》（1998年6月）、《人类遗传资源采集、收集、买卖、出口、出境审批行政许可事项服务指南》（2015年）、《关于优化人类遗传资源行政审批流程的通知》（2017年）、《中华人民共和国人类遗传资源管理条例》（2019年7月）之后，首次将"人类遗传资源"上升至国家重要法律层面；之后为深入落实《中华人民共和国人类遗传资源管理条例》（以下简称《条例》），进一步提高我国人类遗传资源管理规范化水平，2023年7月科技部印发了《人类遗传资源管理条例实施细则》（以下简称《实施细则》）。《实施细则》以《中华人民共和国生物安全法》《中华人民共和国行政许可法》《中华人民共和国行政处罚法》《中华人民共和国科学技术进步法》等相关法律为基础，以问题和实际需求为导向，细化落实《条例》。一是贯彻落实《中华人民共和国生物安全法》《条例》等法律法规，依法行政、履职尽责，科学、严谨、高效地开展人类遗传资源管理。二是明确中央和地方在人类遗传资源管理方面的职责，推动建立一体化的监督管理机制。三是明晰管理界限，深化"放管服"改革，强化关键环节管控，在坚决维护国家生物安全的前提下，该管的坚决管住、该放的切实放开。四是实现制度实施的可及性，在行政许可、备案、安全审查各个环节完善程序性规定，强化监督检查和行政处罚的具体措施，依法依规保障人类遗传资源管理工作的高效运作。

而对于药物临床试验来说，在开展临床试验前接受科技部"拷问"已成业内常态，甚至有不少业内人士认为影响新药临床试验的关键环节不在CDE，而是在人类遗传资源的申报审批。因此，在临床试验中需严格按照规定进行人类遗传资源申报以加快遗传办的审批速度，这对于项目进展是至关重要的。

（一）背景

遗传办全称为：中国人类遗传资源管理办公室。全国人类遗传资源由国务院科学技术行政主管部门和卫生行政主管部门共同负责管理，并联合成立遗传办，暂设在国务院科学技术行政主管部门。各省、自治区、直辖市科学技术行政主管部门和卫生行政主管部门负责本地区的人类遗传资源管理工作。

《人类遗传资源管理暂行办法》《中华人民共和国人类遗传资源管理条例》《人类遗传资源管理条例实施细则》《中华人民共和国生物安全法》《中华人民共和国刑法修正案（十一）（草案二次审议稿）》是人类遗传资源管理最主要的法律法规。人类遗传资源管理发展史见图22-1-1。

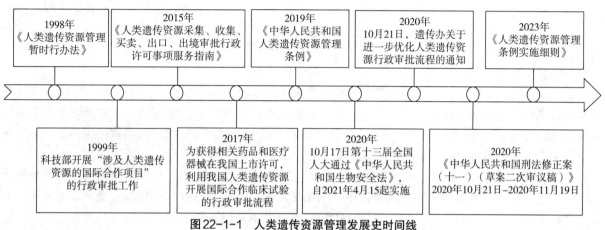

图22-1-1　人类遗传资源管理发展史时间线

（二）利用我国人类遗传资源开展的临床试验

在1998年颁布的《人类遗传资源管理暂行办法》中，凡涉及我国人类遗传资源的国际合作项目，须由中方合作单位办理报批手续。也就是说，只要是在中国境内开展，来源于中国人的样本都在管理范围内。所有外资机构参与的临床试验都必须在遗传办审批后才能启动，无论是否出境。而《中华人民共和国人类遗传资源管理条例》（2019年第717号）（以下简称《条例》）第二十二条规定：利用我国人类遗传资源开展国际合作科学研究的，需要共同提出申请并获得科技部批准。不过，为获得相关药品和医疗器械在我国上市许可，在临床机构利用我国人类遗传资源开展国际合作临床试验、不涉及人类遗传资源材料出境的，不需要审批，改为备案制。"备案制"指的是合作双方在开展临床试验前应当将拟使用的人类遗传资源种类、数量及其用途向国务院科学技术行政部门备案。国务院科学技术行政部门和省、自治区、直辖市人民政府科学技术行政部门加强对备案事项的监管，一旦监管中发现不符合规定会即刻叫停。《条例》第二十二条可以说是关于人类遗传资源管理最重要的变化之一。2023年《人类遗传资源管理条例实施细则》（2023年第21号）的出台深化"放管服"改革，优化了人类遗传资源活动行政许可与备案要求及流程，优化了人类遗传资源采集、保藏、国际科学研究合作行政许可，以及国际合作临床试验备案、信息对外提供或者开放使用事先报告的范围。例如，明确人类遗传资源信息管理范畴为人类基因、基因组数据等信息材料，不包括临床数据、影像数据、蛋白质数据和代谢数据；细化对境外组织、个人及其设立或者实际控制机构等外方单位的具体界定；新增"高血压、糖尿病、红绿色盲、血友病等常见疾病的人类遗传资源采集不纳入重要遗传家系管理"；为获得相关药品和医疗器械在我国上市许可的临床试验涉及采集活动无需申报采集审批；符合保藏许可申报的事项，无需另行申请采集许可；将为获得相关药品和医疗器械在我国上市许可的国际合作临床试验备案限定从临床机构扩大到临床医疗卫生机构，或者人类遗传资源在临床医疗卫生机构内采集并由相关药品和医疗器械上市许可临床试验方案指定的境内单位进行检测、分析和剩余样本处理，符合上述两种情形的国际合作审批将转为国际合作备案；已获得行政许可或者已完成备案的国际科学研究合作产生的数据信息在国际合作协议中约定由双方使用的，不需要单独进行信息事先报告和提交信息备份等规定。

同时在细则中也明确了外方单位的定义。在深化"放管服"改革基础上，强化人类遗传资源活动监管，实现从严监管和促进创新相结合，《实施细则》也对人类遗传资源管理监督检查和行政处罚的实体和程序进行了较为详细的规定。可以说《实施细则》的出台进一步提高了我国人类遗传资源管理规范化水平，使我国在人类遗传资源管理方面不断完善。

随着近年来中国医药产业的发展，外资大规模布局医药产业已成气候，产业链上的合作伙伴含外资成分屡见不鲜，并且在药企实际操作中，无论是检测PK样本还是PD样本，以及用到的多种数据库，完全不涉及外资的临床项目已经非常罕见。因此，与国际合作已成为我国临床试验的发展趋势。

1.外方单位若想利用中国人类遗传资源进行临床试验，必须采取与中方合作的形式进行。

2.若各合作方之间（申办者、CRO公司、临床试验机构、第三方实验室）有外资背景，则需申报国际合作。国际合作分为科学研究审批和临床试验备案，当试验满足临床试验备案的条件时（以上市为目的，在临床机构利用我国人类遗传资源开展国际合作临床试验、不涉及人类遗传资源材料出境），则需临床试验备案，不满足备案条件则需要进行科学研究审批。

3.当试验满足采集条件时（采集我国重要遗传家系、特定地区人类遗传资源或者采集国务院科学技术行政部门规定种类、用于大规模人群研究且人数大于3000例的人类遗传资源采集活动的人类遗传资源），需在国际合作科学研究审批或临床试验备案的基础上申报采集审批。若申报临床试验备案需先申报采集审批；若报科学研究审批可同时申报采集审批。

4.若有人类遗传资源材料出境（实体样本），则需申报材料出境审批。如同时申报国际合作科学研究审批，可在国际合作科学研究审批申报中列明出境计划，获批后再行申报材料出境审批可走简化流程。出境类别分为两类：①由于利用我国人类遗传资源开展的国际合作研究需要将其运送出境的，此类可单独申请，也可以在国际合作审批中提出计划，合并审批，届时实际出境时审批流程会加快；②因其他原因需要运输出境的，向科技部申请出境审批。特别注意：大规模人群研究且人数大于3000例的采集活动包括但不限于队列研究、横断面研究、临床研究、体质学研究等。为获得相关药品和医疗器械在我国上市许可的临床研究涉及的采集活动不在此列，无需申报采集审批。

5.若涉及人类遗传资源信息对外提供或公开发表（如使用外资EDC、内资EDC服务器在国外、数据提供至国外机构或个人等），需申报人类遗传资源信息对外提供或开放使用事先报告。

（三）申报类型

1.**不属于国际合作的**　若临床试验各参与方并不涉及外方单位，无需向遗传办备案或审批，只需通过伦理审查即可。如果遗传资源类型属于重要遗传家系、特定地区人类遗传资源和国务院科学技术行政部门规定种类（可参考罕见病目录）、数量（超过3000人）的人类遗传资源，需先申报采集审批。

2.**属于国际合作的**　可根据以下5种情况确定申报类型。

（1）临床试验是否以上市为目的　若以上市为目的，应申报国际科学研究合作审批或者国际合作临床试验备案；若不以上市为目的（如IIT），则应该申报国际科学研究合作审批。

（2）人类遗传资源　是否仅在临床试验机构内或者临床试验机构委托的单位内采集、检测、分析和剩余样本处理：若人类遗传资源仅在临床试验机构内或其委托的单位内采集、检测、分析和剩余样本处理，应申报国际合作临床试验备案；反之则申报国际科学研究合作审批。

（3）人类遗传资源是否出境　若人类遗传资源需出境，应申报国际合作科学研究审批和出境审批；反之则申报国际临床试验备案。

（4）是否属于重要遗传家系、特定地区人类遗传资源和国务院科学技术行政部门规定种类（可参考罕见病目录）、数量（超过3000人）的人类遗传资源：若人类遗传资源属于重要遗传家系、特定地区人类遗传资源和国务院科学技术行政部门规定种类（可参考罕见病目录）、数量（超过3000人）的，应申报采集审批；反之则不需要。

（5）人类遗传资源信息是否向境外组织、个人及其设立或者实际控制的机构提供或开放使用　若人类遗传资源信息向境外组织、个人及其设立或者实际控制的机构提供或开放使用，应申报信息对外提供或开放使用事先报告；反之则不需要。

人类遗传资源申报类型详细汇总见图22-1-2。

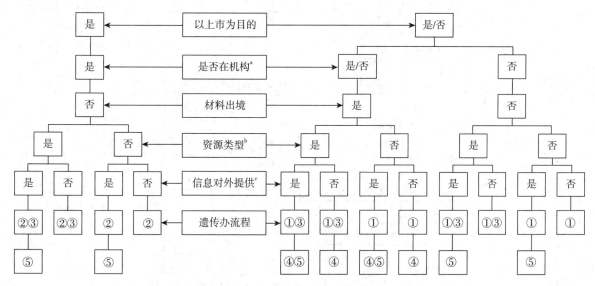

图22-1-2 人类遗传资源申报类型汇总

注：

a.人类遗传资源采集、检测、分析和剩余人类遗传资源材料处理等是否在临床医疗卫生机构内进行或者人类遗传资源在临床医疗卫生机构内采集，并由相关药品和医疗器械上市许可临床试验方案指定的境内单位进行检测、分析和剩余样本处理；

b.是否属于重要遗传家系、特定地区人类遗传资源和国务院科学技术行政部门规定种类（可参考罕见病目录）、数量（超过3000人）的人类遗传资源；

c.人类遗传资源信息是否向境外组织、个人及其设立或者实际控制的机构提供或开放使用。

①中国人类遗传资源国际科学研究合作审批行政许可事项服务指南（国际科学研究合作审批）；

②中国人类遗传资源国际合作临床试验备案范围和程序（国际合作临床试验备案）；

③中国人类遗传资源采集审批行政许可事项服务指南（采集审批）；

④中国人类遗传资源材料出境审批行政许可事项服务指南（出境审批）；

⑤中国人类遗传资源信息对外提供或开放使用事先报告范围和程序（信息对外提供或开放使用事先报告）。

（四）审批流程及申请材料

1.国际合作科学研究审批

（1）审批流程 国际科学研究合作审批流程见图22-1-3。

2020年10月19日中国人类遗传资源管理办公室发文《关于进一步优化人类遗传资源行政审批流程的通知》：国际合作科学研究审批提交伦理审查批件和临床试验批件、通知书或备案公布材料时间，由在线预申报时提交延后至正式受理时提交，但在线预申报时应提交临床试验审批受理通知书。

①简化流程后，网上预审查无需上传伦理意见，待网上预审查通过后再下载正式的申请书开始进行合作单位签章/单位审核意见的签署，并在形式审查递交纸质资料的同时上传合作单位签章及伦理意见；

②形式审查至正式受理会提供受理单，告知具体审查的批次；一般需要在行政许可审批会议时间前14个自然日将纸质材料递交到遗传办；

③国际合作科学研究审批若涉及材料出境审批可与其一同申报，之后材料出境审批走简化流程审批。

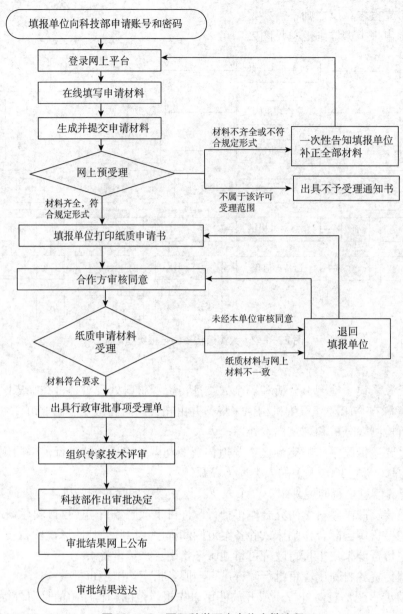

图22-1-3 国际科学研究合作审批流程

（2）注意事项

①在利用我国人类遗传资源开展国际合作科学研究过程中，研究目的、研究内容发生变更，研究方案涉及的人类遗传资源种类、数量、用途发生变更，或者申办方、组长单位、合同研究组织、第三方实验室等其他重大事项发生变更的，被许可人应当向科技部提出变更申请，办理变更审批手续。国际合作科学研究审批变更的申请流程和初次申请一致，研究过程中涉及到变更，及时申请，获批后方可开展变更后的内容；取得人类遗传资源国际科学研究合作行政许可后，出现下列情形的，被许可人不需要提出变更申请，但应当向科技部提交事项变更的书面说明及相应材料，主要包含以下情况：①研究内容或者研究方案不变，仅涉及总量累计不超过获批数量10%变更的；②除申办方、组长单位、合同研究组织、第三方实验室以外的参与单位发生变更的；③合作方法人单位名称发生变更的；④研究内容或者研究方案发生变更，但不涉及人类遗传资源种类、数量、用途的变化或者变更后内容不超出已批准范围的（特别说明：①申请单位提交非重大事项的材料后，科技部对申报材料进行形式审核，确认是否属于非重大变更范畴，符合要求的予以接收，不符合要求的予以退回。②非重大事项变更总量累积不超过10%是指已获批总量的基础上累积增加不超过10%。对于涉及增加新的人类遗传

资源类型，按重大事项变更申报；不同人类遗传资源类型有一种总量变化累计超过10%，按重大事项变更申报。减少已获批人类遗传资源数量或人类遗传资源单位规格变小等情况，无需申报。③多次非重大事项变更后，导致变更量超过最初审批量10%，在超过最初获批量10%的当次变更申报时，应将历次所有非重大变更量累加后，按重大事项变更申报）；

②国际合作变更审批，申请增加人类遗传资源样本的，应同时申请增加相应的人类遗传资源信息；

③获得变更审批决定前可按照原获批事项开展研究，变更的事项应在许可利用中国人类遗传资源开展国际合作涉及变更的获得同意变更审批决定后方可开展。

（3）申请材料　国际科学研究合作审批材料见表22-1-1。

表22-1-1　国际科学研究合作审批申请材料

序号	提交材料名称	原件/复印件	份数	纸质/电子	备注
1	申请书	原件	1	纸质和电子	系统填报，形式审查通过后，下载申请书，合作各方在合作单位签章页签字盖章，上传至系统后递交纸质材料至遗传办窗口。
2	法人资格材料	复印件	1	纸质和电子	指合作各方的法人资格材料； 法人资格材料包括企业法人营业执照或事业单位法人证书或民办非企业单位登记证书等，临床试验机构仅上传组长单位的材料。
3	伦理审查批件	复印件	1	纸质和电子	参与临床试验机构的伦理审查批件可以与组长单位同时提交，也可以在组长单位备案成功后提交； 伦理审查批件应包含审查意见、审查材料清单、签字盖章页、伦理委员会成员签到表等内容； 外文伦理审查批件应提供中外文对照版本。
4	知情同意书文本	复印件	1	纸质和电子	版本号和伦理意见上的一致。
5	研究方案	复印件	1	纸质和电子	版本号和伦理意见上的一致。
6	国际合作协议文本	复印件	1	纸质和电子	外文协议文本应为中外文对照版本； 指合作各方之间的所有合作协议文本。
7	涉及人类遗传资源的采集、转运、检测、销毁等协议文本	复印件	1	纸质和电子	如涉及应提供（第三方实验室、销毁单位等协议）。
8	临床试验批件、通知书或备案公布材料	复印件	1	纸质和电子	以上市为目的的临床试验应提供；如无建议则提供说明。
9	既往行政审批书	复印件	1	纸质和电子	如果不是首次申报，需提供。
10	承诺书	原件	1	纸质和电子	组长单位获得行政许可后，各参与临床试验机构将本单位伦理意见、知情同意书文本及签字盖章的承诺书提交至遗传办备案成功，即可开展项目。

2.国际合作临床试验备案

（1）审批流程　国际合作临床试验备案审批流程见图22-1-4。

（2）注意事项

①获得备案号即可开展试验，但并不表示国务院科学技术行政部门认可备案材料符合《中华人民共和国人类遗传资源管理条例》的相关规定。推荐公示后再开展试验；

②国际合作临床试验备案如果发生变更应及时终止备案记录，上传总结报告后重新备案。其中不

涉及人类遗传资源的使用情况的变更或仅涉及合作期限变化的，不需要重新备案，但需要在电子平台上传变更说明。

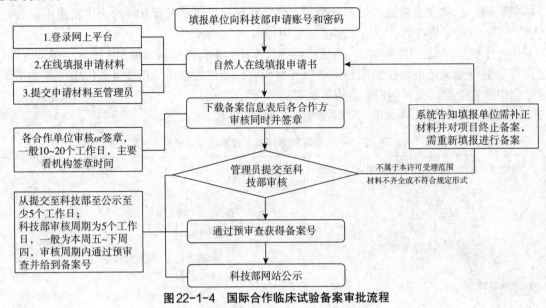

图 22-1-4 国际合作临床试验备案审批流程

（3）申请材料 国际合作临床试验备案申请材料见表22-1-2。

表 22-1-2 国际合作临床试验备案申请材料

序号	提交材料名称	纸质/电子	备注
1	备案信息表	电子	合作单位签章页在系统提交单位管理员之后下载模板，下载后签字盖章后上传。
2	法人资格材料	电子	需上传合作各方的法人资格材料，包括企业法人营业执照或事业单位法人证书或民办非企业单位登记证书，临床试验机构仅上传组长单位的材料。
3	伦理审查批件	电子	参与临床试验机构的伦理审查批件可以与组长单位同时提交，也可以在组长单位备案成功后提交； 伦理审查批件应包含审查意见、审查材料清单、签字盖章页、伦理委员会成员签到表等内容。
4	知情同意书文本	电子	
5	研究方案	电子	
6	国际合作协议文本	电子	指合作方之间的所有合作协议，需签字盖章； 协议应为中文版本的协议。
7	临床机构与其委托的检测机构签署的合作协议	电子	如涉及，应提供； 协议须明确委托检测的人类遗传资源材料的种类、数量、检测内容、转运方式、剩余样本和数据信息处理方式等，签字盖章； 协议应为中文版本的协议。
8	涉及人类遗传资源的采集、转运、检测、销毁等文本	电子	如涉及，必须提供中文版本。
9	临床试验批件、通知书或备案公布材料	电子	

续表

序号	提交材料名称	纸质/电子	备注
10	承诺书	电子	模板从系统下载，要求签字盖章，由所有参与临床试验机构提供； 参与临床试验机构在组长单位获得备案号后，将本单位伦理意见及本单位签字盖章的承诺书上传至网上平台，即可开展临床试验。

3.人类遗传资源采集审批

（1）审批流程　人类遗传资源采集审批流程见图22-1-5。

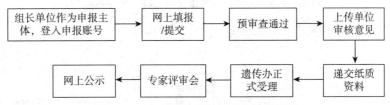

图22-1-5　人类遗传资源采集审批流程

（2）注意事项　2020年10月19日中国人类遗传资源管理办公室发文《关于进一步优化人类遗传资源行政审批流程的通知》：采集审批提交伦理审查批件时间，由在线预申报时提交延后至正式受理时提交。

（3）申请材料

表22-1-3　人类遗传资源采集审批申请材料

序号	提交材料名称	原件/复印件	份数	纸质/电子	备注
1	申请书	原件	1	纸质和电子	系统填报，纸质盖章（申请单位审核意见）提交； 通常用组长单位的账号进行申报。
2	法人资格材料	复印件	1	纸质和电子	法人资格材料包括企业法人营业执照或事业单位法人证书或民办非企业单位登记证书等。
3	知情同意书文本	复印件	1	纸质和电子	版本号和伦理意见上的一致。
4	伦理意见	复印件	1	纸质和电子	同国际合作科学研究审批。
5	采集方案	复印件	1	纸质和电子	申请单位自拟，没有固定的模板； 采集方案Word版文件上传； 样本量计算说明作为附件上传。
6	研究方案	复印件	1	纸质和电子	
7	人类遗传资源管理制度	复印件	1	纸质和电子	通常由组长单位提供。
8	合作协议文本	复印件	1	纸质和电子	如涉及应提供； 文件名应为：××单位与××单位的合作协议。
9	项目既往行政审批书	复印件	1	纸质和电子	如涉及应提供。

4.人类遗传资源材料出境审批

（1）审批流程　人类遗传资源材料出境审批流程见图22-1-6。

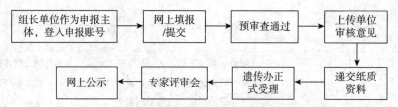

图22-1-6 人类遗传资源材料出境审批流程

（2）申请材料 人类遗传资源材料出境审批申请材料见表22-1-4。

表22-1-4 人类遗传资源材料出境审批申请材料

序号	提交材料名称	原件/复印件	份数	纸质/电子	备注
1	申请书	原件	1	纸质和电子	预审查通过后，完成单位审核意见的签署，上传系统后递交纸质材料。
2	法人资格材料	复印件	1	纸质和电子	提交合作各方的法人资格材料；法人资格材料包括企业法人营业执照或事业单位法人证书或民办非企业单位登记证书等。
3	知情同意书	复印件	1	纸质和电子	提供知情同意书文本，后面附上受试者签字页。
4	伦理审查批件	复印件	1	纸质和电子	
5	中国人类遗传资源国际合作科学研究审批决定书	复印件	1	纸质和电子	如涉及需提供。
6	中国人类遗传资源出境审批决定书	复印件	1	纸质和电子	如涉及需提供。

5.信息对外提供或开放使用事先报告

（1）审批流程 信息对外提供或开放使用备案审批流程见图22-1-7。

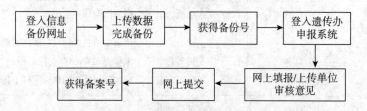

图22-1-7 信息对外提供或开放使用事先报告审批流程

（2）申请材料 信息对外提供或开放使用事先报告申请材料见表22-1-4。

表22-1-4 信息对外提供或开放使用事先报告申请材料

序号	提交材料名称	原件/复印件	要求
1	备案信息表	电子	单位签章页签字盖章。
2	法人资格材料	电子	法人资格材料包括企业法人营业执照或事业单位法人证书或民办非企业单位登记证书等。
3	中国人类遗传资源国际合作科学研究审批决定书	电子	如涉及需提供。

6.人类遗传资源保藏审批

（1）审批流程

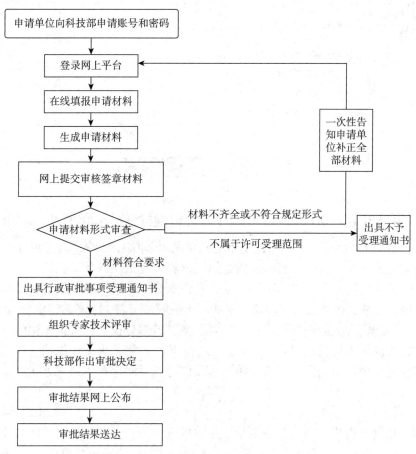

（2）申请材料

表22-1-6 人类遗传资源保藏审批申请材料

序号	提交电子材料名称	要求
1	申请书	网上平台填写
2	法人资格材料	法人资格材料如企业法人营业执照或事业单位法人证书或民办非企业单位登记证书等材料 作为申请书附件上传
3	知情同意书文本	作为申请书附件上传
4	伦理审查批件	伦理审查批件应包含审查意见、审查材料清单、签字盖章页、伦理委员会成员签到表等内容。审查材料如涉及版本号和版本日期应注明 作为申请书附件上传
5	保藏方案	保藏方案包括但不限于保藏目的、保藏流程、保藏计划等。 作为申请书附件上传
6	保藏管理制度	保藏管理制度包括但不限于管理机制和岗位职责、样本入库和出库管理制度、人类遗传资源登记、处理、使用记录和档案管理制度、人员培训制度、安全管理制度、保密管理制度、应急预案和处置方案等 作为申请书附件上传
7	保藏技术文件	保藏技术文件包括但不限于设施设备管理要求、场地环境管理要求、人员配置、技术操作规范和质量控制体系文件等 作为申请书附件上传

续表

序号	提交电子材料名称	要求
8	人类遗传资源合法来源证明材料	作为申请书附件上传
9	保藏场所布局平面图	如涉及，请提供 作为申请书附件上传
10	其他证明材料	如涉及，请提供 作为申请书附件上传

第二节　案例解析

（一）申报中国人类遗传资源国际合作科学研究审批材料不规范案例

【案例描述】某制药公司拟开展一项以上市为目的的药物临床试验，向遗传办申报中国人类遗传资源国际合作科学研究审批批件被驳回，原因是提交材料填写错误以及不完整。①在合作方处填写了某制药公司、某临床试验机构、某CRO公司、某第三方实验室、某EDC提供商；②申请书中涉及的人类遗传资源为全血、血清、血浆、组织切片、尿液，不销毁情况表中人类遗传资源类型填写组织切片，销毁情况表中人类遗传资源类型填写全血；③法人资格材料部分仅上传某临床试验机构的法人资格材料；④血浆样本在某临床试验机构收集，在某第三方实验室检测，未见该机构与该第三方实验室签署的委托协议；⑤申请书中涉及的人类遗传资源样本及信息长时间保存于第三方实验室或物流公司，未说明理由。

【解析】1.问题分析

（1）合作方是指参与合作的所有中方单位、外方单位。为获得相关药品和医疗器械在我国上市许可的临床试验合作方包括临床试验申办者、临床试验机构（单中心或组长单位）、CRO公司、第三方实验室等。EDC提供商不实质性参与合作，不应填写为合作方；

（2）申请书中涉及的人类遗传资源在处置方案中填写不全，未填写血清、血浆、尿液样本的处置方案；

（3）合作方法人资格材料不全；

（4）涉及人类遗传资源的采集、转运、检测、销毁等协议文本如涉及需提供；

（5）第三方实验室受委托开展检测工作，物流公司负责运输，永久保存或使用人类遗传资源应有充分理由。

2.解决办法或改进措施

（1）合作方填写制药公司、临床试验机构、CRO公司、第三方实验室等全部合作单位名称；

（2）填写申请书中涉及的全部人类遗传资源的处置方案；

（3）申请人应上传全部合作方的法人资格材料。如合作方为企业，需上传营业执照；如合作单位为事业单位，需上传事业单位法人证书；

（4）临床机构应与其委托的单位签署正式协议，明确委托检测和分析的人类遗传资源材料的种类、数量、检测内容、转运方式、剩余样本和数据信息处理方式等，并对其委托的活动负责；

（5）需要修改人类遗传资源保存方式或说明长期保存理由。

（二）未经许可携带人类遗传资源出境以及将信息对外提供案例

【案例描述】某公司与某临床试验机构有意向与国外某高校机构开展关于抑郁症的中国人类遗传资源国际合作研究，在申请得到人类遗传资源国际合作临床试验备案号后，该机构未经许可将部分人类遗传资源携带出境。此外，该机构未经许可使用外资EDC系统录入该临床试验人类遗传资源信息。

【解析】1.问题分析

（1）《中华人民共和国人类遗传资源管理条例》第二十二条"为获得相关药品和医疗器械在我国上市许可，在临床机构利用我国人类遗传资源开展国际合作临床试验、不涉及人类遗传资源材料出境的，不需要审批"。该机构将部分人类遗传资源携带出境，违反了国际合作临床试验备案的申报原则。因涉及到人类遗传资源材料出境，还应申报中国人类遗传资源材料出境审批行政许可；

（2）《人类遗传资源管理条例实施细则》（2023年第21号）第三十六条"将人类遗传资源信息向境外组织、个人及其设立或者实际控制的机构提供或者开放使用的，中方信息所有者应当向科技部事先报告并提交信息备份"。该机构未通过中国人类遗传资源信息对外提供或开放使用事先报告后直接将该临床试验中已获取的部分人类遗传资源对国外高校机构提供并开放使用。

2.解决办法或改进措施

（1）立即暂停试验，并说明已出境材料使用情况。属于国际合作的临床试验，若涉及人类遗传资源出境，应申报国际合作科学研究审批。此外，还需申报材料出境审批。可在国际合作科学研究审批申报中列明出境计划，获批后再行申报材料出境审批可走简化流程。国际合作科学研究与材料出境合并审批，届时实际出境时审批流程会加快。待审批完成后方可开展国际合作研究；

（2）使用外资EDC系统涉及人类遗传资源信息对外提供，中方信息所有者应当向科技部事先报告并提交信息备份后才能使用该外资EDC系统；

（3）严格按照《中华人民共和国人类遗传资源管理条例》及《中华人民共和国生物安全法》规定开展项目，完善机构相关SOP及管理制度，设置专人专管，并加强相关法律法规知识培训。

（三）未按规定进行国际科学研究合作变更审批手续案例

【案例描述】A公司欲与B医院合作开展一项国际合作临床试验，已向遗传办申报国际科学研究合作审批。在开展临床试验前拟使用人类遗传资源数量为456例，而之后方案发生变更，实际受试者筛选例数562例，入组289例。

【解析】1.问题分析　根据2023年7月《中国人类遗传资源国际科学研究合作行政许可事项服务指南》：取得人类遗传资源国际科学研究合作行政许可后，开展国际科学研究合作过程中，研究目的、研究内容发生变更，研究方案涉及的人类遗传资源种类、数量、用途发生变更，或者申办方、组长单位、合同研究组织、第三方实验室等其他重大事项发生变更的，被许可人应当向科技部提出变更申请。科技部规定变更的事项一定要事先得到批准才能开展。

2.解决办法或改进措施　暂停试验，待科技部通过变更审批手续后再继续开展试验。对于此种情况，建议提前申报变更事项。

第三节　思考拓展

（一）中方单位与外方单位如何界定，是否只看企业性质及法人国籍？如果申办者属于纯内资，CRO公司是中外合资企业，临床试验只在中国境内开展，且数据、遗传资源材料不出境，数据统计方不是此CRO公司。此种情形是否属于国际合作范畴？

答：营业执照会显示企业类型，如外国法人独资、合资等，在开通网上申报系统时，要求提交本单位的营业执照，以及单位为中方/外方单位的说明材料（如企业信用信息公示报告），依据提交资料界定中方/外方单位。注意如果营业执照是合资，一般会被定义为外方。此种情况属于国际合作范畴，与CRO公司承担的具体职责无关。判别国际合作范畴最简单的方法是：在填写申报书封面时所涉及的申办者、临床试验机构、CRO公司以及第三方实验室这四家单位是否有任何一方为外方单位。如果有，则需要按国际合作进行申报。

（二）如果外资企业出资医院做上市后的临床试验项目是否需要申报遗传办？如需申报按照哪种形式申报？

答：《中华人民共和国人类遗传资源管理条例》第二十一条规定：国外组织及个人设立或者实际控制的机构（以下称外方单位）需要利用我国人类遗传资源开展科学研究活动的，应当遵守我国法律、行政法规和国家有关规定，并采取与我国科研机构、高等学校、临床试验机构、企业（以下称中方单位）合作的方式进行。外资企业出资医院要看医院最终的性质，如果在工商局登记的性质是外资企业，那就属于外方单位，按照遗传办的规定，如果申办者是中方单位，属于国际合作科学研究。如果申办者也是外方单位，遗传办则认为不能进行这样的试验，因为法规说必须要采取中外合作的方式开展研究。

（三）向中央随机化系统（IWRS）录入诸如受试者年龄、性别等数据是否需要进行备份备案？

答：是否需要进行数据备份备案主要看向系统中录入的数据是否属于人类遗传资源信息。只向IWRS系统中录入年龄、性别等人口学数据，不需要进行备份备案。当人口学数据和临床数据在一起时，比如说在患者的血液样本上标记了他的年龄等，这时候人口学数据属于临床数据，需要进行备份备案。

（四）某研究者发起的临床试验，因研究者没有意识到需报国际合作审批，已入组1例受试者，目前方案讨论会发现此问题，计划申请补报，请问该机构还能再继续入组吗？补报是用新的定稿方案还是按原方案？申请书里在哪部分需要体现已经入组了，后面意识到再补报的情况？还是需要走哪些程序？

答：没有经过国际合作科学研究审批就已入组已是违规，应该立即叫停该临床试验，待获取遗传办批件后重新开始。申请补报时应详细说明已入组的情况及背景信息，在申请书摘要部分以及附件中体现，并将原有方案及更新版本一同提交，等待遗传办专家审核结果（驳回或同意解释予以审批）。

（五）在一项临床试验中，遗传办批准的组织切片是每片3mm×1.5mm×6μm，而实际中有一例受试者的组织切片厚度是7μm。发生这种情况应该如何处理？

答：此种情况属于实际操作与遗传办审批通过的材料有偏离。①该偏离需要在临床试验总结报告中如实撰写和报告，且单位应自查如实上报主管部门；②自人类遗传资源管理自查发现存在切片厚度两者不一致情况以后，后续切片的厚度严格按遗传办批准的组织切片每片3mm×1.5mm×6μm执行；③对研究团队进行培训，严格按遗传办审批执行，如发生变更应及时向遗传办申请变更。

参考文献

［1］李宾.预言2020年临床研究行业变化［N］.医药经济报，2019-10-21(005).

［2］王瓅珏，吴明凤，王丹蕾，等.加强对药物临床试验中人类遗传资源的管理［J］.中国新药杂志，2018，27（11）：1299-1302.

第二十三章　Ⅰ期/BE试验病房建设管理

第一节　基础理论

（一）概述

Ⅰ期临床试验是指新药首次的人体研究，一般观察健康受试者对于新药的耐受程度和药代动力学规律，为制定给药方案提供科学依据。而Ⅰ期临床试验病房则是指进行新药Ⅰ期临床试验的场所。与此同时，BE试验也一般都在Ⅰ期临床试验病房中进行。BE试验是指在相似的试验条件下单次或多次给予相同剂量的试验用药品后，受试制剂中药物的吸收速度和吸收程度与参比制剂的差异在可接受范围内，在药物一致性评价里起到重要的作用。

Ⅰ期/BE试验病房（以下统称为"试验病房"）需要严格落实2020版GCP、《药品注册管理办法》（2020年7月）、《药物Ⅰ期临床试验管理指导原则（试行）》（2011年12月）等相关法律法规的要求。首先要符合药物临床试验机构普通病房的基本要求，并按照相应的规范建立运行。同时作为对健康人进行临床试验的场所，试验病房需具有相对的独立性，并配备专职的医护人员进行试验操作，以便集中安排受试者的给药、作息、饮食等，随时观察受试者试验过程中发生的不良事件，有效地保障受试者的权益与安全，从而提高临床试验的研究质量与管理水平。

（二）试验病房的场所和设施设备

1.试验场所　试验病房应有满足开展Ⅰ期/BE试验所需的空间场所，且具有相对独立的、安全性良好的病房区域，保障受试者的安全性及私密性，应设有包括但不限于：受试者知情同意室、更衣室、体检室、观察病房、采血室、抢救室、活动室、餐饮室、试验用药品储存和准备室、生物样本处理和储存室、办公室、会议室、档案室和监控室等，并具有安全良好的网络和通讯设施（详情见表23-1-1）。

2.设施设备　试验病房应根据工作需要配备相应的仪器设备，尤其应配备保护受试者的相应抢救和监护设施设备，例如心电监护仪、心电图机、除颤仪和呼吸机，并配有供氧和负压吸引装置等。在系统配备方面，需设有门禁系统和紧急开启装置、病房管理系统、温湿度监控系统、监控系统、紧急呼叫系统、消防系统、防火防盗和备用电源设备等（详情见表23-1-1）。

表23-1-1　试验病房的场所及相应的设施设备

场所	设施设备
知情同意室	桌椅、文件柜、监控装置、同步时钟等。
更衣室	桌椅、寄存柜、病房专用病服、同步时钟等。
体检室	桌椅、体检床、12导联心电图机、体温计、体重计、血压计、酒精呼气仪、监控装置、同步时钟等。
观察病房	病床、拉帘、床头设备带、输液泵、注射泵、厕所、淋浴间、阳台、加锁窗户、监控装置、同步时钟等。
采血室	采血椅、电子输液泵、推车、静脉留置针、监控装置、同步时钟、黄光灯等。
抢救室	抢救病床、呼吸机、除颤仪、心电监护仪、吸引器、抢救车、急救药品、设备带、监控装置、同步时钟、备用电源等。
活动室	桌椅、饮水机、电视、书籍、报纸、棋牌、监控装置、同步时钟等。

续表

场所	设施设备
餐饮室	桌椅、微波炉、饮水机、餐具、消毒柜、电子秤、监控装置、同步时钟等。
试验用药品准备和储存室	桌椅、调配台、超净工作台、药物保存柜、2~8℃冰箱、阴凉柜、温湿度监控、黄光灯、避光帘、防盗网、监控装置、同步时钟等。
生物样本处理和储存室	桌椅、实验台、生物安全柜、普通离心机、低温高速离心机、制冰机、移液枪、-20~-40℃冰箱、-60~-80℃冰箱、备用电源、黄光灯、避光帘、监控装置、同步时钟等。
护士站/工作台	桌椅、电脑、条码枪、条码打印机、腕带打印机、回呼系统、监控装置、视频监控系统、同步时钟等。
办公室	桌椅、电脑、饮水机、打印机、电话、文件柜、监控装置、同步时钟等。
会议室	会议桌椅、电脑、投影仪、监控装置、同步时钟等。
档案室	桌椅、文件柜（防火、防潮、防虫、防盗）、温度湿度计、监控装置、同步时钟等。
监控室	桌椅、视频监控系统、监控显示器、文件柜、监控装置、同步时钟等。

（三）试验病房的人员配备

试验病房应配备病房负责人、研究者、研究医生、研究药师、研究护士及其他工作人员，所有人员应具备其岗位相适应的专业特长、资质和能力。

试验病房的工作人员必须熟悉掌握《药品注册管理办法》（2020年7月）、《药物临床试验管理规范》（2020年7月）、《药物Ⅰ期临床试验管理指导原则（试行）》（2011年12月）等法律法规和要求，并参与临床试验知识和技能的相关培训，获得GCP证书，培训内容包括但不限于：GCP等相关法律法规、指导原则、技术规范、管理制度与SOP、试验方案设计等。

1.试验病房负责人 病房负责人总体负责试验病房的管理工作，保障受试者的权益与安全。病房负责人应具备医学或药学本科以上学历并具有高级职称，具有5年以上药物临床试验实践和管理经验，组织并参与过3项以上药物临床试验。

2.研究者 研究者负责Ⅰ期/BE试验的全过程管理，熟悉与临床试验有关的资料与文献，确保试验顺利进行。研究者应具备医学或药学本科或以上学历、高级技术职称，具有系统的临床药理专业知识，至少5年以上药物临床试验经验，有过3项以上以注册为目的药物临床试验的经历。

3.研究医生 研究医生协助研究者进行医学观察和不良事件的监测与处置。研究医生应具备执业医师资格，具有医学本科或以上学历，有参与药物临床试验的经历，具备急诊和急救等方面的能力。试验过程中所涉及的医学判断和临床决策均需由研究医生作出。

4.研究护士 研究护士负责Ⅰ期/BE试验中的护理工作，进行不良事件的监测。研究护士应具备执业护士资格，具有大专或以上学历，以及相关的临床试验经验和能力，且接受过急诊和急救方面的培训。试验病房至少有一名具有重症护理或急救护理经历的专职护士。

5.研究药师 研究药师负责临床试验用药品的管理等工作，包括试验用药品的接收、贮存、分发、回收、留样、退还及未使用的处置等，保证试验用药品管理遵守相应规定并保存记录。研究药师应具备药学本科或以上学历，具有临床药理学相关专业知识和技能。

6. CRC CRC通常负责整理与临床试验相关的文件，以及协助研究者和受试者的访视安排和联系等工作。CRC应具有医学、药学、护理等相关专业背景，大专以上学历，接受过临床试验相关培训并且能提供GCP有效证书，具有良好的沟通和团队协调能力。

7.其他人员 主要包括项目管理员、数据管理员、统计人员、质控员、生物样本管理员等，且均应具备相应的资质和能力，并获取GCP有效证书。

8.病房规模 一般试验病房至少要具备8张病床，配备1名病房负责人、1~2名研究医生、2~4名研究护士、1~2名研究药师、1~2名研究助理，以及相应的保洁人员和安保人员等，以完成各项临床试验任务。

（四）试验病房的管理制度和SOP

试验病房应制订相应的管理制度和SOP，并及时更新和完善，保证临床试验按照GCP等规范实施，确保受试者安全，严格控制临床试验中各种影响试验结果的主、客观因素，确保试验数据真实、可靠，保证试验顺利进行并提高临床试验质量。

1.管理制度 试验病房应制定能有效实施的管理制度，应包括但不限于临床试验运行管理制度、合同管理制度、人员管理制度、文件管理制度、质量管理制度、试验用药品管理制度、受试者管理制度、试验场所和设施管理制度、仪器和设备管理制度等（表23-1-2）。

表23-1-2 试验病房的管理制度

管理制度编码	管理制度名称
XXX-CTC-ZD-001-1.0	临床试验运行管理制度
XXX-CTC-ZD-002-1.0	试验病房工作管理制度
XXX-CTC-ZD-003-1.0	试验病房安全管理制度
XXX-CTC-ZD-004-1.0	试验病房卫生管理制度
XXX-CTC-ZD-005-1.0	人员及培训管理制度
XXX-CTC-ZD-006-1.0	合同管理制度
XXX-CTC-ZD-007-1.0	财务管理制度
XXX-CTC-ZD-008-1.0	经费管理制度
XXX-CTC-ZD-009-1.0	质量管理制度
XXX-CTC-ZD-010-1.0	文件管理制度
XXX-CTC-ZD-011-1.0	档案室管理制度
XXX-CTC-ZD-012-1.0	场所和设施管理制度
XXX-CTC-ZD-013-1.0	仪器和设备管理制度
XXX-CTC-ZD-014-1.0	试验用药品管理制度
XXX-CTC-ZD-015-1.0	受试者管理制度
XXX-CTC-ZD-016-1.0	生物样本管理制度
XXX-CTC-ZD-017-1.0	受试者权益保护管理制度
XXX-CTC-ZD-018-1.0	不良事件报告及处理制度
XXX-CTC-ZD-019-1.0	试验数据管理制度
XXX-CTC-ZD-020-1.0	试验废弃物品管理制度

注：XXX（药物临床试验机构拼音首字母）–CTC（试验病房）–ZD（制度）–001（文件编号）–1.0（版本号）。

（1）人员及培训管理制度

①目的：建立 I 期/BE 试验病房人员的规范化培训制度，以保证所有参加临床试验的相关人员得到GCP、相关法律法规和SOP等的培训，从而保证临床试验的质量。

②适用范围：参加培训人员包括试验病房的负责人、研究医生、研究药师、研究护士、统计学人员、秘书、临床协调员等所有工作人员。

③试验开始之前：试验开始之前项目负责人及所有参与临床试验的相关研究人员必须经过一系列必要的培训，以保证其熟悉GCP、国家相关法律法规及临床试验的SOP等。培训的内容依据相关研究人员职能的不同而不同。

④培训内容：培训内容包括但不限于2020版GCP，国家相关法律法规［如《药品注册管理办法》（2020年7月），《中华人民共和国药品管理法》（2019年12月）等］、试验运行管理制度、试验相关的SOP（例如不良事件的处理、应急预案等）、研究人员的相关职责、I 期/BE 试验基本的理论与相关指导原则。

⑤培训要求：试验病房所有研究人员均应参与培训，并获得GCP证书。定期开展院外培训，聘请国内外GCP专家来院进行相关知识专题培训，或选派研究人员外出参与全国举办的GCP培训班和相关法律法规学习班等，培训回院后应进行PPT汇报所培训的内容。院内培训应一年开展两次，并鼓励研究人员参与各种形式的讲座。

⑥培训申请与登记：外出培训的人员应填写《外出培训申请表》和《外出培训登记表》，院内培训人员应填写《培训签到表》等。所有的培训都应进行记录、并及时归档。

⑦培训考核：重要的培训内容应实施考核，以确保培训人员全面掌握。

（2）仪器和设备管理制度

①目的：确保试验病房中所使用的仪器和设备能够准确地正常运作，保证试验过程的质量。

②适用范围：适用于试验病房中的仪器和设备管理。

③仪器设备的使用：试验病房的仪器设备操作人员需接受《仪器设备使用和保养的SOP》培训，培训后方能使用相应的仪器设备；操作人员需对设备进行使用前检查，严格遵照产品使用说明书和SOP进行操作；使用完毕后应妥善保存原始记录，对仪器设备进行检查及复位。登记仪器使用记录。

④仪器设备的保养：应根据不同仪器的要求定期对仪器设备进行日常保养；设备科负责大型设备的预防性维修及保养，以及监督设备保修厂家的定期上门保养；保养方或外修方根据与院方签订的合同或协议对大型设备进行关键性的保养，或在更换重大核心部件时进行连带地系统保养，使用科室应积极配合保养工作顺利进行，设备科应做好监督、记录工作。

⑤仪器设备的校正维护：试验病房负责定期请仪器公司对仪器设备进行检验和校正，并且登记备查；仪器设备发生故障时，如不能自行排除故障，应及时向设备科报修。属自行处理好的故障，也应登记备参查；若设备科无法自行修复该设备，应立即向设备管理部门汇报。属保修范围内的，也同时向保修方报修，试验病房应停止该设备的使用。

⑥仪器设备的相关证明文件：质量管理员负责定期收集试验病房的室间质量评价证书和仪器设备校正合格报告等证明文件或复印件。

2. SOP　试验病房的SOP至少应包括以下几大类（但不限于）：试验设计、试验实施过程、试验用药品管理、不良事件处理、数据管理、试验总结报告、文件管理、质量控制等。另外，试验病房也应配备试验过程中各类设备仪器使用的SOP，以及不良事件的应急预案（见表23-1-3）。

表23-1-3　试验病房的SOP

类别	SOP
试验设计	人体耐受性试验方案设计的SOP
	人体药代动力学试验方案设计的SOP
	BE试验方案设计的SOP
	病例报告表设计的SOP
	原始记录表设计的SOP
	知情同意书设计的SOP
	试验总结报告设计的SOP
受试者管理	受试者招募的SOP
	受试者知情同意的SOP
	受试者筛选入选的SOP
	受试者留取标本的SOP
	受试者入院须知宣教的SOP
	受试者随机分组的SOP
	受试者饮食管理的SOP
	受试者采血困难处理的SOP
	受试者退出试验的SOP

续表

类别	SOP
试验用药品管理	试验用药品接收的SOP
	试验用药品贮存的SOP
	试验用药品分发的SOP
	试验用药品回收的SOP
	试验用药品留样的SOP
	试验用药品退还的SOP
	试验用药品销毁的SOP
	给药前准备的SOP
	静脉注射给药的SOP
	静脉输液给药的SOP
	口服给药的SOP
	透皮贴剂给药的SOP
	鼻喷剂及气雾剂给药的SOP
生物样本管理	生物样本编码的SOP
	静脉血样采集的SOP
	尿样标本采集的SOP
	生物样本交接的SOP
	生物样本离心的SOP
	生物样本分装的SOP
	生物样本保存的SOP
	生物样本运输的SOP
	生物样本接收的SOP
	生物样本处置的SOP
数据、文件管理	试验原始数据记录和修改的SOP
	病例报告表记录和修改的SOP
	文件资料归档保存的SOP
	试验病房文件借阅的SOP
	电子文件及其保存的SOP
	试验数据统计分析的SOP
不良事件处理	不良事件及严重不良事件处理的SOP
	严重不良事件报告的SOP
	危重患者转诊的SOP
	试验用药品揭盲与破盲的SOP
仪器设备管理	仪器设备使用登记的SOP
	仪器设备维护校准的SOP
	仪器设备故障处理的SOP
	高速冷冻离心机使用的SOP
	微量移液器使用的SOP
	超低温冰箱使用的SOP
	冰箱使用的SOP
	呼吸机使用的SOP
	电动吸引器使用的SOP
	心电除颤仪使用的SOP

续表

类别	SOP
仪器设备管理	心电监护仪使用的SOP
	注射泵使用的SOP
	输液泵使用的SOP
	血气分析仪使用的SOP
应急预案	心跳呼吸骤停的应急预案
	过敏性休克的应急预案
	急性支气管哮喘的应急预案
	药物中毒的应急预案
	呼吸衰竭的应急预案
	急性肾功能衰竭的应急预案
	急性心肌梗死的应急预案
	室性心动过速的应急预案
	急性大咯血的应急预案
	低血糖的应急预案
	晕厥的应急预案
	呕吐的应急预案
	腹痛的应急预案
	腹泻的应急预案
	药物性肝功能损伤的应急预案
	严重药疹的应急预案

（1）BE试验方案设计的SOP

①目的：建立BE试验的方案设计规范，确保试验设计的科学性和可靠性，保证受试者的权益。

②适用范围：适用于试验病房中的BE试验。

③药品和试剂：药品和试剂名称、结构特征、结构式、理化性质、剂型、给药剂量、给药途径、生产厂家名称、批号、有效期。

④研究总体设计：两制剂、单次给药、交叉试验设计，适用于一般药物。两制剂、单次给药、平行试验设计，适用于半衰期较长的药物。部分重复或完全重复交叉试验设计，适用于部分高变异药物（个体内变异系数≥30%）。

⑤受试者选择：受试者的选择一般应符合以下要求（但不限于）：年龄在18周岁以上（含18周岁）；应涵盖一般人群的特征，包括年龄、性别等；如果研究药物拟用于两种性别的人群，一般情况下，研究入选的受试者应有适当的性别比例；如果研究药物主要拟用于老年人群，应尽可能多地入选60岁以上的受试者；入选受试者的例数应使生物等效性评价具有足够的统计学效力。筛选受试者时的排除标准应主要基于安全性方面的考虑。当入选健康受试者参与试验可能面临安全性方面的风险时，则建议入选试验药物拟适用的患者人群，并且在试验期间应保证患者病情稳定。

⑥空腹及餐后生物等效性：食物与药物同服，可能影响药物的生物利用度，因此通常需进行餐后BE试验来评价进食对受试制剂和参比制剂生物利用度影响的差异。对于口服常释制剂，通常需进行空腹和餐后BE试验。但如果参比制剂说明书中明确说明该药物仅可空腹服用（饭前1小时或饭后2小时服用）时，则可不进行餐后BE试验。对于仅能与食物同服的口服常释制剂，除了空腹服用可能有严重安全性方面风险的情况外，均建议进行空腹和餐后两种条件下的BE试验。如有资料充分说明空腹用药可能有严重安全性风险，则仅需进行餐后BE试验。

⑦生物样本采集：一般检测血浆或血清中的药物或其代谢产物浓度。设计样本采集时间，最好使其包含吸收、分布、消除相。一般建议每位受试者每个试验周期采集12~18个样本（包括给药前的样

本）。采样时间不短于3个末端消除半衰期。根据药物和制剂特性确定样本采集的具体时间，要求应能准确估计药物峰浓度（C_{max}）和消除速率常数（λz）。末端消除相应至少采集3~4个样本以确保准确估算末端消除相斜率。除可用AUC_{0-72}来代替AUC_{0-t}或$AUC_{0-\infty}$的长半衰期药物外，AUC_{0-t}至少应覆盖$AUC_{0-\infty}$的80%。实际给药和采样时间与计划时间可能有偏差，建议采用实际时间进行药动学参数计算。

⑧分析方法：用于BE试验的生物样本分析方法应经过全面的方法学验证，在选择性、灵敏度、精密度、准确度、重现性等方面应符合要求。常用的分析方法有HPLC、HPLC-MS、HPLC-MS/MS等。

⑨评价生物等效性的药代动力学参数：吸收速度通常采用C_{max}和T_{max}进行评价；吸收程度/总暴露量（AUC），对于单次给药研究，建议采用如下两个参数评价吸收程度：从0时到最后一个浓度可准确测定的样本采集时间t的药物浓度-时间曲线下面积（AUC_{0-t}）和从0时到无限时间（∞）的药物浓度-时间曲线下面积（$AUC_{0-\infty}$）。对于多次给药研究，建议采用达稳态后给药间隔期（τ）内的药时曲线下面积$AUC_{0-\tau}$评价吸收程度。

⑩BE试验报告：报告中建议应包含的药代动力学相关信息包括但不限于：受试者编号、给药周期、给药顺序、制剂种类；血药浓度和采血时间点；单次给药的AUC_{0-t}、$AUC_{0-\infty}$、C_{max}，以及T_{max}、λz和$t_{1/2}$；稳态研究：$AUC_{0-\tau}$、$C_{max, ss}$、$C_{min, ss}$、$C_{av, ss}$、$T_{max, ss}$，以及波动系数$[(C_{max, ss}-C_{min, ss})/C_{av, ss}]$和波动幅度$[(C_{max, ss}-C_{min, ss})/C_{min, ss}]$；药动学参数的个体间、个体内和（或）总的变异（如果有）。

⑪生物等效性的判断标准：一般情况下，单次给药提供参数（AUC_{0-t}、$AUC_{0-\infty}$、C_{max}），稳态研究提供参数$AUC_{0-\tau}$、$C_{max, ss}$。上述参数几何均值比值的90%置信区间数值应在（80.00% ~ 125.00%）范围内（包括边界值）。对于窄治疗窗药物，应根据药物的特性适当缩小90%置信区间范围。

（2）静脉血样采集的SOP

①目的：建立Ⅰ期/BE试验临床试验中静脉血样采集的SOP。确保血液样本采集操作规范，并符合方案要求。从而监督和提高临床试验质量，保障临床试验顺利进行。

②适用范围：适用于试验病房中的静脉血样采集操作过程。

③血样采集前评估交流：根据受试者病情、进食情况、肢体活动情况、穿刺部位皮肤情况等，以及和受试者沟通并解释接下来的血样采集过程，评估受试者在静脉血样采集的合作程度和风险。

④血样采集前的物资准备：确保手套、止血带、采血针、采血管、留置针、消毒用物、弯盘、冰浴盒等相关的采血物资准备充分，并需要双人核对清点，保证数量和质量是合格的。

⑤血样采集前的信息核对：核对血样采集文件、受试者身份、采血管标签、采血点等信息是否一致。核对血样采集时间，确保血样在预定时间内采集，防止超窗。

⑥血样采集的操作过程：血样采集的操作严格按照方案的规定和SOP（例如采用留置针、避光操作、加入稳定溶剂、采血后的冰浴措施等）。采血部位通常采用肘部静脉，在采血部位之上扎止血带，嘱患者紧握拳头，使静脉充盈显露；用碘伏棉签自所选静脉穿刺处从内向外，顺时针方向消毒皮肤，消毒范围为半径5cm的圆形区域；拔除采血针的护套，一手固定血管，另一手拇指和示指持穿刺针，按静脉穿刺法穿刺血管；见回血后将胶塞穿刺针直接刺入采血管的胶塞盖的中央，血液被自动吸入采血管内；嘱受试者松拳，同时松止血带，迅速拔出针头，用干棉签按压穿刺点；含抗凝剂的采血管要立即缓慢上下颠倒摇匀6~8次；采用注射器采血的，拔出针头后须取下针头，将所需血量沿管壁注入采血容器中，如有抗凝剂需充分摇匀。采血操作者需填写相应的《现场采血记录表》，记录实际的采血开始时间和结束时间，以及记录其他信息（例如采集血样量、采集后是否上下颠倒混匀等），需操作者和核对人双人签名。

⑦血样采集完成后：采集血样按照《生物样本操作处理手册》和方案等要求进行样本处理。按照《医疗废物处理SOP》处理血样采集过程中产生的医疗废物（例如采血针、手套、口罩等）；叮嘱受试者需注意事项，例如保持上身直立状态、不能过度活动和激烈运动、饮水饮食限制要求等；观察受试者是否有不适，若不适应及时通知研究者；告知受试者接下来应配合的事项等。

第二节 案例解析

（一）试验病房的场所设计案例

【案例描述】某药物临床试验机构筹建Ⅰ期/BE试验病房，其试验病房的场所平面设计见图23-2-1，请分析其试验病房场所设计是否合理。

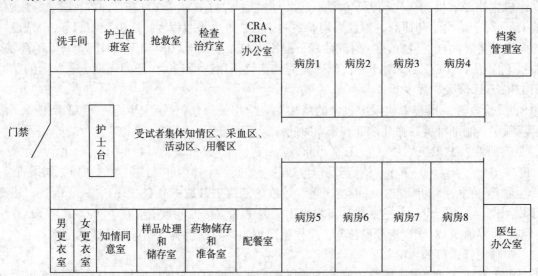

图 23-2-1 某药物临床试验机构的试验病房场所平面设计图

【解析】1.受试者采血区、活动区、用餐区没有满足相对独立要求 根据《药物Ⅰ期临床试验管理指导原则（试行）》（2011年12月）中"试验区、办公区、用餐区和活动区应各自独立"的要求，图中的受试者采血区、活动区和用餐区都在同一区域内，没有使其分隔开来，保持相对独立。这样会令受试者的采血过程或者受试者用餐过程存在污染的风险，受试者采血过程受到其他受试者的活动影响等，干扰了试验执行，从而影响试验的质量以及受试者的安全性。因此需要采取一定的措施使其保持各自独立，若实在没有场地，可以安装医用隔帘布轨道或者采用可移动的屏风进行隔断区域，从而达到相对独立的要求。

2.抢救室设计没有遵循就近原则 关于抢救要求，《药物Ⅰ期临床试验管理指导原则（试行）》（2011年12月）中规定试验病房应具有原地抢救以及迅速转诊的能力，配备抢救室，具有必要的抢救、监护仪器设备和常用的急救药品、紧急呼叫系统等，确保受试者得到及时抢救。虽然图中配备了抢救室，但相对于受试者的观察病房隔了好几个房间，假设受试者在观察病房中发生需要抢救的突发情况，需要马上转移到抢救室进行抢救，在此过程是分秒必争，每分每秒都可能影响受试者的抢救，故为了保证受试者得到及时抢救，建议抢救室设计应遵循就近原则，应设置在观察病房中央地带，如果地方不好安排，至少也要在观察室旁边。

（二）试验病房的第三方评估案例

【案例描述】某药物临床试验机构新建成Ⅰ期/BE试验病房，现委托第三方专家组对试验病房的开展条件及能力方面进行了现场评估检查，包括但不限于以下方面：组织架构、场地和设施设备、人员配备、管理制度和SOP等。

【解析】1.组织架构

（1）缺乏授权任命文件 试验病房的人员职责分工应得到病房负责人的授权任命文件，同时需有任命期限，从而保证人员分工的合法性。

（2）缺乏组织架构图 试验病房的组织架构需要有清晰明确的组织架构图来直观明了地反映试验病房的架构情况。

2.场所和设施设备

（1）缺乏保护受试者安全的设施设备 发现观察病房缺乏吸氧装置，设备带功能不全；缺乏与急诊科或ICU建立的绿色通道，院内转运受试者大于10分钟；受试者观察病房的厕所或留样间缺少防滑设施等情况，以上情况均没有充分考虑受试者在试验过程中可能发生的潜在安全隐患，试验病房的场所和设施设备的配置必须充分保障受试者的权益与安全；

（2）监控系统部分设置不合理 发现监控屏幕位于护士站并朝向外部公共区域；安装监控系统的电脑未见设置账户和密码；未有向受试者提醒监控的标识等，以上情况均缺乏充分保护受试者的隐私，根据GCP要求，在临床试验实施过程，应当保护受试者的隐私和其相关信息的保密性。故监控系统装置的设置需考虑能真实记录试验操作过程的同时，也需要考虑保护受试者的私密性；

（3）缺乏设置黄光灯 发现药物准备和储存室、生物样本和储存室缺少黄光灯设备，没有充分考虑当试验用药品需要避光操作或者生物样本具有光不稳定性时需要避光处理的情况。

3.人员配备

（1）人员分配不合理 发现存在缺乏试验病房的内部质控人员，仅有机构办兼职质控；研究医生负责领药核对以及给药环节（口服）；药物管理员为护理人员、非药学人员等情况，以上情况反映出试验病房缺少内部质控员等关键工作人员、工作人员职责不明确和岗位相应的资质不符等情况，人员的配备和相应岗位的资质要求均应符合《药物I期临床试验管理指导原则（试行）》（2011年12月）的规定。

（2）GCP知识和临床试验流程不熟悉 发现部分研究人员的GCP培训证书为5年前的，同时新版2020版GCP实施后，并没有去接受新版GCP培训并获得证书；部分研究人员缺乏I期/BE试验临床试验的经验，对临床试验流程不熟悉等情况，试验病房的工作人员应该在至少近三年内参加过GCP和I期/BE试验研究技术规范相关学习与培训，同时必须具有参与相关临床试验的经历。

4.管理制度和SOP

（1）参考的法律法规未作及时更新 发现制度和SOP中参考文献和附录的法律法规和指导文件等为旧版，例如新版2020版GCP、《药品注册管理办法》（2020年7月）等法律法规已经实施了将近1年，试验病房的制度和SOP尚未根据新版的法律法规作出及时更新，违背了制度建设的合规性原则，因为继续沿用旧版法律法规，将不再具有法律效力，甚至可能导致试验过程违背新版法律法规的要求，因此管理制度和SOP需根据新出台的法律法规做到及时更新，与时俱进；

（2）可操作性不强 发现部分SOP的操作性不强，例如仪器SOP未明确仪器的品牌型号；开通绿色通道，转运危殆受试者至ICU需在5分钟内等情况，经过现场实践，发现是不能按照SOP操作实现的，缺乏可操作性。因此相关制度和SOP制订需要考虑其可操作性，做到结合实际，行之有效，研究人员能严格根据SOP执行"写我所做，做我所写"；

（3）缺少部分重要SOP和应急预案 缺少部分操作的SOP，如试验设计SOP中缺耐受性试验设计SOP；生物样本交接、离心处理SOP仅限于BE试验，没有I期试验的操作；不良事件处理的应急预案及其内容不够全面，过敏性休克治疗的SOP缺肾上腺素使用等，以上均反映试验病房需建立在试验过程中具体的、可操作的SOP，以及各种应急预案上，以保证试验实施过程规范可靠，试验结果科学准确，受试者安全得到保障。

（三）I期/BE试验中方案违背案例

【案例描述】某药物临床试验机构新建成I期/BE试验病房，并开展了数项I期/BE试验，发现实际操作过程中，在某些操作会较常出现方案违背的情况，并对其进行汇总分析。

【解析】1.采血困难，导致采血点超窗

（1）采血困难的处理方法　首先，当研究护士对受试者无法完成正常采血操作，可以在采血时间窗允许时间内尝试多一两次，实在无办法采血的，为防止接下来的受试者采血时间超窗，产生一系列的影响，马上按照《受试者发生采血困难的SOP》执行。应马上由机动护士和机动CRC备用接替，对该名采血困难的受试者继续尝试采血，原研究护士继续下一位受试者的正常采血过程。机动护士和机动CRC需要及时记录采血时间，并说明运用机动人员的原因（受试者采血困难），并且签上自己的姓名。需要注意的是，当此采血困难的受试者最后采血成功后，应让该受试者放松心情，研究者尽快找到解决方法，以备下一轮密集采血过程中再次发生其采血困难的情况。

（2）预防采血困难措施　将Y形留置针换成直型留置针进行采血，加强对研究护士埋留置针和采血的培训，加强对采血困难应急处理的培训；加强对研究药师的培训，减少实际给药时间与预计给药时间的间隔，防止实际采血时间窗与预计采血时间相差较大，导致超窗；采血过程仍需要考虑当天的气候温度，因为气温较低使得受试者出现血管收缩、血液循环受限、血管弹性较差等情况，容易导致受试者在采血过程中发生采血困难，最终采血超窗，甚至影响采集血液的质量。为防止低温对受试者血样采集造成影响，应对受试者做好保暖措施，包括升高试验病房的中央空调温度和给予受试者足够的保暖衣物、暖水袋等。

2.受试者依从性低

（1）给药不配合　发现给药过程，有部分受试者出现捂嘴动作、吐药动作，将药含在口腔舌头下面，喝水也未吞下药物；有受试者出现用药不完全，口服液给药后发现嘴角有药液流出等情况，受试者给药不配合的情况会影响试验数据的结果及其可靠性。因此需要加强对受试者思想教育和用药培训；加强对研究药师口腔检查培训以及对研究医生的培训；加强口腔检查的力度，可采用棉枝检查喉咙深处、舌下及牙龈脸颊间缝隙的措施，完全排除藏药的可能，保证受试者按方案要求顺利用药。

（2）试验过程不遵循方案要求　发现在试验过程中，包括在院外清洗期间，部分受试者不遵循方案的要求，例如不配合试验过程的饮食管控、合并服用其他药物、吸烟饮酒、在外进食辛辣油腻的食物、甚至在试验期间怀孕等情况，以上方案违背的情况均会给试验结果引入许多偏倚，最终导致试验结果不准确、不可靠。因此，要预防方案违背的发生，就要充分做好受试者依从性管理。

在受试者招募、知情同意、筛选入住、饮食、用药、采血、观察、出组等各流程中，都要规范管理受试者。尤其在受试者宣教上，要充分告知受试者，使其清晰了解试验项目的相关要求，包括试验药物信息、试验期间的违禁行为和违背试验方案的结果等。应尽可能结合受试者的实际情况，用能够理解的语言和方式进行培训，解除受试者的顾虑，建立信任感。另外，研究者和CRC要与受试者保持良好的沟通，随时针对受试者提出的相关疑问进行解答。在院外清洗期或随访期，要持续与受试者保持联系，了解受试者近期有无不适，服用其他药物和有做违禁行为等，要叮嘱并提醒受试者仍需要遵循方案的相关规定。

第三节　思考拓展

（一）Ⅰ期/BE试验病房中受试者活动室和就餐室能否为同一区域？

答：能够在同一区域。在《药物Ⅰ期临床试验管理指导原则（试行）》（2011年12月）[3]第十三条中提出餐饮区和活动区应各自独立，故只要保证能够提供相对独立的空间供受试者活动及就餐就可以，例如使用可移动的屏风进行分隔。另外配餐室需要有独立的房间及门禁系统方便工作人员进出，考虑到就近和方便，配餐室可以设置在活动室旁边，也可以在就餐室中分隔出独立的空间并设置传递窗口进行食物的准备与分发。

（二）Ⅰ期/BE试验病房中一定要设有单独的受试者接待室吗？

答：是的。虽然2020版GCP仍未明确规定要有单独的受试者接待室，但是根据其第二十三条（四）研究者或者指定研究人员应当充分告知受试者有关临床试验的所有相关事宜，包括书面信息和伦理委员会的同意意见；第二十三条（五）知情同意书等提供给受试者的口头和书面资料均应当采用通俗易懂的语言和表达方式，使受试者或者其监护人、见证人易于理解；二十三条（六）签署知情同意书之前，研究者或者指定研究人员应当给予受试者或者其监护人充分的时间和机会了解临床试验的详细情况，并详尽回答受试者或者其监护人提出的与临床试验相关的问题。

以上三条我们理解为给予受试者充分的时间和机会了解、提出并得到答复，这需要有单独的空间能够让受试者与研究者面对面提出问题并得到解答，同时研究者有必要单独询问受试者是否明白试验的详细情况，还有什么问题需要解答或是否自愿参加试验，同时知情的发生过程和具体时间均需要详细记录。因此一定要设有单独的受试者接待室。

（三）Ⅰ期/BE试验有餐后给药的设计，请问对于餐后试验中，高脂餐的要求是什么？

答：根据《以药动学参数为终点评价指标化学药物仿制药人体等效性试验技术指导原则》（2016年3月）中关于高脂餐的标准组成，建议采用对胃肠道生理功能和药物生物利用度影响大的餐饮进行餐后BE试验，如高脂（提供食物中约50%的热量）高热（800~1000千卡）饮食。其中蛋白质约提供150千卡热量，碳水化合物约提供250千卡热量，脂肪约提供500~600千卡热量。推荐一份典型的试验用西餐包括：两份黄油煎蛋、两片培根、两片黄油吐司、4盎司煎土豆饼以及8盎司全脂牛奶。或者一份试验用中餐包括：猪肉（肥瘦比为2∶1）75g，煎蛋1枚，油菜100g，总共使用约20ml菜籽油烹饪，主食为馒头100g，稀饭150ml。在试验报告中应给出试验餐的热量组成说明及其科学依据。

（四）如果在Ⅰ期/BE试验病房中受试者入院期间发现有方案违禁行为，该如何处理？

答：要看具体是何种违禁行为，然后根据方案要求执行处理。如果私带其他药品进行服用，需告知研究者及申办者，记录并共同确认处理方法，若满足方案的退出标准则中止其试验并退出试验；如果为私带香烟，需马上复测尿烟碱检查，并根据研究方案及药物特点判断是否退出。

（五）试验病房中住院时间较长的临床试验怎样进行受试者统一管理？

答：有些药物需要住院期间较长，如7天以上，受试者又需遵从方案的要求，例如不能剧烈活动、不能饮酒、不能喝茶、不能服用饮料等，如果允许其在医院自由活动又不能进行一对一管理，则可以根据具体情况设立专门的受试者管理人员统一组织活动，如棋牌、看电影或一起在院内一定区域散步、活动等，并耐心与受试者沟通，解决其具体问题，提高受试者依从性。

（六）采血过程中一般记录采血时间点的标准是什么？采血时间窗如何界定？

答：采血时间点的记录以统一操作时间为准，如以血液采出瞬间为采血开始时间，拔针时间为采血完毕时间，所有受试者的全部采血点均以此为标准记录。虽然目前对于时间窗设定没有明确的法律法规要求，一般来讲，采血时间窗需要依据半衰期的时长和采血间隔来设定，若半衰期短，在吸收相及第一个半衰期时段内，采血间隔设置比较密集，允许与计划采血时间的操作误差范围为采血间隔的1%内；若半衰期长，时间窗可以宽一些，如采血间隔的2.5%或5%。项目具体执行的采血时间点和时间窗还是要根据方案规定执行，以方案为基准。

（七）假如现需要建设一个Ⅰ期/BE试验病房，需要有什么分区及相应的硬件和软件？

答：根据《药物Ⅰ期临床试验管理指导原则（试行）》（2011年12月）的要求进行病房建设。分区建设：建立具有相对独立的、安全性良好的病房区域，保障受试者的安全性及私密性，设有检查室、知情同意室、抢救室、试验药品存放室、档案室、活动室等临床试验功能室，所有房间（体检室、更衣室、洗手间除外）均有监控系统和同步时钟等。硬件建设：设计定做临床试验专用采血车，配备抢救车、带锁的档案柜（防火、防潮、防虫、防盗）、药品柜和温湿度计、办公室配备文件柜（带锁）、传真机、联网计算机和复印设备，同时也需要配备办公计算机和医院信息系统管理计算机等。软件建设：依据临床试验相关的法律法规制订管理制度和SOP。制订药物Ⅰ期/BE试验常用的制度和SOP，包含接触到受试者或生物样本的所有人、物、环境及试验全过程，确保研究人员的行为都有章可循、有据可依。

参考文献

［1］杜萍，李鹏飞，刘丽宏.Ⅰ期药物临床试验质量管理的特点［J］.中国临床药理学杂志，2017，33（13）：1244-1247.

［2］颜羽，雷雨燕，杨红英，等.医院Ⅰ期药物临床试验病房实行临床试验过程管理分析［J］.中国医药科学，2020，10（1）：243-246+255.

［3］王泽娟，王兴河.新药物Ⅰ期临床试验病房规范化管理实践与效果［J］.护理管理杂志，2017，17（6）：430-432.

第二十四章　CRC 的管理

第一节　基础理论

（一）定义

临床研究协调员（clinical research coordinator，CRC）作为研究团队一员，指经研究者授权，并且接受相关专业知识和技能培训的，在临床试验中协助研究者从事和医学判断工作无关的人员，随着对临床试验的伦理、科学与效率等各方面要求的逐渐提高，药物临床试验中越发需要有专职人员从整体上协调。在CRC出现之前，这些工作主要由研究医生、护士、药剂师及试验机构的管理人员担任，但这些专业人员有自身职责，兼任临床试验的协调工作，常常会因为职责不明、分身乏术等原因而带来各种问题，造成试验研究的质量得不到保证。因而，20世纪90年代最先在美国出现了专门对临床试验全过程进行协调的职业——CRC。

（二）CRC和临床研究护士的区别

在国内新药临床试验快速发展的背景下，越来越多的SMO公司成立以及伴随着越来越多的CRC进入行业内，CRC正在取代部分临床研究护士的角色内容。然而，目前在国际上，临床研究护士的工作类别相对独立，工作内容和任务明确。临床研究护士作为临床研究团队的一部分，对病人和健康受试者进行临床研究的专项护理工作。

与CRC相比，临床研究护士专注于对受试者的临床护理，而CRC主要参与临床研究，包括与患者沟通或家属知情同意，对患者及其家属进行教育和咨询。虽然工作重点不同，但都涉及受试者沟通协调，项目运行，在临床试验和研究中起着关键作用。二者的区别主要体现在以下几点。

1.两者的聘用单位不同：临床研究护士一般为机构内部的专职研究护士，为医院内部编制内人员。而CRC的可以由机构聘用，也可以由SMO公司聘用；

2.两者的专业背景有所差别：临床研究护士一般为护理专业出身，并且在成为临床研究护士之前有作为一般临床护士的工作经验，具有较强的专业护理知识和基本技能。而CRC的大部分为护理、药学等相关专业，不一定拥有护理相关的基本理论以及技能，可能无法提供专业的护理照顾，也很难从专业的角度发现潜在的不良事件，无法为受试者及其家属提供专业的宣教，更无法给临床护士专业的指导；

3.在生物样本采集和管理中，临床研究护士可以进行有创操作，所以负责血标本的采集。而大部分CRC作为院外非专业人员，不能参与对受试者的有创操作，只能在经过培训后可以参与生物样本的处理、离心及运送等非医学操作。临床研究护士具有护士执业资格，且执业注册地点就在医院，可执行血标本采集、生命体征测量、试验药物的配置和输注等护理操作和患者临床观察记录，不存在超范围执业的风险。CRC在填写CRF时，有时候需要电子住院病历和实验室报告里等机构内部资料，临床研究护士作为医院内部人员，能够更加安全有效的保障数据的来源可靠，同时保护患者的隐私。

（三）CRC基本资质要求

CRC基本资质要求包括但不限于以下几点：

（1）应以医学、药学、护理等相关专业为主，掌握一定的专业知识；

（2）大专及以上学历；

（3）接受过GCP和临床试验专业技术培训，熟读现行相关法律法规；

（4）药物临床试验基本知识，积极参加行业组织举办的药物临床试验基本知识培训；

（5）其他基本要求：良好的团队协作与交流能力；一定的办公设备和相关的使用能力，同时CRC需要通过不断学习不断更新自己的知识体系；

（6）基本职业道德：遵纪守法，爱岗敬业；质量为本，诚实守信；文明工作，服务热情；严谨细致，一丝不苟；

（7）职业道德守则：工作中认真负责，确保受试者的利益和安全，确保"三个依从性"符合要求——对临床试验的法律法规的依从性、对试验方案的依从性、对临床试验、SOP的依从性；努力推动项目进行，严格遵守《临床研究保密协议》的所有条款。

（四）国内CRC的培训途径

我国并没有正式的CRC培训机构，大部分CRC的培训是由其所在的公司或医院完成的，缺乏系统性。

（1）机构的培训途径主要包括但不限于

①行业和医院的GCP培训；

②本机构经验丰富的CRC的带教；

③科室内的业务学习和外院的进修学习；

④申办者的项目培训；

⑤医院的研究者会议。

（2）SMO公司以及申办者的CRC的培训途径主要包括但不限于

①新员工入职时公司内部的业务能力和GCP培训；

②定期的线上和线下培训；

③现场教学；

④经验丰富的CRC通过实际的项目对新CRC进行带教；

⑤前往其他中心培训。

（五）CRC的职责范围

CRC的工作范围因其所在的工作单位以及具体负责的试验项目不同，有一定的不同。一般在试验开始前，都会对CRC进行项目方案和操作技能培训，同时研究机构也会对其进行岗前培训，加强其对医院运行规则和流程以及相关SOP的认知。除不能进行临床诊治外，CRC的工作范围涉及临床试验的各个方面。

1.在临床研究开始前，经研究者授权，其工作包括但不限于

（1）准备研究者的资质文件，如个人简历、培训证书等；

（2）协助准备伦理申请材料，提交伦理审查；

（3）联系协调相关科室与人员参加临床研究项目启动会；

（4）在授权的范围内负责试验物资交接与财务管理工作；

（5）完成研究者授权的其他工作。

2.临床研究过程中，经研究者授权，CRC可承担的工作包括但不限于

（1）协助受试者的招募和入组；

（2）协调安排受试者访视：

①协助进行受试者知情同意和筛选；

②联系研究者与受试者进行访视，做好访视准备工作；

③合理安排受试者访视各工作；

④协助研究者进行不良事件的上报以及跟踪不良事件的转归情况。

（3）管理临床研究相关文件；

（4）在研究者授权范围内，对试验设备进行管理以及协助药品管理员管理研究药物和样本；

（5）根据原始记录及时准确EDC录入/CRF填写并及时回复相关质疑；

（6）管理受试者医学检验检查信息，但不得进行抽血等医学操作；

（7）协助研究者进行不良事件与严重不良事件的报告，但不得进行医学判断和医学处置；

（8）协助研究者进行内部（包括伦理委员会，机构办公室和其他科室）和外部（申办者监查和稽查人员等）的沟通联系；

（9）协助并接待CRA对试验项目的监查。

3.试验结束阶段，经研究者授权，CRC可承担的工作包括但不限于

（1）协助研究者对EDC/CRF的疑问进行合理解释；

（2）整理研究记录，协助工作人员进行文件保存与归档；

（3）协助完成研究者授权的其他工作。

（六）现行CRC管理模式及其优缺点分析

1.机构聘用专职CRC模式 该类型CRC与临床试验机构形成劳务合同关系。CRC为机构的内部工作人员，当研究者承接项目时，在签署临床试验合同的同时，与机构签署CRC服务协议。一个CRC可以同时承接多个在本院开展的项目。

（1）优点

①人员相对固定，对机构内部各科室的环境、人员、办事流程比较熟悉，有利于试验开展过程中与各相关人员进行沟通交流和项目高质量的进行，本身具有较高的医药学及护理的专业知识水平；

②对于研究者和临床试验机构而言，内部聘用CRC在沟通和会议安排等工作的开展中更加方便；

③在责任划分的层面上，相比SMO公司提供的CRC，内部聘用CRC更容易进行人员管理。

（2）缺点

①CRC管理的项目数量多，时间精力有限；

②大部分公立医院正式编制数量非常有限，作为机构自聘CRC难以落入编制，而在大型科研医院，项目数量较多，人员需求量大，造成了供需不平衡的局面；

③CRC在医院内是一种较为新兴的职业，其考核体系没有一个合适的参考，造成CRC的发展方向不太明确。

2.临床护士兼职模式 即由医院在科室内挑选护士作为CRC。

（1）优点

①熟悉医院的人员、场地、规则制度，灵活度和配合度好与相关部门开展合作更为便利。

②具有护士职业资格证，可被授权进行采血等常规护理操作；

③为医院内部人员，在通过医院的信息系统调取患者信息时，更有利于保证患者的隐私不被泄露。

（2）缺点

①护士工作压力大，需要同时应对临床试验和常规护理工作；

②护士本身的思维方式可能与GCP的要求存在偏差。

3.由SMO公司提供CRC 常见的服务外包模式，是当前通行的一种模式，由SMO派遣CRC参与研究单位的试验工作。即申办者将整个临床试验的CRC工作外包给某个SMO公司，同时与临床试验机构签订三方协议，由SMO公司将CRC派至机构工作。

机构也会根据对SMO公司项目完成质量以及团队大小，CRC的工作水平进行评估，从而选择长期合作的一家SMO或几家公司。该协作方式对于申办者而言，可以便于申办者的整体项目管理。

（1）优点

①SMO公司能够满足项目对CRC数量的需求；

②SMO公司的CRC为全职CRC，一般来说有更多的时间和精力去服务所协助的临床试验项目；

③SMO公司的CRC上岗前一般经过带教培训和相关考核。

（2）缺点

①因为CRC没有行业统一的要求和从业标准，导致从业人员水平参差不齐，这在SMO公司提供的CRC中更加突出，许多CRC缺乏专业所需的医药和护理相关知识；

②人员流动很大，由于工作压力大，缺乏职业方向和认同感，导致人员流动非常大，经常出现在试验项目开展过程中更换CRC的情况，影响试验的质量和进度，导致受试者缺乏安全感；

③不便于管理，对于驻院的SMO公司所提供的CRC，一般由机构和SMO公式共同管理，该类CRC大部分时间都待在医院，工作独立性强，SMO公司的管理较为薄弱。某些小型SMO公司所提供的不驻院的CRC，出于人力成本考虑，一般同时服务于好几个不同机构的项目，处于流动状态，一般机构和其接触的时间往往很短，缺少沟通和交流，不利于项目进行；

④机构外的CRC对医院的内部情况，如科室和规章制度了解很少，在开始项目之前需要一定的适应期，不利于项目的高质量的开展。

4.研究者聘用　最初常见的为研究者聘用研究生、科研秘书等作为其项目的CRC。该类CRC近似于院内工作人员，对院内环境和各个科室工作流程比较熟悉，有利于开展工作。该类人员有本职工作，CRC一般为兼职，常常无法两头兼顾，造成试验质量难以得到保障。目前，该类模式已经很难见到。

（七）CRC的日常管理

1.临床试验开始前对于CRC的管理事项包括但不限于

（1）机构需要认真审核SMO和CRC的资质证明文件；

（2）在CRC进驻中心后，机构需为CRC提供相关部门操作流程、临床试验规章制度、SOP、临床试验方案及操作要点等培训。

2.临床试验进行期间对于CRC的管理事项包括但不限于

（1）CRC应协助研究者筛选受试者、完成EDC录入/CRF填写等被授权工作；

（2）CRC到岗工作时需签到、填写工作日志，并接受机构的定期检查；定期向机构汇报项目进展，同时分析当前问题所在，及时改进；

（3）CRC是机构与研究者的沟通桥梁，能更快速高效地传递信息。CRC可及时发现问题，能有效减少方案偏离。CRC应尽早协助解答项目质量控制反馈的问题，减少重复犯错的概率。

3.临床试验结束时，机构综合评估CRC工作，以项目服务水平为基础进行全方位考核。通过考勤打卡了解CRC的出勤率，通过研究者了解CRC沟通协作能力、个人素质和工作态度等，有助于弥补机构对CRC监管的短板和盲区，提升机构的管理质量。

（八）CRC管理难点及相关建议

作为研究人员、申办方和受试者协会之间纽带，CRC在确保临床试验质量方面发挥着重要作用。研究人员采用CRC来辅助临床试验、也将成为必然趋势。但目前CRC的基本素质和职业能力参差不齐、业务培训缺乏、职业认同感较低、职业发展不明确。2020年10月DIA中国SMO协作组编制了《中国CRC行业蓝皮书》（第一版），其对CRC的基本职业要求、职业培训要求、职业水平评估、工作要求、监管等方面都有明确的规定。本指南将进一步推动我国CRC管理和培训体系的建设，促进CRC产业的健康规范发展。但是，目前国内对CRC的管理还没有系统性的方案示例，研究机构在CRC的管理上也存在一些问题。同时SMO公司在CRC的管理上也存在很多问题。例如对于外派CRC的管理，CRC的高离职率问题。

1.由申办者或CRO聘请CRC造成管理困难：CRC为临床研究协调员，其承担的工作任务，为目前研究者工作的一部分，其本身为研究团队的一分子。所以其工作质量需要由研究者来负责，如果工作出现问题需要由研究者承担责任，从更大一点的意义上来说，由研究机构承担责任。因此，挑选CRC

的过程中，为了更好的配合研究者完成试验，应该由研究机构和研究者主导。但实际工作中，经常碰到申办者指定 SMO 公司的情况。研究机构和研究者很多时候只能被动接受被指派的 CRC，同时需要后续对 CRC 的工作情况负责。例如，有的 CRC 在招募受试者时，只关注入组的进度，对筛查把握不够严格，影响临床试验的质量。

建议：因此，如果研究单位确需使用院外 CRC，其聘用及管理应由研究者决定，管理工作机构办公室参与。不建议采纳申办者指定某 SMO 公司的 CRC 到研究单位参与工作的方式。

正常情况下，一家机构会有其长期合作的一家或者几家 SMO 公司，在长期的合作过程中，机构与这些 SMO 公司形成较为良好的合作关系，信任由这些 SMO 公司所提供的 CRC 的项目服务水平。

2.机构如何对院外的 CRC 进行统一的管理？首先，目前 CRC 尚缺乏统一的资质认定。对于研究机构，一般要求 CRC 的公司派遣证明，CRC 简历，身份证明、学历证书以及 GCP 证书到机构办公室备案。很难对其工作能力进行真正考证和了解。其次，院外 CRC 一般处于流动状态，很多 CRC 可能承担多家医院的多个项目，在各家医院之间奔波。机构办公室仅能在其递交资料和入组受试者的时候了解到 CRC 的少量工作情况。如何对院内外 CRC 建立一个良好的培训和管理机制是机构值得思考的一个问题。

建议：由 SMO 公司和机构合作，定期开展线上或者线下的 CRC 工作汇报会议及培训，使机构和 SMO 公司更仔细地了解 CRC 近期的工作情况，根据其工作情况进行阶段性的考核评估，将考核结果与绩效挂钩。对 CRC 进行定期培训有利于提高其专业知识和技能，提高项目服务能力。

3.对于机构内的 CRC，如何建立一个良好的职业等级评估？从事院内 CRC 工作的职工，大多数为院内的研究护士。然而，进入到 CRC 行业后，由于脱离了原来的岗位，但其职称无法仍旧按照护士的职称评定进行。

建议：把院内 CRC 在临床试验过程中的考核结果，纳入其在原来岗位上的职业等级评估，建立较为完善的针对院内 CRC 的考核评价体系。

4. SMO 公司中 CRC 的离职问题：在一些 SMO 公司中，CRC 的离职率达到 40%，甚至更高。CRC 的突然离职使得一些项目必须中断，更换 CRC，这种中途更换 CRC 的现象较为普遍，导致临床试验的进度和质量受到影响，也会导致机构不满并且许多 CRC 承担多项临床试验，接触诸多保密信息，如试验方案、合作协议等，有泄露商业机密的风险。这些潜在的风险都应该引起足够的重视。

5.造成这个现象的原因主要有以下几点。

（1）薪资问题　SMO 公司在整个药物临床试验涉及的各类公司中，属于丙方的位置，在利益链条的末端，本身处于劣势地位，收益不多，公司往往缺乏足够的资金招募或者留住人才。

建议：基于提高临床试验质量的大方向，如何提高 CRC 的薪酬待遇，机构可与申办者、SMO 公司共同协商探讨提高 CRC 待遇的方案，如设立项目奖金，将 CRC 的院内考评纳入 CRC 薪酬管理体系等，使 CRC 的薪酬受其所负责的试验质量影响，这样将有助于提高 CRC 的工作积极性和工作效率。

（2）缺乏职业认同感和归属感　造成这个现象有很多原因，第一是办公环境问题。由于医院场地问题，大部分科室不能给予 CRC 一个良好的办公场所。其次，在与受试者进行沟通的时候，常常遭遇困难。例如有的患者依从性不好，不按时用药，服用禁忌药品，情节严重的会导致脱落，意味着之前的劳动全部无效，带来挫败感。CRC 处于服务方，作为临床试验的协调员，需要和各类人群打交道，在人际交往的过程中，会遇到对方配合度不高的情况，这就比较考验 CRC 的心理素质和自我调节能力了。CRC 一般处于外派的过程中，大部分时间待在医院，而本身不属于医院员工，所以可能会导致缺乏企业归属感和企业关怀。

建议：针对这一问题，医院应该提高对于 CRC 的尊重度和认可度，从领导层开始认可 CRC 的地位和工作，然后向下推广普及使各个科室认识到 CRC 的重要性。其措施包括给在医院的 CRC 配备工作牌并且统一着装等，加强 CRC 队伍的规范管理，还能对 CRC 可能的职业暴露进行保护，同时也能增强 CRC 的归属感和荣誉感。

（3）工作压力大　一般临床试验是的周期较为漫长。而 CRC 作为申办方，研究团队以及受试者三者的沟通方，在整个试验开展过程中需要处理大量的事务，工作压力较大。

建议：从SMO公司的角度出发，及时处理CRC的超负荷工作问题。公司可定期统计CRC的工作量，并进行合理分配。对于已经超负荷工作的CRC，应减少其工作负荷。

（九）院外CRC的聘用要点

1.利益回避 CRC与申办者的利益关系应尽量规避；

2.信息保密 包括受试者信息、申办方和研究机构信息；

3.各临床试验机构可根据各自管理要求收集资料备案（SMO的营业证书、雇佣关系证明、派遣函、CRC资质证明、培训证书及个人简历等）；

4.关注试验过程中授权与管理，比如要求院外CRC在临床试验机构工作时佩戴机构授予的身份牌；

5.合同与财务的合规性 一般分为三方二议和三方三议这两种合同模式。三方二议模式即为申办者直接委托医院聘请CRC，若为三方二议模式，则CRC的费用应由申办者支付至临床试验机构，再由临床试验机构支付至SMO。三方三议模式即为申办者直接从SMO公司聘请CRC去往医院工作，若为三方三议模式，则由申办者直接支付CRC费用至SMO。并且两种都要事先签署三方协议明确各方权利义务及职责；

6.若因CRC的离职或者其他原因需要更换CRC，SMO公司需要提前一个月或者更长时间向研究者和机构提出并按要求及时做好工作交接。

（十）CRC管理的优化措施

1.建立制度和标准操作程序SOP。此外一些医院如某大学附属医院还设有专门针对CRC的工作指引，该指引贯穿项目启动前、项目启动后以及项目结题三个阶段。

2.建立现场管理组织优选制度，以公开招标的形式择优任用，并与SMO公司签订一定时长的合作框架协议，根据承接项目数量，服务质量以及培训任务的完成情况更新优选合作的SMO；

3.定期邀请院内外临床试验方面的专家举办各种形式的培训，提高CRC的理论水平和实践技能；

4.研究者授权CRC的工作内容，由机构内部分管科研的护士负责协调和监督管理；

5.CRC的具体任用由机构协同研究者与申办者共同商议决定，并签署三方协议，获聘的CRC需将个人资料提交机构审查备案，由机构发放院内统一形式的工作牌；

6.增加CRC在医院内培训的频率，丰富培训的形式和内容如小组讨论、案例讨论、知识问答等。CRC的培训应有针对性，除了GCP培训，还应对新入职的CRC进行医院流程SOP培训，熟悉医院的工作流程，避免不必要的错误，提高工作效率。此外，要加强实际操作技能和沟通技能培训，也可定期组织CRC分享工作心得，分析工作重点和遇到的难点，讨论解决方案，总结经验教训。同时，研究者和职能部门也应认识到平时工作中存在的疏漏，给予CRC更多的尊重，积极配合CRC的工作，多听取他们的意见和建议，提高自身工作效率，尽可能满足临床试验的需求；

7.提高研究者的责任意识。研究者应明确，CRC作为协助者，是研究者的助手，但不能完全替代研究者。研究者在招募患者时，应做好宣教工作，向患者充分介绍CRC的角色定位，强调患者积极配合CRC工作的重要性和意义，以增强患者对CRC的依从性，减少CRC工作中的阻力。因为CRC本身不属医务系统，受试者很难真正产生信任感，不能给予其足够的尊重。如果不能与受试者很好地进行沟通和协作，将会给CRC的工作带来极大的阻力，并且不利于后续试验流程的开展；

8.与SMO公司一起建立较为健全的CRC项目服务水平评价和考核机制。因为大部分CRC本身属于SMO的员工，但其工作地点为医院，且工作内容为研究者所授权。所以在项目进行中和项目结束后，可根据设立的评价体系对其项目服务水平进行打分，其考核结果将影响CRC的绩效奖金和职业前景。具体的方法比如设立CRC不规范操作记录表（如表24-1-1所示），实行扣分制度等。研究进行中，若CRC达不到研究者的要求，可以通过机构向SMO提出要求更换CRC。

表24-1-1　CRC不规范操作记录表

序号	不规范事项	方案编号	操作人（CRC）/公司	日期	质控人员签字	CRC确认/申诉

第二节　案例解析

（一）SAE漏报案例

【案例描述】某乳腺癌项目的某受试者由于肺部感染入急诊内科治疗，经治疗后受试者病情得到缓解，情况稳定。但是在临近出院前一天，受试者的胃镜检查结果提示受试者有胃溃疡。主治医师建议受试者延长住院治疗，受试者延迟了两天出院。CRA在最近一次的监查时发现此次SAE上报存在问题。研究者已获知受试者入院的24小时内上报肺部感染SAE的首次报告。后在获知受试者出院后，在规定的时间内上报了肺部感染和胃溃疡的总结报告。而研究者及CRC未意识到胃溃疡导致的住院时间延长也属于SAE，需要单独进行SAE的上报。

【解析】1.导致此次SAE漏报的原因主要在于研究者以及CRC对于SAE的定义及上报要求不熟悉。根据2020版GCP对于SAE的定义，受试者在用药后延长住院时间，属于SAE；

2.虽然SAE的上报和判断为研究者的职责，但是从CRC管理的角度来看，机构或者是SMO公司都应该对CRC进行定期的法规和专业知识培训，使其对整个临床试验过程中的各项事务有一个更好的把握；

3.一般而言，研究者因为还要从事临床诊断治疗的工作，工作压力较大，因此CRC更应该具备扎实的专业知识，以便更好地协助研究者，避免出现工作失误；

4.此外项目组可以将此案例分享给其他中心，避免此类问题重复出现。

（二）CRC方案违背案例

【案例描述】稽查人员在对某治疗银屑病的项目进行稽查时发现，某批次的受试者血样由CRC送到检验科检验的登记时间早于检查单的开单时间，不符合逻辑。说明该检查单可能是在采血并且送样之后补开的，不符合SOP。后来经调查发现，该批次受试者的采血操作是由研究人员进行的，检验单也是在送样之后由研究者补开的，研究者因为当时赶着去查房，并未开具检验单。

【解析】1.按照规定未经授权的CRC不得进行采血操作的，应先由研究者开检查单，然后由授权的护士进行采血，CRC记录采血时间等数据，然后由CRC送至检验科。在这个过程中存在一条时间线，在本案例中前后顺序发生颠倒。研究者在未开检验单的情况下自己进行采血操作，并随后让CRC送至检验科，违反了SOP；

2.CRC在此案例中的失误在于未对研究者进行提醒，同时自己也参与了该过程，违背了SOP；

3.CRC在整个临床试验过程中不仅扮演着一个沟通和协调的角色，更重要的是要保证项目的质量，在研究者出现违背项目规定的行为时，应当提醒研究者，而不是听取研究者错误的命令，继续执行违背方案的操作。

（三）CRC违规作为公正见证人案例

【案例描述】 在某白内障项目中，一名受试者和其监护人都为文盲，负责该项目的CRC为该受试者寻找了一名公正见证人。但是在CRA对该项目进行监查时发现，该CRC为这名受试者安排的公正见证人为同属于一家SMO公司的负责另一个项目的CRC，不符合GCP中对于公正见证人的要求，违反了GCP。

【解析】 1.根据2020版GCP第十一条对于公正见证人的定义；公正见证人指与临床试验无关，不受临床试验相关人员不公正影响的个人，在受试者或者其监护人无阅读能力时，作为公正的见证人，阅读知情同意书和其他书面资料，并见证知情同意。很明显案例中两位CRC属于同事关系，容易受到影响，不允许作为公正见证人；

2.由于受试者缺乏阅读能力，而本身知情同意书的内容也较多，此类受试者很难将几页或者十几页的知情同意内容全部记住，因此是否可以在研究者进行知情的过程中进行录音并留存给受试者及其家属，同时结合公正见证人制度，确保此类受试者充分知情。

第三节 思考拓展

（一）作为CRC，如何处理与研究者的关系?

答：CRC的工作都是在研究者的授权范围之内的。CRC首先要做的就是完成好研究者授权的各项工作。CRC要具有严谨的工作态度，工作之前做好准备工作，例如随访前要与受试者沟通好，提醒受试者携带访视时所需的物品如剩余的研究药物等。其次，CRC要与研究者多沟通，熟悉研究者的工作习惯，以便更好地开展工作。最后，整个临床试验的进行都要依从方案，若研究者在工作过程中存在违背方案的行为，CRC要与其进行沟通并及时上报。

（二）在项目过程中，CRC如何处理与CRA的关系?

答：部分CRC工作定位不清，有的习惯于听从CRA的指令兼做CRA的工作，无法完全站在受试者的角度，帮助受试者权衡利弊，让受试者获得更多的支持，这种情况在由申办者提供CRC的模式下更明显。事实上，CRC和CRA是平等的合作关系，CRC可以拒绝CRA不合理的诉求，并被视为无效投诉，就算投诉对CRC也不会造成影响。CRA让CRC做的事情，如果在合同服务范围之外，且不合法规，CRC可以不做。但CRC也要做好本职工作，并积极配合CRA的工作，比如若研究者对于入排标准有疑问时，CRC应该及时反馈，入组进度较慢时，面对CRA催促应协助医生对病历系统进行查询，积极入组受试者。

（三）突发公共卫生事件情况下，如何降低作为感染风险较高人群CRC的感染风险?

答：1.由机构或者SMO为CRC提供足够的防疫物资，包括N95口罩，护目镜，防护服等；

2.使CRC的工作尽量定点化，尽量避免使同一名CRC同时服务于好几家机构；

3.每日健康打卡，及时汇报是否有发烧，咳嗽等症状；

4.严格遵守医疗机构的防疫制度，服从机构安排；

5.采用线上培训制度，减少人员聚集。

参考文献

［1］江波，杨丹丹，胡殷，等.药物临床试验机构CRC管理模式及管理难点探讨［J］.中国临床药理学与治疗学，2016，21（2）：181-183.

［2］刘晓红，李丹，李燕，等.临床研究护士与临床研究协调员的工作内容调查［J］.中国新药杂志，2019，28（3）：325-331.

［3］鲁萌，朱静静，朱晓芳，等.医院对临床研究协调员管理及培养模式的优化［J］.中国临床研究，2019，32（10）：1423-1426.

［4］周吉银，刘丹，曾圣雅，等.临床研究协调员递交伦理审查资料存在的问题及对策［J］.中国医学伦理学，2018，31（11）：1372-1376.

［5］冯钰，饶琳，乔洁.临床研究协调员现状调查与分析［J］.药学服务与研究，2020，20（5）：350-354.

第二十五章 药物一致性评价

第一节 基础理论

（一）背景

1. 启动阶段（2012年至2016年）

（1）一致性评价的启动政策 为提升我国制药行业整体水平，保障药品安全性和有效性，促进医药产业升级和结构调整，增强国际竞争能力。2012年2月，国务院印发《国家药品安全"十二五"规划》，第一次提出对2007年修订的《药品注册管理办法》实施前批准的仿制药分期分批进行质量一致性评价。原国家食品药品监督管理局于2013年2月发布了《关于开展仿制药质量一致性评价工作的通知》，提出要在2013年全面启动基本药物目录品种质量一致性评价标准和方法的制定，并于2015年完成，直至2020年全面完成基本药物的质量一致性审查。

（2）一致性评价的具体实施方法 2015年8月，国务院发布《关于改革药品医疗器械审评审批制度的意见（国发〔2015〕44号）》（以下简称"44号文"），首次提出"力争2018年底完成国家基本药物口服制剂与参比制剂质量一致性评价"。2016年3月，国务院办公厅印发《关于开展仿制药质量和疗效一致性评价的意见（国办发〔2016〕8号）》（以下简称8号文），8号文明确规定了包括评价对象和时限、参比制剂遴选原则、参比制剂购买、评价方法的选择等规则，并且首次明确了我国须进行仿制药一致性评价的对象，即新化学药品注册分类实施前批准上市的仿制药，即2016年3月4日前批准上市的仿制药。

2. 一致性评价的全面开展（2017年至今） 2017年8月，原CFDA发布《总局关于仿制药质量和疗效一致性评价工作有关事项的公告》（2017年第100号）对一致性评价中的部分环节进行了优化和完善，包括参比制剂的顺序选择、企业方面购买参比制剂的相关要求、明确部分BE试验豁免和BE试验备案的有关流程、申报流程也从各地方省局受理调整为原国家局集中受理。从注册审批看，通过不断优化完善一致性评价的工作机制，实现一致性评价申请集中受理，从而提高了审评审批效率。另外从技术指导及相关原则颁布方面看，原CFDA解决了一系列相关方面的难题，包括遴选参比制剂、制定一致性评价方法、合理地配置药物临床试验机构资源等，并同时发布了10余项技术指导原则，截止到2021年8月20日，总计公布44批参比制剂目录。

2018年12月28日，NMPA发布《关于仿制药质量和疗效一致性评价有关事项的公告（2018年第102号）》，并强调"时间服从质量，合理调整相关工作时限和要求"。另外，为与一致性评价实现联动，《国家基本药物目录（2018年版）》于2018年11月1日起施行，并建立了动态调整机制。未通过一致性评价的品种将逐步被调出目录而通过一致性评价的品种则优先纳入目录。对纳入国家基本药物目录的品种，不再统一设置评价时限要求。

化学药品新注册分类实施前批准上市的含基本药物品种在内的仿制药，自首家品种通过一致性评价后，其他药品生产企业的相同品种原则上应在3年内完成一致性评价。逾期未完成的，企业经评估认为属于临床必需、市场短缺品种的，可向所在地省级药品监管部门提出延期评价申请，经省级药品监管部门会同卫生行政部门组织研究认定后，可予适当延期。逾期再未完成的，不予再注册。

（二）一致性评价的范围及方法

1.一致性评价对象范围 2016年5月25日，原CFDA发布《总局关于落实<国务院办公厅关于开展仿制药质量和疗效一致性评价的意见>有关事项的公告》（2016年第106号），其中规定：

①化学药品新注册分类实施前批准上市的仿制药，包括国产仿制药、进口仿制药和原研药品地产化品种，均须开展一致性评价；

②凡2007年10月1日前批准上市的列入国家基本药物目录（2012年版）中的化学药品仿制药口服固体制剂（附件），原则上应在2018年底前完成一致性评价。（其中需开展临床有效性试验和存在特殊情形的品种，应在2021年底前完成一致性评价；逾期未完成的，不予再注册"8号文"）；

③上述第（2）款以外的化学药品仿制药口服固体制剂，企业可以自行组织一致性评价；自第一家品种通过一致性评价后，三年后不再受理其他药品生产企业相同品种的一致性评价申请。

2.一致性评价方法 从2002年国务院提出要进行仿制药一致性评价进行至今，经过各个相关部门的努力，我国的注册审批体系和技术评价体系都得到了很大的完善。此外从2013年34号文以体外方法作为主导评价方法，到2017年100号文以BE试验作为一致性评价的主要方法，可以看出我国评价方法的不断完善。截至目前，我国仿制药一致性评价方法主要分为4类：BE试验、临床有效性试验、豁免BE试验、视同通过一致性评价。

（1）视同（直接）通过一致性评价 2016年2月26日至2017年12月21日，国家公发布三个重要文件，均提到"视同"通过质量和疗效一致性评价的药品范围，视同通过一致性评价政策概况具体见以下内容。

①《国务院办公厅关于开展仿制药质量和疗效一致性评价的意见》（2016年3月5日）

国内药品生产企业已在欧盟、美国和日本获准上市的仿制药，可以国外注册申报的相关资料为基础，按照化学药品新注册分类申报药品上市，批准上市后视同通过一致性评价；在中国境内用同一生产线生产上市并在欧盟、美国和日本获准上市的药品，视同通过一致性评价。

②《总局关于落实<国务院办公厅关于开展仿制药质量和疗效一致性评价的意见>有关事项的公告》（2016年5月25日）

在中国境内用同一条生产线生产上市并在欧盟、美国或日本获准上市的药品，由受理和举报中心负责申报资料受理；一致性评价办公室通知原CFDA药品CDE（以下简称CDE）对原境内、外上市申报资料进行审核，通知原CFDA食品药品审核查验中心（以下简称核查中心）对生产现场进行检查。经一致性评价办公室审核批准视同通过一致性评价。

国内药品生产企业已在日本、美国或欧盟获准上市的仿制药，按照《关于发布化学药品注册分类改革工作方案的公告》（食品药品监管总局公告2016年第51号）的有关要求申报仿制药注册申请，由CDE审评，批准上市后视为通过一致性评价。

③《总局关于仿制药质量和疗效一致性评价工作有关事项的公告》（2017年8月25日）

在欧盟、美国或日本批准上市的仿制药已在中国上市并采用同一生产线同一处方工艺生产的，申请人需提交境外上市申报的BE试验、药学研究数据等技术资料，由原CFDA审评通过后，视同通过一致性评价；

在欧盟、美国或日本批准上市的仿制药已在中国上市但采用不同生产线或处方工艺不一致的，企业需按一致性评价的要求，以境外上市申报的处方工艺和BE试验、药学研究数据等技术资料向原CFDA递交变更申请，审评通过后，批准变更处方工艺，视同通过一致性评价；

在欧盟、美国或日本上市但未在中国境内上市的，经临床研究证实无种族差异的，可使用境外上市申报的BE试验、药学研究数据等技术资料向原CFDA提出上市申请；可能存在种族差异的，应开展相应的临床试验。审评通过的视同通过一致性评价。

视同通过质量和疗效一致性评价的药品，有一个时间节点，即：化药新注册分类的发布实施时间。

在实施之前批准上市的仿制药，NMPA审评为通过一致性评价的药品，会逐批进行公布；在化药新的注册分类实施之后批准上市的仿制药不再以"通过一致性评价药品"进行公布，根据药品注册批件中的注册分类进行认定，视同为通过一致性评价的药品将载入《中国上市药品目录集》。

（2）豁免BE试验　确保为规范仿制药质量和疗效一致性评价工作更加规范，根据《国务院办公厅关于开展仿制药质量和疗效一致性评价的意见》（国办发〔2016〕8号）的有关要求，2016年5月19日原CFDA基于国际公认的生物药剂学分类系统（Biopharmaceutics Classification System，BCS），组织制定了《人体BE试验豁免指导原则》，该指导原则适用于仿制药质量和疗效一致性评价中口服固体常释制剂申请BE试验豁免情况。

2017年11月11日，CDE发布了《289基药目录中可豁免或简化体内BE试验品种名单（第一批）》（征求意见稿），有48个品种可以豁免或简化BE试验，其中，可简化人体BE试验品种13个，可申请豁免人体BE试验品种17个，可豁免人体BE试验品种15个，另外，有3个品种可进行人体PK比较研究，评价安全性。2018年5月31日，国家药监局发布《关于发布可豁免或简化人体生物等效性试验品种的通告（2018年第32号）》。7月31日CDE发布通知，拟定了第二批可豁免或简化人体BE试验品种的名单，其中6个可简化BE试验，9个可豁免BE试验，共涉及15个品种。

（3）临床有效性试验　若无法采用视同通过一致性评价、豁免BE试验、BE试验以上三种途径进行评价的情况下，便需开展临床有效性试验。大多数情况下，找不到或无法确定参比制剂的品种，可能是：①市场淘汰品种（原研退市等）；②国内缺乏临床数据的特有品种；③"三改品种"，即改剂型、改规格、改盐基；④局部用药。这些品种无法适用于以上3种方法，则需开展临床有效性试验来评价仿制药的有效性。

根据《药物临床试验的生物统计学指导原则》、《总局关于发布仿制药质量和疗效一致性评价临床有效性试验一般考虑的通告（2017年第18号）》的要求。为明确疗效，一般鼓励选择安慰剂对照进行优效性临床试验，可使用普遍接受的临床终点指标，也可使用有价值的替代终点或生物标记物。但由于需要上临床，且临床上不确定因素较多，故开展临床有效性试验极大多数情况下是耗时最久的一种评价方式。

（三）一致性评价申报资料要求及要点

1.一致性评价申报资料目录　根据2016年8月16日《总局关于发布化学药品仿制药口服固体制剂质量和疗效一致性评价申报资料要求（试行）的通告（2016年第120号）》中的附件，总结出一致性评价申报的资料要求，见表25-1-1。

表25-1-1　一致性评价申报资料要求

项目	内容
概要	1.历史沿革 2.批准及上市情况 3.自评估报告 4.临床信息及不良反应 5.最终确定的处方组成及生产工艺情况 6.生物药剂学分类
药学研究资料	1.制剂药学研究信息汇总表 2.制剂药学申报资料
体外评价	1.参比制剂 2.质量一致性评价 3.溶出曲线相似性评价
体内评价	1.制剂临床试验信息汇总表 2.制剂临床试验申报资料 3.参考文献及相关实验数据研究资料

2.一致性评价申报资料要点

（1）体外评价

①参比制剂：进行体外评价，部分首先需要进行参比制剂的研究，口服固体制剂的参比制剂选择一般根据已有的相应指导原则和国家局公布参比制剂目录参考，其中常见的问题是研究中所用的参比制剂批数不足。按照《普通口服固体制剂参比制剂选择和确定指导原则》的要求，原则上每个规格应提供3批参比制剂的数据。确实不能提供或存在特殊理由，一般应给出说明。除了BE试验批以外，其他批次参比制剂的来源证明性文件也需要提供详细的信息。

一些相同品种下不同规格的参比制剂存在来源差异，如硫酸氢氯吡格雷片，其25mg参比制剂为Sanofi K.K.的日本橙皮书收载的品种，而75mg参比制剂却为Sanofi Clir SNC的原研进口品，同一化合物不同规格的参比制剂在来源、说明书、处方方面均会有一定差异。在这种情况下，申请不同规格产品一致性评价时，应该更加详尽的分析原研品上市信息，并综合考虑如何设计体内外评价方案，以保证申报的成功。

②质量一致性评价：质量一致性评价是对被评价品种与参比制剂相比影响质量和疗效一致性评价的关键参数对比，除了质量标准的项目以外，其他的影响制剂特性的因素，如原料药晶型也应该进行讨论。当前体外评价部分的关注点主要集中在溶出曲线对比，而对于其他部分的研究存在部分不足。申报者应提供充分的试验资料与文献资料，证明仿制制剂的质量与已上市原研产品或参比制剂的质量是一致的，仿制制剂的货架期标准是合理可行的。

③溶出曲线相似性评价：溶出曲线相似性评价研究要确定适宜的试验方法，（含方法学验证），考察批内与批间差异，以及比较溶出曲线相似性结果。溶出曲线相似性评价常见的问题首先是对溶出曲线对比研究的方法选择的依据阐述不够充分。

当对多介质溶出曲线对比时，可能会针对试验产品特点对装置和转速、表面活性剂的加入量溶出介质的种类和体积等进行调整，因此当出现常见的溶出介质在相似性评价中未被使用，应提供方法筛选研究数据，以支持评价曲线溶出相似性条件选择的合理性。此外溶出曲线相似性研究数据的整理、统计和呈现也是极其重要的，清晰的数据整理文件、逻辑明确对比研究证据会对后续的评价带来有力支持。

（2）体内评价中BE试验要点

①BE试验的申报要求：在BE试验开始之前，申请人须按NMPA《关于药物临床试验信息平台的公告》的要求将开展试验的项目、临床试验机构、样本分析机构、参比制剂等信息在CDE药物临床试验登记与信息公示平台登记。省级药品监管部门加强对临床试验机构的日常监管，发现问题及时报告食品药品审核查验中心。

对符合《人体BE试验豁免指导原则》的申报品种，以及不适合开展人体内研究的品种，NMPA区别情况，分批公布具体相关品种目录；与此同时，企业也可向NMPA提出豁免申请并说明相关理由，NMPA经论证后，决定是否同意豁免。

②研究设计：BE试验的研究设计包含多方面的内容，如研究类型、受试者、给药剂量、检测对象及评价指标等。根据药物特点，可选用①两制剂、单次给药、交叉试验设计；②两制剂、单次给药、平行试验设计；③重复试验设计。

对于一般药物，推荐选用第1种试验设计，纳入健康志愿者参与研究，每位受试者依照随机顺序接受受试制剂和参比制剂。对于半衰期较长的药物，可选择第2种试验设计，即每个制剂分别在具有相似人口学特征的两组受试者中进行试验。第3种试验设计（重复试验设计）是前两种的备选方案，是指将同一制剂重复给予同一受试者，可设计为部分重复（单制剂重复，即三周期）或完全重复（两制剂均重复，即四周期）。重复试验设计适用于部分高变异药物（个体内变异≥30%），优势在于可以入选较少数量的受试者进行试验。

对于高变异药物，可根据参比制剂的个体内变异，将等效性评价标准作适当比例的调整，但调整应有充分的依据。

③研究实施：BE试验的实施可分为两部分：a.方法学验证及生物样本分析。BE试验所用的生物药品多数为血样，充分、全面的方法学验证是进行分析之前的一个必要步骤，包括选择性、准确度、精密度、稳定性、标准曲线、基质效应及回收率等。生物样本分析主要关注点有：复测是否合理、复测是否遵循SOP要求、是否有手动积分以及ISR结果与相关调查等。b.临床实施。临床试验的管理需满足GCP和伦理要求，需关注两周期过程标准化、受试者管理、用药过程、药品管理、血样采集、样本的管理以及PD的处理等试验关键环节。

④结果评价：一项试验结束后，往往从以下几个方面体现对研究结果的评价：a.数据集的纳入是否合理：包括受试者的入组、脱落、剔除和异常值的处理等。b.统计结果是否符合要求：受试制剂的相关安全风险状况药物浓度－时间曲线下面积（AUC）和最大血药浓度（C_{max}）几何均值比值的90%置信区间是否在80.00%~125.00%之间；c.PD的处理：对受试者服药依从性差、合并用药采血点超窗等情况的处理及对结果的影响评估等。

第二节　案例解析

（一）一致性评价临床试验中受试者管理案例

【案例描述】某仿制药A于某Ⅰ期临床试验中心开展单中心、随机、开放、两周期、双交叉、单次给药试验。其中第1周期空腹给药方案为：

空腹研究：受试者在给药前禁食不禁水至少10h，在计划给药时间按随机号给药，用（240±10）ml温开水送服受试制剂（每片0.5g）或参比制剂（每片0.5g）1片。受试者给药前1h至给药后2h内禁止饮水［除用药时给予的（240±10）ml水及高脂餐所含饮料外］，给药后保持上身直立状态4h，分别于用药后4h和10h进食午餐和晚餐。

餐后研究：受试者在给药前禁食不禁水至少10h，在计划给药时间前30min开始进食高脂高热标准餐，在30min内进食完毕，进食完毕后按随机号给药，用（240±10）ml温开水送服受试制剂（每片0.5g）或参比制剂（每片0.5g）1片。受试者给药前1h至给药后2h内禁止饮水［除用药时给予的（240±10）ml水］，给药后保持上身直立状态4h，分别于用药后4h和10h进食午餐和晚餐。

给药后，研究者检查受试者口腔和盛药容器，以确保受试者正确用药。

试验结束后统计受试者C_{max}、AUC_{0-t}、$AUC_{0-\infty}$、T_{max}、$t_{1/2}$等主要药代动力学参数，发现在第1周期中未能检测到006号受试者的体内血药浓度数据。随后通过调取试验中心的监控视频并与006号沟通后确认，006受试者于用药当日完成口服给药时将药片藏于舌下，并躲过研究者的检查。

分别从"研究者"和"受试者"的角度讨论本次案例出现的PV事件。

【解析】1.研究者　2020版GCP，研究者应当遵守试验方案，且研究者或者其指定的研究人员应当对偏离试验方案予以记录和解释。本试验中研究者并未严格按照方案要求，即"检查受试者口腔和盛药容器，以确保受试者正确用药"；且确认该问题发生后，要记录该方案违背并予以解释。

2.受试者　受试者用药依从性贯穿于试验整个过程，是促使临床试验结果发生偏倚的关键因素。受试者良好的依从性包括受试者能够遵从试验方案规定，不偷服、漏用药物，自愿用药，保证按时按量服用药物，保持方案要求的饮食、运动等生活习惯。但在药物临床试验实际开展中发现仍有相当部分的受试者存在用药依从性低的现象，所以在密采日保证受试者用药依从性对试验的顺利开展至关重要。

本次试验中，006号受试者违背方案要求，且同时违背已签署的知情同意书相关协议。建议应从以下三个方面加强受试者用药的依从性：

（1）签署知情同意书前应仔细强调受试者所需遵守的方案要求，以期受试者履行其相应义务；

（2）用药前应对受试者加强宣教的次数和力度；

（3）研究者应认真履行方案要求，仔细检查受试者用药情况。

（二）BE试验中统计学设计及处理案例

【案例描述】某仿制药在设计临床试验BE试验部分方案时完全参考原研药物说明书，说明书显示，口服某药物后，血浆中药物浓度达峰时间（T_{max}）约1h。并在试验完成后该品种统计分析报告中，因PK首个采样点为C_{max}剔除2例受试者数据，因$AUC_{0-t}/AUC_{0-\infty} < 80\%$剔除3例受试者数据，受试者血药浓度数据如下表25-2-1。

表25-2-1 血药浓度示例

编号	0h	0.5h	1h	1.5h	2h	...
01	0	4749	4485	4349	3910	...
02	0	1831	2326	2142	1861	...
03	0	752	4723	3666	3940	...
04	0	1730	2440	2855	3112	...
05	0	2045	3820	3512	4071	...
06	0	2339	2229	2137	1967	...
07	0	2140	4137	3968	3906	...
...	...	...	...	...	...	...
24	0	2008	3023	2850	2502	...

案例问题中存在以下两方面问题。

1.临床试验方案设计不合理

（1）本试验01与06号受试者体内血药浓度达峰较快，未采集较早时间点（5~15min）的样本，导致无法获得可靠的C_{max}数据；

（2）本次试验设计采血时长不够，导致AUC_{0-t}不能覆盖$AUC_{0-\infty}$的80%。

2.本试验数据分析人员随意剔除数据，统计分析结果并未按照相应指导原则提交。

【解析】1.临床试验方案设计不合理

（1）根据原CFDA 2016年3月18日发布的《以药动学参数为终点评价指标的化学药物仿制药人体BE试验技术指导原则》，BE试验中，有时会出现首个生物样本的浓度为C_{max}的现象。预试验有助于避免此种现象的出现。第1个采样点设计在给药后5~15分钟以内，之后在给药后1小时以内采集2~5个样本，一般就足以获得药物的峰浓度。对首个样本为C_{max}，且未采集早期（给药后5~15分钟）样本的受试者数据，一般不纳入整体数据分析。

依照《以药动学参数为终点评价指标的化学药物仿制药人体BE试验技术指导原则》，本次试验数据分析中应不纳入01与06号受试者的相关数据。

（2）根据原CFDA 2016年3月18日发布的《以药动学参数为终点评价指标的化学药物仿制药人体BE试验技术指导原则》，建议恰当地设定样本采集时间，使其包含吸收、分布、消除相。一般建议每位受试者每个试验周期采集12~18个样本，其中包括给药前的样本。采样时间不短于3个末端消除半衰期。根据药物和制剂特性确定样本采集的具体时间，要求应能准确估计药物峰浓度（C_{max}）和消除速率常数（λz）。末端消除相应至少采集3~4个样本以确保准确估算末端消除相斜率。除可用AUC_{0-72}来代替AUC_{0-t}或$AUC_{0-\infty}$的长半衰期药物外，AUC_{0-t}至少应覆盖$AUC_{0-\infty}$的80%。

依照《以药动学参数为终点评价指标的化学药物仿制药人体BE试验技术指导原则》，本次试验中有3例受试者并不能满足指导原则的要求，应保留数据并进行敏感性分析，同时申办者应及时与CDE沟通，获得对应的指导意见。

2.不允许随意剔除数据 根据NMPA于2018年10月17日发布的《BE试验的统计学指导原则》，申办者应提供每个受试者给药后的检测成分浓度检测结果，在附录中应同时给出算术坐标以及对数坐标下每个受试者给药后的药时曲线、不同药物制剂的平均药时曲线。应提供每个受试者的药代动力学参数结果，包括受试制剂和参比制剂的算术均值、几何均值、标准差和变异系数。

建议：①基于化合物的特点及原研药人体内药代动力学特征合理设计临床试验；②出现不可靠的数据时，不可随意剔除，需科学评估数据可靠性，并提供证据；③进行敏感性分析。

注：临床试验过程没有严格管理，没有严格遵守方案，很难在统计分析时"亡羊补牢"。

（三）一致性评价临床试验中方法学验证相关案例

【案例描述】 在某BE试验中，采集后的血浆样本置于含有EDTA抗凝剂的真空采血管中，储存至−20℃的冰箱，并在血样采集后24h内转入−80℃冰箱保存。原研说明书显示，口服该药后人体内的C_{max}约为1500mg/ml。

该品种申报资料生物样本分析方法学验证报告中：方法学验证采用的血浆抗凝剂为肝素钠；仅考察了生物样本储存在−80℃冰箱的稳定性；检测血浆样本的标准曲线范围是1~1000mg/ml，于是生物样本分析过程中大量样本稀释后重新检测（包括约80%的C_{max}）。

案例问题：

1. 方法学验证中考察的稳定性项目不能模拟临床试验的实际情况。

2. 该试验标准曲线范围不能覆盖血浆样本的浓度范围。

【解析】 根据2016年5月4日原CFDA发布的《化学药品新注册分类申报资料要求（试行）》，方法学验证项目包括但不限于以下内容（以小分子化学药物分析方法为例，其他分析方法参见相关指导原则要求），说明各项的具体评价方法和接受标准：选择性、标准曲线、定量下限、精密度和准确度、提取回收率、基质效应、残留效应、稳定性。其中稳定性研究应包括：生物样本［长期冻存、反复冻融、生物样本前处理过程（包括采集、处理过程）、制备后保存条件下的稳定性］和待测物标准溶液及内标标准溶液（室温放置、长期储存的稳定性）两部分。应采用新鲜配制的标准曲线样本来考察经过一定储存条件存放后的血样稳定性。

由上述申报资料要求可知，本试验中生物样本分析方法不合理。建议申办者应重视生物样本分析方法的建立，明确"质量来源于设计"这一理念。

第三节　思考拓展

（一）BE试验需要提交SUSAR吗？

答：需要。根据《关于化学药生物等效性试验实行备案管理的公告》（2015年第257号），对于经备案开展的BE试验是否需要快速报告。一般而言，BE试验相较于新药上市临床试验的信息更为充分，作为主要文件参考的研究者手册中试验药物的安全信息也比较全面，因此发生SUSAR的概率大大降低。目前未强制要求经备案的BE试验上报SUSAR，但考虑BE试验多在健康受试者中开展，为更好地保障受试者安全，建议在试验中发生重大安全性风险时及时上报，同时若发生SUSAR，申请人也应按要求进行快速报告。

（二）BE试验在有条件但是没有资质的机构开展，是否需要第三方进行评估？

答：根据原CFDA颁布的2017年第100号公告及其政策解读，"一致性评价中的BE试验可以在现有经认定的临床试验机构进行，也可以在其他具备条件的机构进行。如选择在其他具备条件的机构进行，BE试验申办者可以聘请具备评估能力的第三方按GCP要求对开展BE试验的机构进行评估"。

（三）对已公布的参比制剂存疑的品种，如何开展研究？

答：医药企业应根据原CFDA颁布的2017年第100号公告及《已发布参比制剂有关事宜说明》等法律法规中对参比制剂的要求，选择合适的参比制剂。对已公布的参比制剂存疑的，企业可向CDE提出异议并说明理由，CDE组织召开专家论证会，由存疑企业准备资料并进行现场答辩，CDE技术审评人员会同相关专家研究讨论，确定能否采纳企业所提的意见，同时讨论结果向社会公开。

（四）在研究过程中参比制剂是否可以不办理一次性进口批件，自行采购即可？

答：根据原CFDA颁布的2017年第100号公告及其政策解读，"关于参比制剂获得事宜，企业可以通过申报一次性进口申请及进口备案、通关等程序来获得参比制剂，除此之外，2017年第100号公告中明确企业还可以通过其他方式获得参比制剂，在提交一致性评价资料时，仅需在资料中提供购买凭证、产品包装及说明书等材料，或以其他适当方法证明参比制剂真实性即可。

（五）参比制剂为原研进口产品，但是市场上无法找到，是否可以选择同一生产商，不同持证商在其他国家上市的同品规原研产品？

答：根据原CFDA颁布的《已发布参比制剂有关事宜说明》第二条："非同一总公司下的不同持证商供应的，同一生产厂商生产的产品，如能提供适宜证据证明不同持证商产品的处方、生产工艺和产品质量相同，可视为等同"。

参考文献

［1］杨庆，刘玲玲，周斌.我国仿制药一致性评价沿革及评价方法分析［J］.中国医药工业杂志，2019，50(3)：338-344.

［2］石靖，许真玉.口服固体制剂一致性评价质量研究和体外评价的常见问题分析［J］.中国新药杂志，2019，28(20)：2473-2477.

［3］李敏，李芳，杨进波.生物等效性研究的审评考虑［J］.中国食品药品监管，2020(10)：18-21.

第二十六章　医疗器械临床试验

第一节　基础理论

根据《医疗器械监督管理条例》（2021年6月），医疗器械是指直接或者间接用于人体的仪器、设备、器具、体外诊断试剂及校准物、材料以及其他类似或者相关的物品，包括所需要的计算机软件；其效用主要通过物理等方式获得，不是通过药理学、免疫学或者代谢的方式获得，或者虽然有这些方式参与但是只起辅助作用。其目的是：

1.疾病的诊断、预防、监护、治疗或者缓解；

2.损伤的诊断、监护、治疗、缓解或者功能补偿；

3.生理结构或者生理过程的检验、替代、调节或者支持；

4.生命的支持或者维持；

5.妊娠控制；

6.通过对来自人体的样本进行检查，为医疗或者诊断目的提供信息。

根据《医疗器械临床试验质量管理规范》（2022年5月），医疗器械临床试验，是指在符合条件的医疗器械临床试验机构中，对拟申请注册的医疗器械（含体外诊断试剂）在正常使用条件下的安全性和有效性进行确认的过程。

（一）医疗器械注册与备案

医疗器械备案是指医疗器械备案人依照法定程序和要求向药品监督管理部门提交备案资料，药品监督管理部门对提交的备案资料存档备查的活动。

医疗器械注册是指医疗器械注册申请人依照法定程序和要求提出医疗器械注册申请，药品监督管理部门依据法律法规，基于科学认知，进行安全性、有效性和质量可控性等审查，决定是否同意其申请的活动。

《医疗器械注册与备案管理办法》（2021年10月）中规定：医疗器械注册、备案应当遵守相关法律、法规、规章、强制性标准，遵循医疗器械安全和性能基本原则，参照相关技术指导原则，证明注册、备案的医疗器械安全、有效、质量可控，保证全过程信息真实、准确、完整和可追溯。

医疗器械注册、备案工作应当遵循医疗器械分类规则和分类目录的有关要求，第一类医疗器械实行产品备案管理，第二类、第三类医疗器械实行产品注册管理，具体要求如下：

1.境内第一类医疗器械备案，备案人向设区的市级负责药品监督管理的部门提交备案资料；

2.境内第二类医疗器械由省、自治区、直辖市药品监督管理部门审查，批准后发给医疗器械注册证；

3.境内第三类医疗器械由国家药品监督管理局审查，批准后发给医疗器械注册证；

4.进口第一类医疗器械备案，备案人向国家药品监督管理局提交备案资料；

5.进口第二类、第三类医疗器械由国家药品监督管理局审查，批准后发给医疗器械注册证。

申请人和备案人应当为能够承担相应法律责任的企业或者研制机构；境外申请人、备案人应当指定中国境内的企业法人作为代理人，办理相关医疗器械注册、备案事项。医疗器械产品备案和申请注册时，应当提交下列资料：

1.产品风险分析资料；

2.产品技术要求；

3.产品检验报告；

4.临床评价资料；

5.产品说明书以及标签样稿；

6.与产品研制、生产有关的质量管理体系文件；

7.证明产品安全、有效所需的其他资料。

（二）医疗器械的特点

1.种类繁多，不同类别的医疗器械产品跨度大　不同类别的医疗器械有着完全不同的操作流程，比如植入性器械和诊断试剂，不同医疗器械项目的目标群体和执行人员也完全不同。

2.医疗器械的有效性评价一定程度上依赖于医生操作　试验药物在临床试验阶段，无论是给药护士还是主治医师，按照试验方案规定的剂量和给药方法进行操作，这一环节出问题的可能性不大。由于医疗器械的特殊性，需要各种不同专业的操作人才，这就需要考量研究者团队的专业性，研究者的监管培训力度是否足够，申办者的研发团队培训是否到位。考虑到医疗器械产品试验的特点，根据医疗器械临床试验反馈的问题，医疗器械产品的有效性评价一定程度上依赖于医生操作。

在具体操作方面，药品在医院使用，口服、肌注、静脉推注等常见的给药方式，都是非常成熟的。但对于医疗器械，不同器械产品的操作差异较大。另外使用者的操作水平也差异较大。尽管我国的医疗器械临床试验规章制度中规定，需要对上岗的试验人员进行培训，但是实际上能够满足当前医疗器械临床试验需求的工作人员较少，大部分试验人员存在着实践经验不足的问题。

3.医疗器械更新换代快　医疗器械临床试验生命周期短，更新周期一般为3~8年，药品的生命周期一般为10年以上。医疗器械的更新换代影响公司的战略安排，因此，医疗器械临床试验一般需要速度快、周期短，导致试验设计出现相关问题，这往往会造成急功近利的效果。

4.临床试验评价指标问题　医疗器械临床试验客观评价指标少，往往依赖于主观评价指标。这种现状主要还是归结于器械种类多，跨度大。如眼科、齿科和大型影像设备，方案设计和评估指标没有可比性；有源和无源的医疗器械，遵循的标准是两个体系。相对来说，植入性器械也许是最接近药物的一种，也是目前器械临床试验相对成熟的一类。

（三）药物临床试验与医疗器械临床试验的对比

虽然医疗器械临床试验起源于药品的临床试验，但医疗器械和药品和有着本质的不同，两者临床试验的各项要求也存在天然差别。医疗器械临床试验的目的相比药物更为复杂，除了治疗，还包括检测、诊断、预后、康复等方面的安全性和有效性评估。两者不同可参考表26-1-1。

表26-1-1　药物临床试验与医疗器械临床试验的不同点

	医疗器械临床试验	药物临床试验
目的	检测、诊断、治疗、预后、康复	预防、治疗
设计类型	交叉设计、病例对照	盲法、随机对照
评价标准	评价指标较少	大多有国际公认标准
GCP制定标准	ISO相关标准	ICH-GCP标准
研究周期	数月到2~3年	3~10年
SOP	仍需补充	相对完善
试验分期	一般不分期	Ⅰ~Ⅳ期
对研究者依赖程度	相对高	相对低
样本数量	小	大

	医疗器械临床试验	药物临床试验
临床试验机构	少（除划分为第三类的体外诊断试剂外）	多
管理规范	GCP（2022年5月）	GCP（2020年7月）

（四）医疗器械临床试验流程

医疗器械临床试验的流程与药物临床试验整体相似，大致流程如图26-1-1所示。

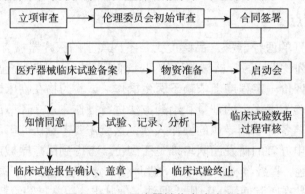

图26-1-1　医疗器械临床试验流程

（五）医疗器械临床试验常见问题

临床试验是一项复杂的系统工程，一般包括方案的设计、器械的生产、项目实施、结题、数据统计分析等过程。所以开展医疗器械临床试验会面临各种各样的问题。

根据《医疗器械监督管理条例》（2021年6月）、《医疗器械注册与备案管理办法》（2021年10月）和《医疗器械临床试验质量管理规范》（2022年5月）等要求，同时结合国家药品监督管理局2018年11月发布的《医疗器械临床试验检查要点及判定原则》，用于指导医疗器械临床试验现场检查工作。结合《医疗器械临床试验检查要点及判定原则》中列出六大方面的问题，对医疗器械临床试验可能出现的问题进行总结。

1. 临床试验前准备

（1）资质审核问题　医疗器械临床试验涉及的人员主要包括申办者和临床试验机构两部分。

①申办者所需资质：营业执照及医疗器械生产许可证、合同研究组织的营业执照及委托书、CRA及临床研究协调员的委托书、GCP证书，试验用医疗器械产品的检验报告、使用说明书，对照产品的使用说明书及注册证的审核，研究者的履历表、医师证及GCP证复印件的审核等；

②临床试验机构所需资质：院内临床科室不具备完成该项目的医疗设备，或有但已接近报废，或规格型号不一致，或准确度及精密度不满足方案要求，需要外带设备才能完成的临床试验项目，要求由生产企业出具合格证明或者其他单独的证明器械合格的证明文件或材料；

③常见问题主要表现：部分资质证明文件缺少公司公章；临床科室研究者未在机构进行身份备案，包括GCP培训经历、职称证、医师证及履历表等；授权表上被授权研究者资质不合规，例如授权无医师证或无GCP证的人员；对于营业执照到期的公司，没有及时更新备案；CRC的工作时间与研究者所填写的《临床试验授权分工及签名样章表》的授权开始时间不一致等。

（2）项目审核问题

①项目申请：要求申办者将《医疗器械临床试验项目申请表》内容填写完整、准确，并递交机构办公室纸质文件，内容一致，并编号；

②项目准入：需要充分调研相关情况；

③常见问题：对于已审核、已立项，但未通过伦理审查的项目，未进行项目编号，不利于年终的数据统计；提供的《项目准入评估表》内容不全面；启动后入组进度较慢；方案中设计的影像学检查

次数较多，导致患者依从性降低；磁共振成像（MRI）检查报告内容与方案要求的需要体现通过MRI检查，评价患者移植物信号强度和移植物完整性并评价移植物信号强度相关内容不一致等。

2. 知情同意问题　知情同意是保护受试者权益的重要手段。知情同意中需要研究者详细告知受试者参加医疗器械临床试验可能发生的风险、受益情况、隐私保护、并发症及不良事件。知情同意书签署问题主要包括以下五方面。

（1）受试者本人有行为能力时，存在家属代签情况，且未注明代签原因；

（2）不同文件受试者签名笔迹不一致，签署姓名与身份证姓名不一致；

（3）知情同意过程未在医院病历记录或医院病历记录与实际不符；

（4）知情同意书副本未交给受试者，受试者交通补助或营养补贴未及时发放或无发放记录；

（5）受试者签署知情同意书文本与伦理意见不一致。

3. 临床试验方案问题　医疗器械临床试验设计相对于药品方案设计比较简单，一般多为主观评价指标，一项设计合理的临床试验不仅可以得到科学准确的数据，还可以降低受试者的风险。研究者在承接项目之前，需要充分评估试验方案设计的科学性和安全性，试验实施对受试者的风险，确保受试者的权益不被损害。医疗器械临床试验方案问题主要是：

（1）入组患者不符合方案入选标准或符合排除标准；

（2）与入选或排除标准中有关的检查未做；

（3）已有数据不能保证患者符合入组标准；

（4）方案偏离或方案违背未上报伦理。

4. 试验过程中出现的问题　结合医疗器械临床试验流程图，可粗略归纳医疗器械临床试验过程中会出现的问题。常见的问题主要可以归为以下几类。

（1）AE的关注和处理预案　AE是指在受试者接受试验器械后出现的所有不良医学事件（与试验器械相关或无关），发生AE后，需要及时处理救治，试验过程中发现的AE都需要在原始病历及病例报告表中及时记录并随访至转归。研究者在临床试验中发现试验用医疗器械预期以外的不良反应时，应当和申办者共同对知情同意书相关内容进行修改，按照相关工作程序报伦理委员会审查同意后，由受影响的受试者或者其监护人对修改后的知情同意书进行重新签名确认。常见的问题主要体现在：

①研究者在原始病历或者病例报告表中记录的AE相关信息与临床信息系统不一致，包括开始时间、结束时间、给予的具体措施等；

②不同项目对AE的定义范围不同，需要根据方案中具体内容而异；

③针对SAE，仅有首次报告或仅有随访报告和（或）总结报告，伦理审查意见缺失；

④SAE发生后超时限上报等。

（2）受试者管理　受试者管理主要包括以下四个流程：知情、筛选、入组、出组。常见的问题可以归纳为：

①仅有入组受试者签署的ICF，无筛选失败受试者签署的ICF；

②研究者将入组时间与知情同意时间混淆；签署ICF的研究者未被主要研究者授权；

③ICF信息填写不完整，如无研究者姓名及联系方式或无伦理联系人及联系方式、法定代理人签署ICF时未标明两者的关系及受试者本人不能签署的原因、签署日期漏填等；

④研究者签署日期在入组之后；

⑤受试者的相关检查项目未按照方案要求执行，如筛选期、术后、出院前、随访期等的检查项目缺失、随访期的检查超窗等。

（3）试验用医疗器械的管理问题　临床试验用医疗器械需专人、专柜保管，器械的运输、接收、储存、分发、回收与处理等过程需要有详细的记录文件，运输和储存条件需按照方案要求进行。临床试验结束时，研究者应当确保完成各项记录、报告。同时，研究者还应当确保收到的试验用医疗器械与所使用的、废弃的或者返还的数量相符合，确保剩余的试验用医疗器械妥善处理并记录存档。常见问题主要表现：

①试验用医疗器械无专人进行管理，存在未保存试验器械出厂发货时发货单和快递单的情况；

②交接记录、使用记录发放和返还记录填写不及时或记录不全，可能出现逻辑矛盾现象；

③试验用医疗器械运输条件、保存条件未进行记录，温湿度记录没有及时记录与导出存档；

④试验用医疗器械标签不符合要求，未粘贴临床试验专用标识。

5.记录与报告问题 原始记录（原始病历、医疗器械使用记录、受试者日记卡）应当记录，试验用医疗器械使用情况、试验用医疗器械产品名称、规格型号、使用方法（如日期、时间、状态等）与临床试验方案和研究者手册、说明书、总结报告一致。确保每批次试验器械合格，试验仪器设备类器械还应保存合格证、安装、维护等相关记录。常见的记录与报告问题主要在以下几方面：

（1）试验用医疗器械的记录问题；

（2）试验方案和修改与调整；

（3）原始病历和病例报告表的修改与调整；

（4）知情同意书的修改与调整；

（5）违背方案报告；

（6）SAE的记录与报告。

第二节 案例解析

（一）方案变更案例

【案例描述】 在某医院开展的某项医疗器械临床试验中，实施的试验方案版本号先后为V21、V22。方案为V21的临床试验于2017年9月26日经过医院伦理委员会审查，并于2018年4月12日向上级药监部门备案；方案为V22的临床试验于2018年4月27日经医院伦理委员会审查，未向上级药监部门备案即开展试验。

【解析】1.问题归纳 方案变更时，未向相关部门及时备案，即开展试验。

2.解决建议 《医疗器械临床试验质量管理规范》（2022年5月）第四十条规定，申办者应当在医疗器械临床试验经伦理审查通过并且与医疗器械临床试验机构签订合同后，向申办者所在地省、自治区、直辖市药品监督管理部门进行临床试验项目备案。该管理规范同样适用于备案更改。

（二）临床试验操作相关案例

【案例描述】 在某医院开展的×××化疗泵用于静脉输注化疗药的有效性和安全性临床试验中，该试验方案中的主要评价指标：设定预期的输注速率，患者输液过程中观察总药量（ml）、剩余量（ml）以及累计输注时间（h），计算实际输注速率，若误差控制在5%内，即为成功。计算方法：实际输注速率=（总药量–剩余量）/累计输注时间 误差=（实际输注速率–预期输注速率）/预期输注速率×100%。

【解析】1.问题归纳

（1）操作误差 化疗泵配置的输液袋无法测量剩余药量，需停止输注后倒到既定的量筒测量，输液袋残留量可能较多，可能产生较多偏差；

（2）不符合临床常规 患者输液过程中进行对比输注速率，剩余的药量如何处理是一个问题。

2.解决建议 针对操作可能出现的误差问题，建议使用其他方法来估算剩余药量。或选择在输注完成后对比总输注时间，从而达到预期试验主要评价指标。

（三）合并用药相关案例

【案例描述】在某医院开展的某项泌尿外科类医疗器械临床试验中，发现一受试者在试验期间遵医嘱使用甘油灌肠剂，但EDC系统未见录入此合并用药情况，经过与研究者的沟通，研究者认为该药属于灌肠所需，不会影响试验器械整体的疗效及安全性评价，故研究者认为合并用药可以不记录。

【解析】1.问题归纳 合并用药未记录在原始记录和录入EDC系统中。

2.解决建议 所有的合并用药都必须详细记录在原始记录（门诊病历/住院病历）和EDC中，包括治疗药物名称、每日总剂量、疾病诊断、用药开始日期、停药日期等信息；不论是否判断与试验相关性，均需要及时记录和报告，以免遗漏造成试验的数据信息不完整，严重还有可能影响该临床试验的疗效指标，从而不能准确的证明该临床试验数据的安全性、有效性。

3.相关拓展 在临床试验过程中，各方避免合并用药未录入系统的措施包括以下几个方面。

①项目启动会议及试验期间需对研究者加强培训，充分沟通合并用药的定义、记录的要求、配合判断等；

②CRC在配合研究者进行受试者筛选及治疗期间随访时，需密切关注合并治疗的信息记录及判定，避免受试者使用方案规定的禁用药物及治疗；

③CRC应定期打印合并用药（医嘱包含的所有药物记录，包括手术、麻醉的用药记录，问诊受试者自行使用药物等），及时找研究者判定用药目的，尤其关注合并用药的使用是否发生AE或SAE的情况；

④CRC将产生的合并用药及时录入EDC系统；

⑤CRA在监查过程中应及时安排监查并进行合并用药的完整性、一致性逐个核对，发现录入错误、漏录时应及时督促CRC完善。

（四）知情同意书代签案例

【案例描述】在验证某一医疗器械安全性和有效性的临床试验中，知情同意书的签署理论上需要的是受试者本人，然后实际签署中多数受试者家属作为法定代理人代签署，给出代签的理由多样，诸如"受难务（手、肩关节、病情受限）""文盲"等等。

【解析】1.问题分析 常规情况下，医生告知受试者治疗方案后，患者需要签署各种书面文件、包括但不限于（手术知情同意书、知情委托书、输血同意书等）。另外，一些医院的手术知情同意书签署栏有医师签名，患者签名和其家属或关系人签名这三个部分。家属在签上个人姓名后往往出于顺手或者受试者不方便的原因直接帮受试者本人签字，这已然成为"常态化"和"习惯化"。

2.问题归纳 医疗器械临床试验的知情同意书也"习惯性"地由家属代签。

3.解决建议 此案例中的受试者知情同意可依据《涉及人的生命科学和医学研究伦理审查办法》（2023年2月）第四章第三十三条实施操作，"研究者开展研究前，应当获得研究参与者自愿签署的知情同意书。研究参与者不具备书面方式表示同意的能力时，研究者应当获得其口头知情同意，并有录音录像等过程记录和证明材料"，在签署知情同意书之前，PI应做好充分知情，得到受试者理解后签字表示同意，在此过程中，可通过录音录像或者大拇指盖手印等方式获取受试者同意的证据。此案例的启示在于要有效区分"能或受限制知情同意"和"不能以书面方式表示同意"的区别，前者可由法定代理人签字，后者必须有受试者本人的理解与同意，此为保护受试者知情同意权的正当程序。

4.问题拓展

（1）明确知情同意的概念 在临床试验中，"知情同意，是指向受试者告知临床试验的各方面情况后，受试者确认自愿参加该项临床试验的过程，应当以签名和注明日期的知情同意书作为证明文件"。

（2）家长代签知情同意会带来的后果 受试者作为整个临床试验过程最重要的主题，其本人应在PI告知该临床试验的详细情况后自主做出任何决定，如果出现家长代签会遭受以下质疑：①受试者本人是否了解此临床试验的详细情况？②受试者本人是否自愿参加？③家属是否征求过本人的意愿？④家属是否是在众多繁杂的临床治疗文件中草草签字？诸如此类，显而易见，受试者的知情权和同意权遭受了严峻的挑战。

（五）试验用医疗器械记录相关案例

【案例描述】在一项医疗器械临床试验过程中，CRC定期导出温/湿度发现个别时间点湿度异常，自行分析其原因为冰箱开门时雾气凝结于温湿度计探头导致湿度超标，未进行汇报；后陆续多次出现该情况仍然认为是短暂现象未引起重视；时隔半月后导出温/湿度发现湿度超标次数明显增加，汇报CRA，要求打开冰箱将试验器械取出时发现冰箱底部出现积水，底部4盒试验器械外包装沾湿，最终导致该批次保存的试验器械全部作废不能继续使用。

【解析】1.问题归纳 CRC和CRA对于器械管理的要求意识不强，发现问题未及时上报。

2.解决建议 在试验用医疗器械的存储方面，对有存储条件要求的试验用器械需要有温度、湿度记录表；由授权、培训或固定人员管理；还要设置专门的存放场所。另外，CRA在发现试验用医疗器械温控/湿度超出范围时，要及时做到汇报及沟通处理方案，并最终能获得及时处理提供相关依据信息，使得临床试验能顺利进行，并能意识到后续要密切关注温控/湿度的情况，确保保管条件不受到影响。

3.问题拓展 在试验过程中我们避免、处理以上情况的措施应包括以下几个方面。

（1）研究单位选择调研：根据试验用医疗器械的保存条件，调研研究单位中心药房的保存环境，例如卫生条件、通风条件、温度情况、人员管理等；包括既往GCP药房的温控记录数据，通过数据分析判断能否符合预期；

（2）试验用医疗器械提供前的准备：查看GCP药房保存设备的校准、维修、使用记录，是否有相关的稳定性数据（以往的温湿度记录，稳定性报告，自检报告等）能支持保存条件；

（3）提前书写试验用医疗器械的稳定性说明：与申办者获得医疗器械的相关稳定性数据、说明、报告等，将相关文件递交临床试验机构备案；

（4）制定SOP并进行培训：对于试验用医疗器械的管理要求制定详细的SOP文件，并对相关人员进行培训，涉及的相关人员必须很熟悉方案及操作SOP；

（5）制定项目组团队汇报机制：要求发现任何问题要及时反馈沟通与纠错，确保受试者的安全保障及避免不必要的损失。

（六）AE漏记案例

【案例描述】一项关于泌尿系统的医疗器械临床试验中，术后受试者出现血尿，研究者认为手术都会出现血尿，是正常现象，与试验的医疗器械无关，不用记AE。

【解析】1.问题归纳 漏报AE。

2.问题分析 《医疗器械临床试验质量管理规范》（2022年5月）中对不良事件定义为，在临床试验过程中出现的不良医学事件，无论是否与试验用医疗器械相关。研究者应当记录临床试验过程中发生的所有不良事件。

3.解决建议

（1）需要上报AE，判断与试验器械无关。

（2）依据《医疗器械临床试验质量管理规范》（2022年5月）第三十一条："医疗器械临床试验中发生不良事件时，研究者应当为受试者提供足够、及时的治疗和处理；当受试者出现并发疾病需要治疗和处理时，研究者应当及时告知受试者。研究者应当记录医疗器械临床试验过程中发生的不良事件和发现的器械缺陷。"

第三节　思考拓展

（一）结合医疗器械临床试验的基本理论，除所举案例之外，简要阐述一下医疗器械临床试验其他常见问题。

答：

1.临床试验机构方面　未经审核同意在临床试验机构以外场所进行试验。

2.临床试验中实施者/申请人的职责履行情况　有非临床试验机构人员参与试验设备操作。

3.临床试验的批准备案情况

（1）研究者未全程参与临床试验方案的制定过程；

（2）临床试验方案修订未经医院伦理委员会、申办者、研究者批准；

（3）方案无研究者、统计学负责人签字或无机构盖章；

（4）方案无临床试验主管部门意见、盖章。

4.伦理审查方面

（1）伦理委员会同意的知情同意书、CRF内容与执行的知情同意书、CRF内容不一致；

（2）需要快审资料，未提供主审委员的快审审查意见；

（3）伦理意见未见伦理委员会会议签到表；

（4）伦理意见未标明临床试验方案和知情同意书的版本号；

（5）知情同意书中缺少风险告知内容。

5.临床试验数据管理

（1）原始病历中相关记录不全；

（2）临床试验相关图像评估记录不全；

（3）病例临床试验原始记录未记录修改原因和时间；

（4）样本无筛选记录；

（5）项目培训记录不完全或缺失；

（6）监查记录不完全或缺失；

（7）病例报告表记录不符合要求；

（8）病例报告表表中数据与原始记录不一致；

（9）临床试验检测数据无操作者、复核者签字确认等；

（10）漏报不良事件、SAE、器械缺陷等；

（11）剔除数据无依据和说明；

（12）未记录受试产品的失效日期等；

（13）临床试验用设备使用记录缺失。

6.受试产品的管理

（1）通过现场检查和调取注册申请资料还发现，该注册申请项目在开展临床试验前未提交该产品的型式试验报告；

（2）未提供受试产品、对照产品的分发和回收记录；

（3）仪器交接记录未保留快递单号；

（4）试验用样本试剂交付给临床试验机构时已经超过有效期。

7.临床试验用样本的管理

（1）样本重复使用，未提供相应说明；

（2）样本采集、储存、分发、使用、留样、销毁记录不完全或缺失；

（3）样本类型不符、无法追溯。

8.申报资料的情况

（1）伦理委员会保存的方案与注册申报材料中的方案病例数和病例分配不一致；

（2）提交的注册申请中的临床试验方案、报告与临床试验机构保存的临床试验方案、报告签章不一致；

（3）临床试验用产品与注册申报资料的临床试验方案和试验报告中的产品为不一致；

（4）临床数据与统计分析数据不一致；

（5）统计分析报告表未对剔除病例做出说明；

（6）临床机构保存的可溯源的随访例数与注册申报资料的临床试验总结报告随访例数不一致。

（二）某临床试验项目在收尾过程中，研究者调离该临床试验机构，此时该项目在该中心承担的研究病例数已经完成入组和随访结束工作，但在收尾结题期间还有部分文件需要研究者的签字，该如何操作？

答：首先明确，原研究者是否履行完调离前的相关职责？若未履行完，此时研究已经结束，变更新的研究者如何对产生的研究数据负责？

其次，研究者涉及需要履行的职责为两部分：一部分是原研究者在职期间需要履行的职责和义务应由其签署完成；另一部分涉及产生的工作量在原研究者调离临床试验机构之后产生的信息及需要签署的文件可由变更后的研究者完成。

项目未完成结题前出现研究者调离，该研究机构可以采用变更研究者的方式，任命新的研究者完成结题需要履行的职责；进行研究者变更说明并进行伦理备案（除伦理备案的变更说明以外，还需要根据研究机构的要求完成其他文件的变更或说明等，具体根据各研究机构的相关要求）。

案例总结：在临床试验进展过程中，尤其涉及到临床试验的试验周期比较长的时候会出现以上案例的情况，试验期间出现研究者的变更，各临床试验机构也有该情况的操作流程，及时按照临床试验机构的要求进行合理的变更，注意变更前需要与原研究者沟通并排查涉及需要完成相关签字信息的补充，以确保试验信息授权及产生信息的合理性。

（三）临床试验中医疗器械缺陷问题

1.请问以下情况哪些是医疗器械缺陷？

（1）在与临床试验机构进行器械交接中，发现由于运输问题，导致无菌产品外包装破裂；

（2）由于研究者不按照说明书使用，正准备对受试者进行治疗，动作错误，导致器械损坏；

（3）由于受试者未遵照医嘱，植入钢板以后，回家跑步，导致钢板断裂。

答：以上情况均不属于医疗器械缺陷问题。器械缺陷，是指临床试验过程中医疗器械在正常使用情况下存在可能危及人体健康和生命安全的不合理风险，如标签错误、质量问题、故障等。由器械缺陷的定义可知，器械是指仅用于临床试验过程中的，故（1）和（2）不属于医疗器械缺陷问题。医疗器械的使用人群不同，分为研究者使用和受试者使用。医疗器械的操作一定要严格按照说明书，如果由于使用人员未按照说明书使用，不管有意或者无意，都不是正常使用情况，所以（3）也不属于医疗器械缺陷问题。

2.器械缺陷会导致哪些风险和损害？在遇到器械缺陷后如何处理？

答：器械缺陷导致诊断信息丢失，诊断不准确，产品结果不稳定、受试者损害（手术延时、影响治疗或者康复、人工器官翻修、再次手术）等；关于器械缺陷的处理，首先符合认定条件的器械缺陷，研究者应当记录临床试验过程中发现的器械缺陷，并与申办者共同分析事件原因，形成书面分析报告，提出继续、暂停或者终止试验的意见，经临床试验机构医疗器械临床试验管理部门报伦理委员会审查。医疗器械缺陷的处理要求与2018年现场核查要求一致。

对于可能导致SAE的器械缺陷，申办者应当在获知后5个工作日内向所备案的食品药品监督管理部门和同级卫生健康主管部门报告，同时应当向参与试验的其他临床试验机构和研究者通报，并经其医疗器械临床试验管理部门及时通知该临床试验机构的伦理委员会。

（四）为更好地加强试验用器械的管理，需要从哪些方面注意可能出现的问题？

答：1.在包装及标识方面

（1）产品的包装及标识与试验存档资料中器械的外包装及标签要保持一致；

（2）对试验用医疗器械标注"试验用"；

（3）试验用医疗器械标签标识信息需要完整，应至少包含器械名称、型号、规格、批号或系列号、生产厂家。

2.在到货验收方面

（1）做到三方（申办者、科室及管理部门）均在场核实产品信息，

（2）核对到货方式（若产品属于邮寄，应附有快递单号等相关证明材料）；

（3）到货验收记录表要设计全面，需核对的内容应包括生产日期、产品批号、序列号、规格、有效期、数量等与生产有关的记录，并做到票、货相符。

3.在存储方面

（1）有存储条件要求的试验用器械温度、湿度记录表；

（2）由授权、培训或固定人员管理；

（3）设置专门的存放场所。

4.在发放方面

（1）发放记录表设计合理，填写完整，如仅有发放人签字但缺失领用人签字；

（2）包含器械名称、型号、规格、接收日期、批号或系列号、数量等信息。

5.在使用方面

（1）使用记录表应填写完整，应包括受试者信息、使用日期、分组情况、型号、批号、序列号及数量，并有研究者的签字确认；

（2）试验用器械的标签不仅粘贴于手术记录表中，如果标签数量允许，应保证手术记录、原始记录及使用记录表上均有粘贴，且一致；

（3）试验用器械的使用人员为未授权、进修、实习等人员。

6.在回收及销毁方面

（1）在未经协商的情况下，研究者不可自行处理剩余试验用器械、受试者已用器械的空包装、剩余其他物资、受污染器械等，处理需做做相关记录；

（2）试验用器械的接收、使用、返回的数量、规格都要相符。

（五）一项关于诊断心律失常作用的医疗器械临床试验，采用随机、自身对照、多中心的临床试验设计方案。其主要评价指标为试验医疗器械、对照医疗器械的心内标测对比，比较两者是否具有一致性。在按照入选标准筛出受试者并知情后进行临床试验，即在同一受试者心脏内不同位置先后导入试验与对照医疗器械，随即记录、测量、分析各部位心内电图（先上试验医疗器械，测量分析后将试验医疗器械拔除后立即置入对照医疗器械），将两个医疗器械的数据分析对比其一致性。

1.上述案例中，请问是否出现问题？如果有问题，请列举。

答：

（1）方案设计问题　该试验中的受试者虽然在同一位置使用不同试验医疗器械进行诊断，但是有两个致命的问题就是时间不同步。这种属于二次置入方案设计方式，会加重受试者的创伤，一定程度上损害了该医疗器械临床试验中受试者的安全和权益。

（2）受试者安全问题　在进行两次置入医疗器械的操作后，受试者被置入器械的部位会出现不同

253

程度的损伤，因为这种合金金属本身可能产生生物相容性、化学、机械能、电能、热能等方面的危害。在这个过程中，受试者要多次置入试验器械与对照器械，反复的操作程序会带来的侵入性损伤，同时也导致受试者暴露于辐射环境的时间加倍，给受试者带来安全问题。

2.您认为该试验方案设计可以做哪些改进从而减免对受试者的伤害？

答：对于需要植入的医疗器械，交叉对照设计会对受试者身体产生不必要的二次伤害，违背了伦理学要求，增加了受试者安全性风险，故该医疗器械临床试验不宜采用交叉对照设计。

此临床试验设计可参照《心脏射频消融导管产品注册技术审查指导原则》，采用随机、平行对照试验设计，按照随机分组的方法将受试者分入试验组和对照组，采用消融术后即刻成功率作为主要评价指标，术后1、3、6、12个月进行随访观察。相较于自身对照，在这种试验设计下，受试者只需接受一次导管置入，受试者所受的创伤会减轻。

参考文献

[1] 张晓燕，高关心，王学军，等.我院医疗器械临床试验机构质量监管体系构建的探讨 [J].中国医疗设备，2020，35（4）：131-134.

[2] 邢晓敏，邓蕊.第三类医疗器械临床试验伦理问题案例探讨 [J].中国新药与临床杂志，2018（8）：467-471.

第二十七章　体外诊断试剂临床试验

第一节　基础理论

根据《体外诊断试剂注册与备案管理办法》（2021年10月），体外诊断试剂，是指按医疗器械管理的体外诊断试剂，包括在疾病的预测、预防、诊断、治疗监测、预后观察和健康状态评价的过程中，用于人体样本体外检测的试剂、试剂盒、校准品、质控品等产品，可以单独使用，也可以与仪器、器具、设备或者系统组合使用。

《中华人民共和国药品管理法》（2019年12月）中将药品定义为，用于预防、治疗、诊断人的疾病，有目的地调节人的生理机能并规定有适应证或者功能主治、用法和用量的物质，包括中药、化学药和生物制品等。体外诊断试剂和药品的区别在于：经过相应的给药途径，药品进入人体内有目的地调节人的生理机能。而从体外诊断试剂则是在体外检测从人体中提取的生物样本，以辅助相关医疗人员进一步了解疾病的情况，并确定适当的治疗方法。另外，体外诊断试剂不改变人的生理机能。

体外诊断试剂临床评价是指采用科学合理的方法对临床数据进行分析、评价，对产品是否满足使用要求或者预期用途进行确认，以证明体外诊断试剂的安全性、有效性的过程。体外诊断试剂临床试验是指在相应的临床环境中，对体外诊断试剂的临床性能进行的系统性研究。开展体外诊断试剂临床评价，应当进行临床试验证明体外诊断试剂的安全性、有效性。

符合以下情形的，可以免于进行临床试验：反应原理明确、设计定型、生产工艺成熟，已上市的同品种体外诊断试剂临床应用多年且无严重不良事件记录，不改变常规用途的；通过进行同品种方法学比对的方式能够证明该体外诊断试剂安全、有效的。

（一）体外诊断试剂临床试验流程

开展体外诊断试剂临床试验，应当按照医疗器械临床试验质量管理规范的要求，在具备相应条件并按照规定备案的医疗器械临床试验机构内进行。临床试验开始前，临床试验申办者应当向所在地省、自治区、直辖市药品监督管理部门进行临床试验备案，临床试验体外诊断试剂的生产应当符合医疗器械生产质量管理规范的相关要求。

（二）预试验

根据《体外诊断试剂临床试验技术指导原则》（2021年9月），对于全新的体外诊断试剂或相比已上市同类产品有重大差异的产品，在正式开展临床试验之前，可考虑设计一个小样本的探索性试验即预试验，使试验操作人员熟悉并掌握该产品所适用的仪器、操作方法、技术性能等，从而最大限度地控制试验误差。

1.预试验包括两部分内容　一是对试验试剂及对比试剂性能的初步评定，了解临床试验机构仪器设备是否能够做出可靠的试验结果，预试验中，选择质控品或者参考品，进行精密度的研究，并且评估检测限、线性范围等性能指标是否达到预期标准，试验参数指标设置的调整；二是正式预试验，研究者选择一些有代表性的受试者临床检测剩余样本，根据相关标准操作规程进行试验，并对试验结果进行统计分析，了解该结果是否满足预期统计学要求。

2.预试验让试验人员通过实际操作熟悉产品，通过预试验确定试剂可能的预期用途、适用人群、临床评价指标等，同时，预实验可让研究者熟悉试验方案，掌握体外诊断试剂及试验仪器的操作方法，熟悉试验结果的判定标准，最大限度地减少试验误差。预试验亦需要有完整的试验记录，但预试验数据不可与临床试验阶段的研究数据合并，即预试验的数据独立，且不作为最终统计数据。

总体的来说，预试验的作用体现在以下几个方面。

（1）验证研究者是否得到充分的培训，并且熟悉试验方案和相关标准操作规程，是否能熟练操作仪器、熟悉试验结果的判定标准；

（2）验证仪器的性能；

（3）初步评估试验试剂及对照试剂的性能是否符合预期，有利于发现试验试剂的风险。

（三）样本的管理

1.样本的分类

（1）前瞻性样本与回顾性样本　临床试验中受试者的样本可能于采集后立即检测，也可能于采集后经保存一段时间后再进行检测。如果受试者纳入及样本采集是按照该临床试验规定的受试者选择要求进行的，则该临床样本为前瞻性样本；如果受试者样本的采集是基于其他临床研究的受试者选择要求，或并未依据任何临床研究的规定，则该样本对于本次临床试验为回顾性样本，例如来自某些样本库的样本。体外诊断试剂的临床试验应尽量采用前瞻性样本；

（2）体外诊断试剂临床试验涉及的生物样本类型不一，包括人体血液、尿液、组织液、胸（腹）腔积液、脑脊液、羊水、组织切片、骨髓等。

2.样本来源　临床试验应严格按照试验方案规定的样本入选标准、产品说明书、标准操作规程，进行样本的筛选与入组，避免使用对方案规定的可能对检测结果有明显干扰作用的样本，如尽量避免使用脂血、溶血的样本。

LIS系统中需留有筛选和入组样本的相应指标检测结果，以与后续的试验试剂或参比试剂的检测结果进行比对佐证。

通过样本编号、记录样本来源的样本鉴认代码表、筛选入选表，应能够通过HIS系统溯源到受试者的姓名、住院号/门诊就诊号、身份证号、联系地址和联系方式、诊断等关联记录，在LIS系统溯源到样本信息和样本检验结果，保证样本的可溯源性和唯一性。

3.样本预处理　样本的类型应与方案中规定进行测定的样本类型一致。对需要预处理的样本应该在预处理过程中进行记录。例如，若使用样本需要经过一段时间贮存时，需要记录样本冷冻或冷藏的起始时间、使用时间、保存期间温度，相关人员均需签字确认，以确保冷冻或冷藏样本在方案要求的保存时间范围内完成试验。另外，在试验结束进行数据分析时，应对使用非新鲜样本可能对检测结果的影响做出相应说明。

4.样本的保存　生物样本的保存设备（如-70℃超低温冰箱、-20℃低温冰箱）应定期进行维护、检测和校准。确保专人适时对试验设施设备进行质量控制检查，对仪器资料进行归档管理。样本保存设备应安装报警系统，当温湿度超过设定的温湿度范围时，系统及时报警提示。监测参数偏离可接受范围时，应及时采取应急措施，并保存监测和采取应急措施的记录。

为保证试验样本的正确保存，需要加强对试验人员的培训，熟悉临床试验方案。研究者应制定详细的职责分工，指定专人负责样本的保存、分发管理，研究人员使用样本进行试验时必须取得样本管理员同意，并如实填写出入库记录。

5.样本的运输

（1）对于在研究机构进行检测的样本，移交给实验室样本管理员过程中的运输条件（如温度、光线等）需符合临床试验方案的要求。样本管理员负责核对样本的信息和状态，并仔细正确地填写样本入库信息；

（2）如果样本检测在机构外进行，由第三方冷链运输单位运送的样本应具有实时温度监控，以监测样本在运输过程中是否保存于符合要求的温度条件下。记录好好样本开始运输时间、样本接收时间、运输过程中温度监控仪上的温度，确保运输过程中样本的运输条件符合相关规定的要求。

6.样本的使用

（1）保证正式试验的操作流程与预试验一致；

（2）确保不同样本类型的检测严格按照操作说明书及试验方案进行操作。例如，根据考核试剂说明书相关内容使用定标品进行定标，定标通过后才能进行下一步的样本操作，定标后使用质控品进行质控，确保质控呈现预期结果后才可进行下一步操作。

7.样本测定结果 样本量、样本中测定结果的分布需遵循统计学和相关指导原则的要求。对于定量测试产品，样本中所含的待测物浓度需覆盖试验检测系统范围并均匀，要包含医学决定水平，要求测量结果在参考区间以外的样本数比例应不低于所测试验总量的30%；对于定性测试的产品，所收集的样本要包含一定数量的阳性、阴性和接近临界值样本，其中阳性样本所占所测总样本量的比例应不低于30%。

8.样本的销毁 试验结束后，检测剩余样本若根据临床试验中心常规流程进行销毁，需要保留检测剩余样本的销毁记录。

样本的来源、编号、预处理、保存、运输、使用、留存、销毁这些方面要有相关记录并可溯源。另外，在样本管理中应注重保护受试者的隐私，可根据方案要求将原始样本重新进行样本编号，去除标识化，使样本编号和原始样本的样本条码号逐一对应。试验样本管上除了样本编号、样本类型等必要信息外，无可识别受试者身份信息的标记。此外，记录和报告中不能泄露受试者个人信息，试验报告中可仅包含样本编号（或者为LIS中贮存的原样本的检验编号，以作为能够与受试者的源文件相关联的、唯一的、独特的识别编号）与检验结果。

（五）体外诊断试剂的伦理审查与知情同意

我国《体外诊断试剂临床试验技术指导原则》（2021年9月）规定，临床试验应当遵循《世界医学大会赫尔辛基宣言》的伦理准则和国家涉及人的生物医学研究伦理的相关要求，应当经伦理委员会审查并同意。即以受试者的健康与利益为首要考虑，实行风险最小化原则，知情同意原则，保护受试者的生命、健康、尊严、健全、自我决定权、隐私。受试者的权益、安全和健康必须高于科学和社会利益；为尊重受试者个人隐私保护受试者个人信息不被泄露，防止受试者因检测结果而受到歧视或伤害。

对于采用现代物理学、化学、生物学、中医药学和心理学等方法，对疾病的预防、诊断、治疗和康复进行研究的活动属于涉及人的生物医学研究，应当符合以下伦理原则：

1.知情同意原则 尊重和保障受试者是否参加研究的自主决定权，严格履行知情同意程序，防止使用欺骗、利诱、胁迫等手段使受试者同意参加研究，允许受试者在任何阶段无条件退出研究；

2.控制风险原则 首先将受试者人身安全、健康权益放在优先地位，其次才是科学和社会利益，研究风险与受益比例应当合理，力求使受试者尽可能避免伤害；

3.免费和补偿原则 应当公平、合理地选择受试者，对受试者参加研究不得收取任何费用，对于受试者在受试过程中支出的合理费用还应当给予适当补偿；

4.保护隐私原则 切实保护受试者的隐私，如实将受试者个人信息的储存、使用及保密措施情况告知受试者，未经授权不得将受试者个人信息向第三方透露；

5.依法赔偿原则 受试者参加研究受到损害时，应当得到及时、免费治疗，并依据法律法规及双方约定得到赔偿；

6.特殊保护原则 对儿童、孕妇、智力低下者、精神障碍受试者等特殊人群的受试者，应当予以特别保护。

伦理审查应注重保护受试者的权益，重点审查以下内容：受试者可能遭受的风险程度与研究预期的受益相比是否在合理范围之内；是否有对受试者个人信息及相关资料的保密措施；受试者的纳入和排除标准是否恰当、公平；明确告知受试者应当享有的权益，包括在研究过程中可以随时无理由退出且不受歧视的权利等；受试者参加研究的合理支出是否得到了合理补偿；受试者参加研究受到损害时，给予的治疗和赔偿是否合理、合法。

研究者需要考虑临床试验用样本，如血液、尿液、痰液、脑脊液、粪便、阴道分泌物、鼻咽拭子、组织切片、骨髓、羊水等的获得和试验结果对受试者的风险，提交伦理委员会审查，确保临床试验不会将受试者置于不合理的风险之中，并按要求获得受试者（或其监护人）的知情同意。对于例外情况，如客观上不可能获得受试者的知情同意或该临床试验对受试者几乎没有风险，可经伦理委员会审查和同意后免除受试者的知情同意。

《涉及人的生物医学研究伦理审查办法》（2016年12月）中规定，经伦理委员会审查同意后，可以免除签署知情同意书的情况有：①利用可识别身份信息的人体材料或者数据进行研究，已无法找到该受试者，且研究项目不涉及个人隐私和商业利益的；②生物样本捐献者已经签署了知情同意书，同意所捐献样本及相关信息可用于所有医学研究的。

第二节　案例解析

（一）预试验方案缺失案例

【案例描述】某人类基因突变联合检测试剂盒（荧光PCR法）体外诊断试剂试验方案中指明"试验目的包括验证：当非小细胞型肺癌福尔马林固定石蜡包埋样本提取的DNA和RNA中的基因突变时，其检测能力与参比试剂的一致性；该试剂盒用于指导肺癌受试者用药时，其检测能力与已上市的伴随诊断试剂的一致性"。试验方案中未见体外诊断试剂的预试验方案，然而在现场检查中发现，50例样本中，有3例参比试剂预试验记录和2例伴随诊断试剂预试验记录。

【解析】预试验可确定试剂可能的预期用途、适用人群、临床评价指标等，可评价可能导致偏倚的因素，可通过调整试验参数指标，减少非预期的结果导致临床试验中需要改变关键设计的可能性。预试验是对研究者进行临床试验培训的一个过程，其结果误差大、可能不具有代表性，因此预试验结果不纳入正式试验的统计中。

预试验中，除了选择质控品或参考品验证分析性能指标，亦应与正式临床试验入组的要求一样，根据方案预先设定的研究病例入选标准进行筛选入组。对于需要签署知情同意书的临床试验，预试验亦需按照相应要求规范签署知情同意书。

根据《医疗器械监督管理条例》（2021年6月），开展医疗器械临床试验，申办者应在试验经伦理审查通过并签订合同后提交备案相关材料，向相应省级药监部门进行备案后才可实施。预试验属于临床试验的一部分，方案中未包含预试验部分，试验实际执行与方案违背。

预试验的操作流程虽与正式试验完全一致，但经过预试验后，试验参数指标设置可能会进行调整。

（二）临床试验样本重复案例

【案例描述】1.在某机构开展的某病毒抗体检测试剂盒（免疫检测法）临床试验中，部分临床试验用样本重复使用：有2例阳性试验样本（ID174–013、ID 174–229）为使用同一受试者在2014年10月15日采集的样本；有12例阳性试验样本为6个受试者分别在不同日期采集2次的样本；有2例阴性试验样本（ID 174–123、ID 174–124）为使用同一受试者采集的样本。

2.在某机构开展的可溶性CD14亚型检测试剂盒（化学发光免疫法）临床试验中：350例临床试验用样本中，2例血培养阳性样本为同一受试者的样本重复测定2次，32例血培养阴性样本为16名受试者的样本各重复测定2次。

【解析】1.违规后果

（1）《体外诊断试剂注册与备案管理办法》（2021年10月）第五十八条规定，注册申请资料内容混乱、矛盾，注册申请资料内容与申请项目明显不符，不能证明产品安全、有效、质量可控的，药品监督管理部门作出不予注册的决定；

（2）《中华人民共和国行政许可法》（2004年7月）第七十八条规定，行政许可申请人隐瞒有关情况或者提供虚假材料申请行政许可的，行政机关不予受理或者不予行政许可，并给予警告；行政许可申请属于直接关系公共安全、人身健康、生命财产安全事项的，申请人在一年内不得再次申请该行政许可；

（3）《医疗器械监督管理条例》（2021年6月）第九十五条规定，医疗器械临床试验机构出具虚假报告的，由负责药品监督管理的部门处10万元以上30万元以下罚款；有违法所得的，没收违法所得；10年内禁止其开展相关专业医疗器械临床试验；由卫生主管部门对违法单位的法定代表人、主要负责人、直接负责的主管人员和其他责任人员，没收违法行为发生期间自本单位所获收入，并处所获收入30%以上3倍以下罚款，依法给予处分。

2.试验采用了重复样本有以下两种情况　一种情况是对同一样本进行了多次测定，另一种情况是对同一受试者进行了多次样本采集，案例1和2对同一受试者进行了多次样本采集。案例3对同一样本进行了多次测定。临床试验中，应检查临床试验用样本是否重复使用，如有，应提供相应说明。另外，本案例中的临床试验方案和试验报告均未见样本重复使用的相关内容，临床试验存在真实性问题。

3.试验样本重复使用可能是以下原因导致

（1）同一个受试者可能在不同的时期均采集过样本，试验对样本例数要求过多，研究者不小心让样本重复入组；

（2）试验相关人员未对入组的样本信息进行反复核查，未及时发现样本重复使用情况；

（3）试验的阳性样本不足，研究者考虑使用重复样本以提高临床阳性率。

4.防止样本重复使用问题发生的措施　临床试验专业科室及机构办公室：重视临床标本采集要求，制定实验室标本采集、保存等管理的标准操作规程，对相关人员进行专门关于体外诊断试剂临床试验样本管理培训。

申办者方面：在试验开展前充分了解专业科室现有阳性样本是否可以满足临床需要，若不能满足临床需要，应延长临床试验时间以给研究者充分的时间收集样本，或考虑其他满足样本需求的临床试验机构。按照方案样本入选/排除标准，制定样本筛选入组标准操作规程，标准操作规程中应规定初筛样本可溯源。样本需经过双人核查，样本信息完整且无重复，若仍有不符合标准的样本入组，应及时剔除并做说明。

另外，机构办公室及申办者除了定期开展临床试验质控和监查外，可不定期开展专门针对样本溯源的核查。

（三）体外诊断试剂临床试验免除知情同意案例

【案例描述】某项检测某药是否受用的体外诊断试剂临床试验中，申办者根据"采用临床检测剩余样本"、"不作为临床诊断用途"、"几乎不会对受试者产生风险"等理由，申请免除知情同意，伦理委员会通过快速审查后同意该申请。试验过程中，研究者对每位受试者收集尿液样本5ml。相关临床试验操作SOP中写明"研究者确认入选排除标准，分发量杯，收集受试者尿液样本5ml"。

【解析】本案例中违反了法规关于知情同意的相关要求：

1.尿样本包含有受试者的个人信息，未经受试者同意，若作其他用途，还可能带来受试者隐私的泄露，从而侵犯其隐私权；

2.额外采集尿样为受试者带来一定风险。

此外，体外诊断试剂临床试验若使用受试者的数据进行研究，应支付其合理的补偿。因此，本试验应按相关规定对受试者进行知情同意，进行知情同意书的签署。

针对免知情同意的情况，目前受试者个人信息登记较为详细，研究者可以通过电话、微信等方式联系受试者，故不符合"客观上不可能获得受试者的知情同意"的条件。临床试验是否满足免知情同意中"对受试者几乎没风险"的条件，是伦理审查的重点所在。

临床试验开展前应加强伦理审查。伦理审查是保护受试者权益的一道重要防线，关于保护受试者权益方面，应重点审查以下内容：研究流程是否科学、合理，而不会额外增加受试者的样本采集量（如抽血量）；受试者的风险收益评估情况；对受试者个人信息采取的保密措施是否恰当；受试者的纳入和排除标准是否科学、恰当、公平；是否明确告知受试者具体的试验情况、在试验过程中享有的权益，（包括在研究过程中可以随时无理由退出且不受歧视的权利等）。受试者的补偿是否合理、及时；受试者参加研究受到损害时，给予的治疗和赔偿是否合理、符合规定等。

临床试验进入实施阶段后，伦理委员会可根据具体项目时限定期开展监督检查和跟踪评估，以全面保障受试者利益，防止临床试验对受试者造成不必要的伤害。

（四）受试者隐私泄露案例

【案例描述】 某机构开展的某项体外诊断试剂临床试验中，机构质控时发现样本在检测时，贴有包括受试者姓名、年龄、科室等信息的标签。相关试验人员在检测结果记录中记录了受试者的姓名、年龄、科室。

【解析】 《体外诊断试剂临床试验技术指导原则》（2021年9月）中明确，受试者的权益、安全和健康必须高于科学和社会利益。临床试验中，应尊重和保护为受试者的个人隐私，防止受试者由于检测结果而受到歧视或伤害。本案例中，检测人员可获知受试者的信息以及受试者的样本检测结果，未切实保护好受试者隐私，受试者隐私被泄露。

临床试验中应采取有效保护受试者隐私的措施，对临床试验机构而言，系统管理者可对 LIS 及 HIS 设置"访问控制"，系统采用密码保护。临床试验样本收集者和信息复核者可被授权唯一的账户密码，每次访问系统时应填写《访问记录表》，记录访问者姓名及日期。申办者及监管部门人员访问系统时，应有研究者授权记录或在研究者陪同下访问。

对申办者及研究者而言，应共同制定保密措施，并将保护受试者利益这一原则体现在试验方案或试验环节的 SOP 中，如：

（1）样本应去标识／匿名化。在样本入组后、进入检测前，相关试验人员销毁含有受试者信息的原始条码，并贴上随机后的临床用样本编号条码；

（2）样本收集者、复核者、检测者、数据统计者各自独立，样本信息仅样本收集者及复核者知晓；

（3）原始记录表格、病例报告表、试验报告等中应出现样本编号或样本条码号（能够与受试者的源文件相关联的唯一的、独特的识别编码），不应出现受试者个人信息，从而防止隐私和信息的泄露等。

（五）样本无法溯源案例

【案例描述】 1.在某机构开展的某病毒抗体检测试剂盒（胶体金法）临床试验中，试验样本分别来自本院和院外，本院样本不能在院内 HIS 系统或诊疗记录中追溯；院外样本仅有接收记录，但无法溯源。

2.在某机构开展的某螺旋杆菌唾液检测试剂盒（胶体金法）临床试验中，部分受试者未查到试验期间在消化二科（试验科室）的就诊记录（挂号信息、门诊病历、临床诊断），无法核实受试者参加临床试验的真实情况。

【解析】 （1）《体外诊断试剂注册与备案管理办法》（2021年10月）第四十八条规定，省、自治区、直辖市药品监督管理部门在核查过程中，应当同时对检验用产品和临床试验产品的真实性进行核查，重点查阅设计开发过程相关记录，以及检验用产品和临床试验产品生产过程的相关记录；

（2）根据《医疗器械临床试验检查要点及判定原则（征求意见稿）》（2023年11月）体外诊断试剂临床试验检查要点，临床试验样本应具有唯一的可溯源编号，每一份样本应可溯源至唯一受试者，特殊情况应在临床试验方案和报告中说明。检验科、影像科、心电室、内镜室等检查检验结果应该可溯源。案例中无法溯源样本的来源情况，不符合相应要求；

（3）体外诊断试剂临床试验的目标在于通过考察产品的临床性能是否满足使用要求或预期用途，确认产品的风险/受益比是否可接受，并确定产品的适用人群及适应证。为了实现开展临床试验的目标，应通过样本溯源，验证试验时使用的样本是临床试验机构提供的真实样本、提供样本的受试者真实存在、样本唯一性、入组的样本符合试验方案的要求；

（4）样本溯源包括样本的溯源和提供样本的受试者溯源，需确保两者皆符合相关法律法规、试验方案、标准操作规程的要求。在临床试验实施过程中，应该在HIS和LIS中应该溯源到受试者和样本信息，包括溯源到受试者的姓名、住院号/门诊就诊号、身份证号、联系地址和联系方式、科别、开单医生、诊断治疗记录、样本类型和样本采集时间等样本基本信息、样本检测结果、相应的病理检查结果等；

（5）样本溯源时，为了对保证受试者的姓名、住院号/门诊就诊号、身份证号、联系地址和联系方式等信息不被泄露，应根据具有唯一性的样本编号（而不是病历号）、样本筛选入选表、样本鉴认代码表等进行受试者信息、样本信息、样本检验结果的溯源。

（六）临床试验数据溯源相关案例

【案例描述】1.在某临床试验机构开展的某基因检测试剂盒（PCR-熔解曲线法）临床试验中，未在荧光定量PCR仪器（该试验操作设备）操作系统中查询到该临床试验的使用痕迹记录；记录的临床试验样本检测时间与其他样本检测时间有部分重叠，临床试验数据无法溯源。

2.一项人类某病毒抗体/某病毒表面抗原联合检测试剂盒（免疫层析法）临床试验中，某机构留档的电子照片拍摄时间、地点与临床试验实际时间、地点不一致，临床试验数据无法溯源。

3.在某机构开展的丙型肝炎病毒核心相关抗原检测试剂盒临床试验中，样本显色照片上的记录时间为2021.4.5 18:50，2021.4.5未见染色试剂和终止液的试剂的取出和使用记录。

4.某病毒核心相关抗原检测试剂盒临床试验中，某临床试验机构承担的360例另加25例同源比对的样本，在检测用的全自动免疫分析仪G1200（序列号：JL 120625B）（该设备由申请人提供）中无源数据。

【解析】《体外诊断试剂注册与备案管理办法》（2021年10月）中规定，开展体外诊断试剂临床试验，应当按照医疗器械临床试验质量管理规范的要求。根据《医疗器械临床试验检查要点及判定原则（征求意见稿）》（2023年11月）体外诊断试剂临床试验检查要点，临床试验用样本来源、编号、采集、接收、保存、处理、使用、留存、销毁等各环节记录完整，数量一致。临床试验中试验体外诊断试剂、对比试剂及其配套使用的其他试剂（例如：核酸提取试剂等）和仪器、设备等的运输、使用、储存等，均应符合相关要求。临床试验数据的质量是评价新药有效性和安全性的关键，作为临床试验完整数据链中最起始环节的源数据，其至关重要。

本案例中，临床试验数据无法溯源，为编造或者无合理解释地修改受试者信息以及试验数据、试验记录、试验药物信息的情况，属于临床试验数据造假。

1.违规后果　《体外诊断试剂注册于备案管理办法》（2021年10月）第五十八条规定，申请人对拟上市销售体外诊断试剂的安全性、有效性进行的研究及其结果无法证明产品安全、有效的；注册申报资料内容混乱、矛盾的，对该医疗器械注册申请项目不予注册。

《中华人民共和国行政许可法》（2004年7月）第七十八条规定，行政许可申请人隐瞒有关情况或者提供虚假材料申请行政许可的，行政机关不予受理或者不予行政许可，并给予警告；行政许可申请属于直接关系公共安全、人身健康、生命财产安全事项的，申请人在一年内不得再次申请该行政许可。

《医疗器械监督管理条例》（2021年6月）第九十五条规定，医疗器械临床试验机构出具虚假报告的，由负责药品监督管理的部门处10万元以上30万元以下罚款；有违法所得的，没收违法所得；10年内禁止其开展相关专业医疗器械临床试验；由卫生主管部门对违法单位的法定代表人、主要负责人、直接负责的主管人员和其他责任人员，没收违法行为发生期间自本单位所获收入，并处所获收入30%以上3倍以下罚款，依法给予处分。

另外，相关监管部门会对申办者和相关临床试验机构的属地监管责任进行依法依规的调查处理。

2.为保证临床试验源数据的准确、完整、规范，有以下要点（包括但不限于）

（1）在临床试验过程中，研究各方均对源数据/源文件负责。研究者应遵守临床试验的记录要求，确保CRF或其他形式报告给申办者的数据准确、完整与及时，而且应保证CRF中的数据来自于受试者病历中的源数据，并必须对其中的任何差异给出解释；

（2）研究机构/主要研究者对研究资料（包括但不限于知情同意书、原始病历、CRF、量表、检验报告单等）的真实性负责。在临床试验过程中，应提前根据方案要求，制定好相应的标准操作规程，试验人员严格按照标准操作规程执行试验；

（3）申办者应制定临床试验源数据的风险控制措施。试验前评估试验所需的源数据及所承载的源文件收集和记录能否满足GCP的基本要求，对于不能满足要求的系统，申办者应评估风险并采取相应的风险控制措施。

①若试验机构的门诊系统规定了记录字数或者设定了保存时效，采用电子门诊数据若不能满足试验需要，应考虑采用纸质的门诊记录本或者是通过机构及伦理审核同意并备案的研究病历/原始记录文件来记录源数据；

②当原件不利于保存（例如热敏纸）、不便获得或丢失时，采用核证副本作为源文件，使临床试验关键数据可溯源。核证副本经过核实，与原始记录信息相同，亦有合理的解释说明。如心电图检查报告一般为热敏纸，若存放时间过久，报告图像字迹将显示不清晰，需复印一份同原报告一起保存；影像学检查的纸质报告和胶片一并保存，或通过影像存盘保存；

（4）对于主观型数据，即人为观察评价的数据，包括由研究者进行评判和记录，或由受试者本人记录产生的数据，这类数据的真实性和准确性取决于评判和记录人员的专业水平、受教育程度、沟通方式、培训效果、个人诚信和依从性。因此应在试验前给予记录者良好的培训或指引，使数据被及时记录，避免回忆偏倚，保证数据的收集和记录真实、规范。

第三节　思考拓展

（一）结合相关法律法规和实际，谈谈你对体外诊断试剂临床试验中泛知情同意的理解。

答：《涉及人的生命科学和医学研究伦理审查办法》（2023年2月）中可免除伦理审查的两种情形：一是利用可识别身份信息的人体材料或者数据进行研究，已无法找到该受试者，且研究项目不涉及个人隐私和商业利益的；二是生物样本捐献者已经签署了知情同意书，同意所捐献样本及相关信息可用于所有医学研究。

对于第一种情形，在如今沟通便捷的信息化时代，无法找到受试者的情形基本少有发生。在临床试验实施过程中，应该在HIS和LIS中应该溯源到受试者和样本信息，包括溯源到受试者的姓名、住院号/门诊就诊号、身份证号、联系地址和联系方式、科别、开单医生、诊断治疗记录、样本类型和样本采集时间等样本基本信息、样本检测结果、相应的病理检查结果等，存在个人隐私泄露的风险。再者，很多临床研究最终目的是药品注册上市，涉及合同和协议的拟定、项目经费的管理等，会涉及一定的商业利益。因此，《涉及人的生物医学研究伦理审查办法》中第一种免除知情同意的条件很难满足。而第二种情形提及"泛知情"。

目前未有法规或指南对泛知情同意作明确的规定。仅《涉及人的生物医学研究伦理审查办法》略有提及。

泛知情同意可使保证研究伦理性的同时，研究更多样本或医疗数据。泛知情同意可保障受试者的知情权，避免出现受试者对信息获取不及时、研究风险不可知、退出试验不及时等不利于保障受试者权益的问题。

通过多个临床试验机构联合发布的医疗卫生机构泛知情同意实施指南，可进一步了解泛知情同意的适用范围、具体情形、完善的临床试验机构治理体系。泛知情同意适用于特定用途尚不明确的研究，研究的样本或材料包括未来的研究采集和储存人体的生物材料及相关数据；为未来的研究采集和储存可识别身份的医疗数据；收集、储存研究剩余的人体生物材料；收集、储存临床诊疗过程中剩余的人体生物材料及相关数据；采集、储存临床诊疗过程中产生的医疗数据，包括电子病历、影像学资料和临床各类检验、检查数据。泛知情的具体情形包括生物样本入库前、临床诊疗或研究剩余样本、临床诊疗或研究中产生的医疗数据。而对于临床试验机构的管理制度、文件、标准操作规程，需要对以下方面进行规定（包括但不限于）：机构统一的生物样本库管理制度和文件、标准操作规程，研究人员获得捐献者对未来研究的书面授权；获取泛知情同意时，需遵循伦理学要求，应明确告知捐献者未来哪些类型的研究中在授权的范围内、研究的预期获益、捐献者能够撤回授权、向捐献者反馈研究成果，保证充分告知、充分知情，保障受试者的知情权、自愿权。另外，需注重对个人身份信息的保护，保持与维护生物样本与捐献者个人身份识别信息之间联系，保证生物样本的真实性、唯一性、可溯源性；储存在生物样本库中的生物材料需匿名或编码，防止个人身份信息的泄露。在质量管理方面，应该控制生物材料的质量、控制数据收集的质量。

（二）预试验的开展应该注意哪些地方？

答：预试验可用来确定可能的预期用途、适用人群、临床评价指标等，还可对可能导致偏倚的因素进行有限的评价，并有助于减少非预期的结果导致临床试验中需要改变关键设计的可能性。预试验数据结果不计入正式试验结果中统计。

预试验的开展需注意以下几方面的内容：

1.预试验的开展应该根据产品的特性，由申办者和研究者协商选择科学、合理、可行、经济的预试验设计方；

2.进行预试验时，不能仅通过选择质控品或参考品去验证部分分析性能指标，而应根据方案预先设定的研究病例入选标准进行筛选入组，与正式临床试验入组的要求一样。对于需要签知情同意书的项目，预试验进行前需按相关法规要求进行知情同意、伦理审查、获取知情同意书；

3.应该全面考虑预试验的样本例数，以达到较佳风险获益平衡比。如果方案规定的样本例数多，会增加临床试验成本和周期；如果方案规定的样本例数少，会令试验结果不具代表性；

4.另外，可根据产品在临床上的应用情况评估是否需要进行小样本量的预试验，对全新产品和或与已上市同类产品有重大差异的产品应进行小样本量预试验；对临床应用比较广泛的产品可以考虑采用上述现行指导原则中预试验要求的方式开展预试验；

5.预试验应对偏倚的因素进行评价，考虑根据预试验结果调整参数值范围，以提高正式临床试验质量。

6.若通过预试验发现试验试剂的临床有效性不能满足临床需求与到达预期效果，应考虑及时终止临床试验，有效止损。

（三）体外诊断试剂临床试验应如何进行质量管理，以保证临床试验的伦理性、真实性、规范性和科学性？

答：应对体外诊断试剂临床试验的开展进行质量管理，维护受试者权益，保证临床试验过程规范，结果真实、可靠、可追溯。

（1）临床试验前管理

①申办者应完成试验用体外诊断试剂的设计开发、分析性能评估、阳性判断值或参考区间研究、质量检验以及风险分析等，且结果应能够支持该项临床试验；

②试验用体外诊断试剂的生产：应当符合相关质量管理体系的要求；

③申办者与临床试验机构和研究者应当就试验设计、试验质量控制、试验中的职责分工、申办者承担的临床试验相关费用以及试验中可能发生的伤害处理原则等达成书面协议；

④按照临床试验方案制定标准操作规程，并进行临床试验培训，保存培训计划与培训记录。

（2）保障受试者权益

①遵循《赫尔辛基宣言》确定的伦理准则、医疗器械GCP等相关法规的要求；

②试验过程中，申办者、研究者、伦理委员会均需保障好受试者权益，按要求进行伦理审查和知情同意。

（3）临床试验方案

①方案应由申办者组织制定并经各临床试验机构以及研究者共同讨论认定，应具有科学性、伦理性、可操作性，由各中心统一严格执行；

②方案经伦理委员会同意后不应再随意改动，如需修改，应再次通过伦理委员会同意或备案；

③方案中应规定，临床试验操作需严格按照标准操作规程执行；

④方案中应明确临床试验前培训和试验过程质量控制的要求；

⑤在方案的设计和实施过程中建立试验数据传递、管理、核查与查询程序。

（4）各方职责　伦理委员会、申办者、临床试验机构和研究者应在临床试验中明确并承担起各自的职责。

（5）记录与报告

①原始记录：正确完整记录试验中任何观察与发现，临床试验的原始记录包括：

a.所使用的试剂和仪器的信息，包括运送、接收和处理记录，名称、规格/型号、批号/系列号、数量、接收人的姓名、地址、运送日期、使用情况及剩余试剂的处理等，以及临床试验后试剂和仪器的回收与处置日期、原因和处理方法等；

b.受试者筛选入选记录、受试者基本信息（如性别、年龄、入组时间等）、临床诊疗信息、样本检验记录、有关不良事件和试验中所发现产品缺陷的记录与报告；

c.临床试验用样本来源、编号、保存、使用、留存、销毁等各环节的完整记录；

d.试验操作者和复核者的签名以及日期。

②原始记录的修改：原始记录不得随意更改；确需作更改时应当说明理由，签名并注明日期；

③协议与报告：与临床试验机构签订的协议、监查报告、核查报告等准确、完整。

（6）样本管理及溯源　样本应由开展试验的临床试验机构提供，应具有唯一的可溯源编号，每一份样本应可溯源至唯一受试者，样本留存应满足样本复测、确认的需要，并且符合样本保存条件。

（7）临床试验数据

①应具有可追溯性，一致性：总结报告、病例报告表、检验报告等应一致且可以追溯至原始检验记录。

②对显著偏离临床试验方案或者在临床可接受范围以外的数据应当加以核实，由研究者作必要的说明。

（8）试剂（考核试剂、对比试剂及第三方复核试剂）和设备管理

①试剂的运输条件、储存条件、储存时间、有效期等需要符合要求。

②申办者应当参照说明书和标签管理的规定，对试验用体外诊断试剂作适当的标识，并标注"试验用"。

③研究者应当保证相关体外诊断试剂仅用于该临床试验的受试者，在试验期间按照要求储存和保管试验用体外诊断试剂，在临床试验后按照规定和协议对试验用体外诊断试剂进行处理。上述过程由专人负责并记录。

（9）文件管理

①文件的保存：临床试验机构应当保存临床试验资料至临床试验结束后10年。申办者应当保存临床试验资料至无该医疗器械使用时。

②文件的检查：有关管理部门对临床试验基本文件进行检查。

（10）对于特定的体外诊断试剂，具体的临床试验方法、统计方法、样本量估算等可能有特定的要求，应该根据具体情况、参考相关产品的技术指导原则进行科学的选择和设计。

（四）多个同类型体外诊断试剂的临床试验，临床试验方法、原理上大致相同，能否共用临床试验样本？

答：

1.法规没有明确规定不能共用样本，不同试验机构对此规定不一。若不同试验项目中共用的为科室剩余样本，需保证入组样本的真实性。另外，样本共用，应以剩余样本总数量及体积充足为前提，并且需不对后续试验产生风险，切实保护受试者权益。

2.不同试验共用临床试验样本应注意：

（1）对申办者而言，应计算多个项目所需的总样本数量及体积，并充分了解科室总样本数量是否足以用于多个项目。若样本数量及体积足够，不同项目应选择不同受试者样本；若样本数量不足而部分样本剩余体积较大，应与研究者及临床试验机构负责人沟通，获得其共用样本的同意，根据科室样本情况合理设计共用样本数量；

（2）对研究者而言，当同意共用样本后，应对每个入组的样本信息做好记录，如剩余样本体积，当剩余样本体积较大时才可被用于不同项目；

（3）对临床试验机构而言，在样本溯源时，可重点检查哪些样本是共用样本及被用于哪些项目，检查该样本的原始剩余量，核实剩余样本的真实性。

对受试者而言，受试者对样本的使用情况有知情权和决定权，若已签署的知情同意书中未提及此样本会在其他临床试验中使用，或受试者不愿意样本使用于其他临床试验，则不可擅自将受试者的生物样本用于其他试验。

参考文献

［1］吴建元，陈博，胡汉宁，等.体外诊断试剂临床试验样本管理的问题及对策［J］.国际检验医学杂志，2020，41（1）：4.

［2］张艳丽，于泳，孙京升，等.体外诊断试剂临床试验指导方案解读——体外诊断试剂产品的系列研究（三）［J］.首都医药，2009，16（16）：6-7.

［3］陈晓云，沈一峰，熊宁宁，等.医疗卫生机构泛知情同意实施指南［J］.中国医学伦理学，2020，33（10）：7.

［4］刘红淼，李艳玲.体外诊断试剂临床试验质量控制［J］.中国新药与临床杂志，2018，37（2）：3.

［5］曾田荷，贺宝霞.体外诊断试剂临床试验的质量控制［J］.中国药事，2020，34（11）：5.

附录 专业术语中英文对照

英文缩写	英文全称	中文全称
ADR	adverse drug reaction	药物不良反应
AE	adverse event	不良事件
BCS	biopharmaceutics classification system	生物药剂学分类系统
BE	bioequivalence	生物等效性
CDE	Center For Drug Evaluation	药品审评中心
CIOMS	The Council for International Organizations of Medical Sciences	国际医学科学组织委员会
CRC	clinical research coordinator	临床研究协调员
CRA	clinical research associate	临床研究监查员
CRO	Contract Research Organization	合同研究组织
CNAS	China National Accreditation Service for Conformity Assessment	中国合格评定国家认可委员会
CRF	case report form	病例报告表
CS	clinical significant	异常有临床意义
CTCAE	Common Terminology Criteria for Adverse Events	通用不良事件术语标准
CTMS	clinical trial program management system	临床试验项目管理系统
CTP	clinical trial protocol	临床试验方案
DMC	data monitoring committee	数据监查委员会
EC	Ethics Committee	伦理委员会
eCRF	electronic case report form	电子病例报告表
EDC	electronic data capture system	电子数据采集系统
EMA	European Medicines Agency	欧洲药品管理局
FAS	full analysis set	全分析数据集
FDA	Food and Drug Administration	美国食品药品管理局
GCP	good clinic practice	药物临床试验质量管理规范
GLP	good laboratory practice	药物非临床研究质量管理规范
GMP	good manufacturing practice	药品生产质量管理规范
GSP	good supply practice	药品经营质量管理规范
HIS	hospital information system	医院信息系统
IB	investigator's brochure	研究者手册
ICF	informed consent form	知情同意书
ICH	The International Council for Harmonization of Technical Requirements for Registration Pharmaceuticals for Human Use	人用药品注册技术要求国际协调会议
IIT	investigator-initiated clinical trials	研究者发起的临床试验
IRB	institutional review board	机构审查委员会
ISO	International Organization for Standardization	国际标准化组织

续表

英文缩写	英文全称	中文全称
ISR	incurred sample reanalysis	生物样本再分析
IST	industry-sponsored clinical trial	申办方发起的临床试验
IWRS	interactive web response system	中央随机化系统/交互式网络应答系统
LIS	laboratory information system	实验室信息系统
NCS	no clinical significant	异常无临床意义
NMPA	National Medical Products Administration	国家药品监督管理局
PACS	picture archieving and communication systems	医学影像存档与通讯系统
PD	pharmacodynamics	药物效应动力学
PD	protocol deviation	方案偏离
PK	pharmacokinetics	药物代谢动力学
PM	project manager	项目经理
PPS	per-protocol set	符合方案数据集
PV	pharmacovigilance	药物警戒
PV	protocol violation	方案违背
QA	quality assurance	质量保证
QC	quality control	质量控制
RWS	real world study	真实世界研究
SAE	serious adverse event	严重不良事件
SDR	source data review	原始数据审阅
SDV	source data verification	原始数据核查
SOP	standard operating procedure	标准操作规程
SMO	site management organization	现场管理组织
Sub-I	sub-investigator	助理研究者
SS	safety set	安全数据集
SUSAR	suspected unexpected serious adverse reaction	可疑非预期严重不良反应